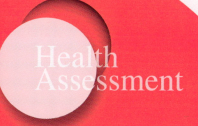

日常生活行動からみる

ヘルスアセスメント

看護 形態機能学の枠組みを用いて

大久保暢子 編

日本看護協会出版会

推薦のことば

　看護教育に"アセスメント"という言葉が導入されて久しい。もともと"問診"や"観察"と呼ばれていたものが、"ヘルスアセスメント"に代わり、なかでも「頭のてっぺんから足の先まで」と言われるフィジカルアセスメントの方法が1990年ごろに導入された。フィジカルアセスメントが組み入れられた当初、誰がこれを教えるのかと看護教育界に大きな影響があったと記憶している。フィジカルアセスメントは医師が病気の有無、診断のために用いる技術であり、看護ではバイタルサイン測定など、その一部を用いていたが、系統的な使い方はしていなかったからである。

　米国においてナースプラクティショナーが誕生し、診断と処方を行うようになったとき、フィジカルアセスメントの能力は必須になった。フィジカルアセスメントは頭のてっぺんから順に足先までを診ながら、人体の系統別（神経系、循環器系、呼吸器系、消化器系、筋骨格系等）の異常の有無を確かめる方法である。人体を見落としなくアセスメントし、からだの異常を見出すのに優れた方法であり、からだを直接しっかり看る・診ることの大切さは、検査データに頼りがちな今日、あらためて強調すべきところである。しかし、医学的診断と処方のためだけでなく、看護にとっても有用なフィジカルアセスメントとは、何であろうか。フィジカルアセスメントの結果を、どう看護につなげるのだろうか。

　看護への展開を考えて、頭のてっぺんから順に足先までを系統別に診る方法から、生活行動別にみる方法への転換を試みたのが本書である。使う技術はフィジカルアセスメントの技術そのものであるし、フィジカル（身体）面のみならず、人の社会背景や心理状態等を含めたヘルスアセスメントを、日常生活行動支援につながる切り口から扱おうとした試みである。

　本書は編集者・執筆者たちが聖路加国際大学看護学部で、学生に教授するなかで編み出し、2012年からナーシング・トゥデイ誌に連載したものを土台に、まとめ上げたものである。人体の構造と機能に関する知識をフィジカルアセスメントにつなげ、フィジカルアセスメントを看護展開につなげる道筋を提示した、画期的な試みである。また、読者を誘ういまいけいこさんのイラストは、看護師だからこその道案内になっていると思う。

　本書の内容は、看護学の基礎教育において学生が学び、すべての看護師がもつべき力を示している。ヘルスアセスメント、あるいはフィジカルアセスメントを、どうやって看護実践に結びつけていったらよいのかと腐心している看護教員、学生、看護師の皆さんに、大いにヒントを与えてくれるものと期待している。

2016年6月

聖路加国際大学看護学研究科教授　菱沼　典子

はじめに

　聖路加国際大学の基礎看護学領域の教員として、フィジカルアセスメント科目を担当して、約10年が経過する。当初より、器官系統別に記されているフィジカルアセスメントの参考書に違和感があり、看護学部1～2年生で履修する科目としては、イメージしにくい、理解し難い内容であると感じていた。筆者は、恩師の菱沼典子先生が提案した「看護 形態機能学」も学部生に教授してきたが、器官系統別ではない日常生活行動から考えるからだの構造と機能は、自分の行動をイメージしながら理解ができ、さらに看護援助につなげやすいことで、学部生からの評判はよかった。フィジカルアセスメントの知識と技法も、つまりは看護援助を対象者に行うための一手段であり、アセスメントができればよいと言うわけではない。筆者は、学生が理解しやすく、看護援助につなげやすい日常生活行動からのフィジカルアセスメントであることが重要だと考えた。また、臨床で活動する看護師をみると、修得したはずのフィジカルアセスメントは実践しておらず、看護援助に応用されていなかった。これは看護援助につながる内容を教授していない教員側の責任であった。日常生活行動からとらえる看護援助につなげやすいフィジカルアセスメントを構築し、伝えていく必要があると考えた。これが、本書誕生の経緯である。

　本書は、『看護 形態機能学 第3版』に示された日常生活行動の枠組みを参考としている。菱沼先生と筆者は、日常生活行動をどのような枠組みで区切ればよりよくなるかをしばしば討論する。からだの形態と機能を日常生活行動の視点から伝えるには、「内部環境の恒常性、恒常性維持のための流通機構、恒常性維持のための調節機構、動く、食べる、息をする、トイレに行く、話す・聞く、眠る、お風呂に入る、子どもを生む」がよいと考えている。

　フィジカルアセスメントを日常生活行動の枠組みでとらえ直すにあたり、上記の枠組みを基盤にしつつ、看護実践の現場で利用しやすいように、若干の追加・変更も行った。看護専門職者は、日常生活行動のアセスメントの前に、生命の徴候をアセスメントしていることから、最初に「バイタルサインズ」のアセスメントを掲げた。次いで、「日常生活を支えるからだの機能」のアセスメントとして「恒常性維持のための流通機構、調節機構」を示し、続いて日常生活行動の枠組み「息をする、動く、食べる、おしっこをする、うんちをする、コミュニケーションをとる、眠る、お風呂に入る、子どもを生む」を示した。日常生活行動の掲載順も「息をする」と「動く」は、すべての日常生活行動に関わることから、最初に配置した。

「息をする」は、バイタルサインズを構成する「呼吸」と重複するため、生きているか否かを根本的にアセスメントする呼吸数やリズム、酸素飽和度を「バイタルサインズ」で示し、鼻・気管などの視診や肺野の聴診、血液検査、心理的・社会的側面は、「息をする」に記述した。「看護 形態機能学」では、「トイレに行く」は、アセスメントに必要な情報が多いことから、あえて「おしっこをする」と「うんちをする」に分け、「話す・聞く」は、「コミュニケーションをとる」に変更し、「見る・話す・聞く」の内容にして編集した。

　言うまでもないが、アセスメントを行って、対象者の健康を査定するには、身体的側面だけではなく、心理的・社会的側面の情報とアセスメントが必要である。そのため、本書は、ヘルスアセスメントとして、身体的・心理的・社会的側面を含めている。しかし、とりわけ看護専門職者は、身体的側面のアセスメントが得意ではないという他医療職者からの指摘もあることから、身体的側面の知識と技法をできるだけ多く掲載した。また、本書では、各項のおわりに事例を用いたアセスメントの実際を示し、アセスメントの結果から看護援助がイメージしやすいようにした。

　他のヘルスアセスメントの参考書では、アセスメントの対象者を「被験者、被検者、患者、対象」などと記しているが、実践では、「患者」「利用者」と場面による違いがあるため、本書では「対象者」で統一した。また、本書では、各項のおわりに事例を用いたアセスメントの実際を示し、アセスメントの結果から看護援助がイメージしやすいようにした。

　ヘルスアセスメントを日常生活行動の視点から構築することは、容易な作業ではなかった。しかし、この枠組みが看護援助につながるアセスメントのスタイルであると信じてここまできた。力不足の面もあると思われる。本書に対する読者からの意見も今後、参考にしたいと思っている。

　本書の完成までには、各執筆者をはじめ、最後まで粘り強く編集作業をしてくださった日本看護協会出版会の伊勢崎広美氏に感謝申し上げたい。最後に、ヘルスアセスメントの枠組みの基礎となった「看護 形態機能学」を筆者にもたらしてくれた恩師 菱沼典子先生に心より感謝申し上げたい。

2016年6月
大久保 暢子

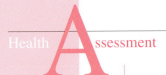

目次 Contents

推薦のことば……………………………………………………………菱沼典子　iii
はじめに………………………………………………………………大久保暢子　iv

序章　日常生活行動からみるヘルスアセスメントとは
大久保暢子　1

第1章　ヘルスアセスメントに必要な基本的5技法の留意点と手順
佐居由美　5

1 | 問診　6
2 | 視診　10
3 | 聴診　11
4 | 打診　13
5 | 触診　15

第2章　日常生活行動からみるヘルスアセスメント
17

1　「生きている」ことのアセスメント

1 | バイタルサインズ　加藤木真史　18
① バイタルサインズってなに？……………………………………………18
② バイタルサインズを構成する要素………………………………………19
③ アセスメントの手順　1 体温 22／2 呼吸 25／3 脈拍 27／4 血圧 29／5 意識 33

2 | 体液のバランス　加藤木真史　36
① 体液ってなに？……………………………………………………………36
② 体液のバランスを構成する要素…………………………………………37
③ アセスメントの手順　1 水分（体液の移動）40／2 血液・尿（体液の組成）41

2 日常生活を支えるからだの機能のアセスメント

1 恒常性維持のための流通機構　　　　　　　　　　　　　　加藤木真史　42

①ひとが生きていくための「恒常性維持のための流通機構」とは？ ……………………………… 42
②「恒常性維持のための流通機構」を構成する「からだ」の機能 …………………………………… 43
③日常生活を支える「恒常性維持のための流通機構」のアセスメントに関連する情報 ………… 44
④アセスメントの手順　　1 問診 45／2 視診 45／3 触診 47／4 打診 50／
　　　　　　　　　　　　5 聴診 50／6 検査 53
⑤アセスメントの実際：心筋梗塞で入院したAさんの生活改善を支援する ……………………… 55

2 恒常性維持のための調節機構－神経性調節　　　　　　　　蜂ヶ崎令子　60

①ひとが生きていくための「恒常性維持のための調節機構－神経性調節」とは？ ……………… 60
②「恒常性維持のための調節機構－神経性調節」を構成する「からだ」の機能 ………………… 61
③日常生活を支える「恒常性維持のための調節機構－神経性調節」の
　アセスメントに関連する情報 ……………………………………………………………………… 62
④アセスメントの手順　　1 問診・視診 64／2 検査 64
⑤アセスメントの実際：脊髄損傷で完全麻痺と診断されたBさんの日常生活行動を支援する …… 87

3 恒常性維持のための調節機構－液性調節　　　　　　　　　蜂ヶ崎令子　92

①ひとが生きていくための「恒常性維持のための調節機構－液性調節」とは？ ………………… 92
②「恒常性維持のための調節機構－液性調節」を構成する「からだ」の機能 …………………… 93

3 日常生活行動とそれを遂行するためのからだの機能のアセスメント

1 息をする　　　　　　　　　　　　　　　　　　　　　　　加藤木真史　94

①ひとが生き、生活するための「息をする」とは？ ……………………………………………… 94
②日常生活行動「息をする」を構成する「からだ」の機能 ……………………………………… 95
③日常生活行動「息をする」のアセスメントに関連する情報 …………………………………… 96
④アセスメントの手順　　1 問診 97／2 視診 98／3 触診 100／4 打診 103／
　　　　　　　　　　　　5 聴診 104／6 検査 106
⑤アセスメントの実際：肺気腫、肺炎のため、日常生活動作時に呼吸苦が出てしまう
　　　　　　　　　　　Cさんの「息をする」を支援する ……………………………………… 108

Contents

2 | 動く　　　　　　　　　　　　　　　　　　　　　　　　　　　　　　　　加藤木真史　112

- ①ひとが生活するための「動く」とは？ ……………………………………………………… 112
- ②日常生活行動「動く」を構成する「からだ」の機能 ………………………………………… 113
- ③日常生活行動「動く」のアセスメントに関連する情報 ……………………………………… 114
- ④アセスメントの手順　　1 問診　115／2 視診　115／3 触診　117／4 検査　118
- ⑤アセスメントの実際：右被殻出血後遺症のため、左片麻痺があるDさんの「動く」を支援する……… 126

3 | 食べる　　　　　　　　　　　　　　　　　　　　　　　　　　　　　　　大久保暢子　130

- ①ひとが生活するための「食べる」とは？ ……………………………………………………… 130
- ②日常生活行動「食べる」を構成する「からだ」の機能 ……………………………………… 131
- ③日常生活行動「食べる」のアセスメントに関連する情報 …………………………………… 132
- ④アセスメントの手順　　1 問診　134／2 視診　134／3 聴診　139／4 打診　140／
  　　　　　　　　　　　　5 触診　141／6 検査　144
- ⑤アセスメントの実際：むせ込みが増えて経管栄養を開始したEさんの「食べる」を支援する……… 148

4 | おしっこをする　　　　　　　　　　　　　　　　　　　　　　　　　　　伊東美奈子　152

- ①ひとが生活するための「おしっこをする」とは？ …………………………………………… 152
- ②日常生活行動「おしっこをする」を構成する「からだ」の機能 …………………………… 153
- ③日常生活行動「おしっこをする」のアセスメントに関連する情報 ………………………… 154
- ④アセスメントの手順　　1 問診　155／2 視診　157／3 打診　157／4 触診　158／
  　　　　　　　　　　　　5 検査　159
- ⑤アセスメントの実際：胃亜全摘出術後1日目のFさんの「おしっこをする」を支援する……… 160

5 | うんちをする　　　　　　　　　　　　　　　　　　　　　　　　　　　　大久保暢子　164

- ①ひとが生活するための「うんちをする」とは？ ……………………………………………… 164
- ②日常生活行動「うんちをする」を構成する「からだ」の機能 ……………………………… 165
- ③日常生活行動「うんちをする」のアセスメントに関連する情報 …………………………… 166
- ④アセスメントの手順　　1 問診　168／2 視診　169／3 聴診　170／4 打診　170
  　　　　　　　　　　　　5 触診　170／6 検査　172
- ⑤アセスメントの実際：大腿骨頭置換術を受けたGさんの「うんちをする」を支援する……… 174

6 コミュニケーションをとる　　　　大橋久美子　178

- ① ひとが生活するための「コミュニケーションをとる」とは？……………………………… 178
- ② 日常生活行動「コミュニケーションをとる」を構成する「からだ」の機能…………… 179
- ③ 日常生活行動「コミュニケーションをとる」のアセスメントに関連する情報………… 180
- ④ アセスメントの手順　　1 問診 182／2 視診・触診 183／3 聴診 186／4 検査 186
- ⑤ アセスメントの実際：脳梗塞を発症したHさんの「コミュニケーションをとる」を支援する…… 190

7 眠る　　　　伊東美奈子　196

- ① ひとが生活するための「眠る」とは？……………………………………………………… 196
- ② 日常生活行動「眠る」を構成する「からだ」の機能……………………………………… 197
- ③ 日常生活行動「眠る」のアセスメントに関連する情報…………………………………… 198
- ④ アセスメントの手順　　1 問診 199／2 視診 200／3 検査 201
- ⑤ アセスメントの実際：乳房摘出術を受けたIさんの「眠る」を支援する………………… 203

8 お風呂に入る　　　　大橋久美子　208

- ① ひとが生活するための「お風呂に入る」とは？…………………………………………… 208
- ② 日常生活行動「お風呂に入る」を構成する「からだ」の機能…………………………… 209
- ③ 日常生活行動「お風呂に入る」のアセスメントに関連する情報………………………… 210
- ④ アセスメントの手順　　1 問診 212／2 視診・触診 213／3 聴診 216／4 検査 216
- ⑤ アセスメントの実際：脊髄損傷でリハビリ中のJさんの「お風呂を入る」を支援する…… 218

9 子どもを生む　　　　大久保暢子　224

- ① ひとが生活するための「子どもを生む」とは？…………………………………………… 224
- ② 日常生活行動「子どもを生む」を構成する「からだ」の機能…………………………… 225
- ③ 日常生活行動「子どもを生む」のアセスメントに関連する情報………………………… 226
- ④ アセスメントの手順　　1 問診 228／2 視診・触診 228／3 検査 234
- ⑤ アセスメントの実際：更年期の症状に悩むKさんを支援する…………………………… 237

検査値基準範囲一覧………………………………………………………………………………… 241
索引…………………………………………………………………………………………………… 243

執筆者一覧（執筆順）

編集：大久保暢子　　聖路加国際大学大学院看護学研究科
　　　　　　　　　　看護技術学・ニューロサイエンス看護学教授

執筆：佐居由美　　　聖路加国際大学基礎看護学教授
　　　　　　　　　　（第1章）

　　　加藤木真史　　神奈川県立保健福祉大学保健福祉学部看護学科准教授
　　　　　　　　　　（第2章－「生きている」ことのアセスメント
　　　　　　　　　　「恒常性維持のための流通機構」
　　　　　　　　　　「息をする」「動く」）

　　　蜂ヶ崎令子　　東邦大学健康科学部看護学科准教授
　　　　　　　　　　（第2章－「恒常性維持のための調節機構
　　　　　　　　　　－神経性調節・液性調節」）

　　　大久保暢子　　再掲
　　　　　　　　　　（序章、第2章－「食べる」「うんちをする」
　　　　　　　　　　「子どもを生む」）

　　　伊東美奈子　　前 東京医療保健大学医療保健学部看護学科基礎看護学
　　　　　　　　　　（第2章－「おしっこをする」「眠る」）

　　　大橋久美子　　姫路獨協大学看護学部准教授
　　　　　　　　　　（第2章－「コミュニケーションをとる」
　　　　　　　　　　「お風呂に入る」）

Health Assessment

序章

日常生活行動からみる ヘルスアセスメントとは

1 | 看護におけるヘルスアセスメントとは

　ヘルスアセスメントとは、「対象者の健康状態を系統的に情報収集し、査定すること」であり、それは身体的側面だけでなく、心理的・社会的側面を含めた健康状態の査定を意味する。そして看護とは、「人間の生命および体力を護り、生活環境を整え、日常生活への適応を授け、早期に社会復帰できるように支援すること[1]」であることから、看護におけるヘルスアセスメントとは、「健康状態を生活のなかの健康ととらえ、日常生活行動の視点から情報収集・査定をしていくこと」と考える。つまり、看護におけるヘルスアセスメントは、疾患の査定だけでなく、対象者の日常生活行動レベルを把握し、適切な日常生活援助をするために行うものである。

2 | 日常生活行動からみるヘルスアセスメントの利点

　前述のとおり、看護におけるヘルスアセスメントは、疾患の査定のためだけでなく、対象者の日常生活行動レベルを把握し、適切な日常生活援助をするために行う。したがって、ヘルスアセスメントの内容は、「はじめに」で述べたような日常生活行動の枠組みで論じられるのが適切である。そのことによって看護専門職者を目指す学生にとって理解しやすく、看護実践に応用しやすくなる。実践現場の看護師も、疾患による症状の出現・悪化のアセスメントに留まらず、患者の日常生活援助のための看護ケアに結びつけることが容易になるはずである。看護実践につなげやすい日常生活行動からみるヘルスアセスメントを使うことで、引いては看護実践の質向上にもつながると考える。

3 | ヘルスアセスメントの枠組み

1　「生きていること」のアセスメント

1　バイタルサインズ

　看護実践の現場、特に入院患者をみる際に、毎日欠かさずアセスメントをするのが「生命の徴候：バイタルサインズ」である。看護技術教育でも最初に修得するのがバイタルサインズ技法である。誰もが生活行動の査定をする前に、「生きているか、生命に危険がないか」の査定を健康状態の査定の初段階として行っている。そのため体温、呼吸、脈拍、血圧、意識の5つの生命の徴候を「生きていること」のアセスメントとしている。「意識」を含めるか否かを議論する余地はあるが、優先は、体温、呼吸、脈拍、血圧であると考えられるものの、意識低下は緊急を要する徴候であり、脳死を死とする状況もあることから、ここでは「意識」も含めて「生きていること」としている。

2 体液のバランス

体液のバランスは、ひとのからだの60兆個の細胞が生きていく（代謝）ために不可欠な内容である。60兆個の細胞一つひとつが生きてこそ、丸ごとのからだが生きていることにつながることから、体液バランスも本項のアセスメント項目として掲載した。

2 日常生活行動を支えるからだの機能のアセスメント

1 恒常性維持のための流通機構

われわれのからだが恒常性を維持するためには、からだの細胞が生きていること（代謝）が重要である。生きているために必要な物質を送るための管や送る力の源が機能しているかをアセスメントするのがこの項目である。生きていることに必要な酸素や栄養を運ぶ媒体（血液やリンパ液）、媒体を送るための管（血管、リンパ管）、媒体を管に送り込むための原動力となる心臓と血圧がアセスメント項目になる。

2 恒常性維持のための調節機構

からだの恒常性を維持するための仕組みには、自律神経や運動・感覚神経などの神経における調節（神経性調節）、ホルモンにおける調節（液性調節）がある。神経とホルモンの正常な働きによってからだの恒常性は保たれ、日常生活行動の営みができる。神経やホルモンの異常は、疾患によるもの、更年期など加齢によるもの、環境的要因によるものなど多岐にわたることから、身体的側面だけなく、心理的・社会的側面のアセスメントも必要になる。

3 日常生活行動を遂行するためのからだの機能のアセスメント

1 息をする

「息をする」ためには、気管・肺・横隔膜などの呼吸器系だけではなく、空気が気管と肺に入っていくための部位、鼻腔、口腔、咽頭という鼻咽喉系の部位、呼吸運動を行うために肋骨も必要である。さらに吸った酸素が全身に回り、細胞が酸素を使い、二酸化炭素を排出するガス交換や、息をしやすい体位を取るための血液や骨、筋肉の機能も欠かせない。これら一連のアセスメントが「息をする」のヘルスアセスメントである。

2 動く

すべての日常生活行動に含まれるのが「動く」である。動くことができなければ移動はできず、「食べる」などの日常生活行動にも制限が生じる。「動く」は、人それぞれの「動く」に対する考え方や意欲、「動く」に関連する習慣や趣味（スポーツなど）にも大きく左右されるため、これらについてもアセスメントしていく必要がある。

3 食べる

「食べる」は、食卓に座り、箸を使って口に食物を運ぶという「動く」も含めた日常生活行動である。また歯で咀嚼し嚥下し、胃腸で消化吸収を行うこと、食欲を感じたり、食物を味わって好き嫌いを判断することも含まれる。この一連があってこそ「食べる」は成り立つ。したがって消化器系のみではなく、脳神経系、歯、

口腔、筋骨格系を含めること、さらに食事に関する習慣や好き嫌いの内容なども含めてアセスメントすることが重要である。

4 おしっこをする

「おしっこをする」は、尿を生成する腎臓機能や尿を排出する尿道や尿管機能だけでなく、尿意が分かる、トイレまで自分で行けるなどの動作も含まれる。さらに、「おしっこをする」ときのこだわりや悩みなど心理的・社会的側面のアセスメントも必要である。

5 うんちをする

「おしっこをする」と同様、便の生成や排出までを行う腸の機能だけではなく、便意や「うんちをする」ときのこだわりや悩みなどのアセスメントも含まれる。

6 コミュニケーションをとる

コミュニケーションは、「見る」、「聞く」、「話す」を巧みに使って行う。他者と意思疎通をはかる、自身の心身バランスを整えるためなどにコミュニケーションは重要な生活行動である。コミュニケーションでは、声を出すための声帯や呼吸運動、口唇や舌の状況といったアセスメントが必要であり、またストレスによる失声やコミュニケーション時の過緊張といった心理的側面、言語や文化の違いなどの社会的側面のアセスメントも重要な点となる。

7 眠る

「動く」と同様、活動と休息のバランスとして「眠る」も重要な日常生活行動である。「眠る」は、脳や筋肉、内臓機能を休める、いわゆる「睡眠をとる」ことで、からだの状態を維持している。本書における日常生活行動「眠る」は、単に睡眠をとるだけでなく、眠るために衣類を着替えること、布団やベッドを整えること、寝返りをすることなどが含まれ、眠ることへの個々人のこだわりや睡眠を妨げる要因などの心理的・社会的側面も含まれる。

8 お風呂に入る

「お風呂に入る」には、からだの皮膚・頭皮・髪を洗うこと、衣服の着脱、湯船につかる動作、身だしなみを整えることが含まれる。そのため、頭皮を含めた全身の皮膚、髪、「動く」の身体的側面のアセスメントに加えて、入浴に関する習慣、身だしなみに関する価値観、清潔への関心といった心理的・社会的側面のアセスメントも重要である。

9 子どもを生む

「子どもを生む」には、生殖器系の形態と機能だけではなく、遺伝子、性ホルモン分泌に必要な脳神経機能、性行為、出産時の動作までの性と生殖に関するあらゆる機能が含まれる。出産年齢の女性、出産年齢前の女子に対しては、将来、子どもを生むための準備としての健康状態のアセスメント、出産年齢後の女性に対しては、更年期症状などのアセスメントを行う。また男性についても、遺伝子、性ホルモン分泌に必要な脳神経機能、性行為や出産後の子育てに必要な動作に関するアセスメントも含まれる。

引用文献
1) 日本看護協会監修（2006）：新版 看護者の基本的責務（看護の概念／看護の本質的な機能），p.5，日本看護協会出版会．
2) 菱沼典子（2011）：看護 形態機能学 生活行動からみるからだ 第3版，日本看護協会出版会．

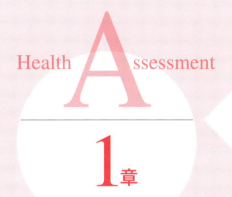

1章

ヘルスアセスメントに必要な基本的5技法の留意点と手順

撮影協力：高橋昇平（1章〜2章）

1 問診

1 問診とは

問診は、対象者の健康上の問題を判別するための情報収集を目的に行う。現在の自覚症状、これまでの健康状態や日常生活について情報収集し、フィジカルアセスメントで得られた客観的情報とともに判断し、対象者の健康上の問題を判別する。そのためには、対象者のこれまでの状態、対象者の思いを的確に引き出す技法が必要であり、コミュニケーション能力が不可欠となる。

2 問診の際の留意点

問診を円滑に進めるために、以下の点に留意して行う。

(1) 身だしなみを整える

問診に限らず、対象者から情報を得る際には、身だしなみに注意を払う。対象者との信頼関係の糸口となるように、相手に不快感を与えない身だしなみで行う。清潔な、相手に不快感を与えない服装や髪形・化粧で問診にのぞむ。

(2) 話しやすい環境を整える

対象者が話しやすいよう、環境を整える。静かな落ちついた場所を選び、対象者が楽な姿勢を保てるよう配慮する。必要時、椅子を調整したり、診察台を使用する。また、暑さや寒さがないよう室温（25℃前後）や湿度（60〜70%）にも注意する。

(3) 対象と適切な距離を置く

問診時は、対象者と約1mの距離で、目線を合わせて行うのが望ましい。対象者を圧迫しない適切な距離が必要である。

(4) ていねいで明確な言葉づかいで話す

質問や会話には、適切なていねい語を使用する。対象者に威圧感を与える言葉づかいは避け、対象者を尊重した態度で接する。また、対象者に聞き取りやすいように、早口にならず、ゆっくりと明確に質問する。対象者は、こちらの質問がはっきりと聞き取れなくても、聞き返すことをためらい、うなずいてしまうことがよくある。専門用語は用いず、対象者がこちらの質問を理解しているかどうかを観察しながら、問診を進める。

(5) 対象者に合ったコミュニケーションスタイルを用いる

問診時には、対象者をよく観察し、聴力、認知力に合ったコミュニケーションスタイルを用いる。難聴、視力低下、集中力がない、記憶力が低下しているなど、相手のコミュニケーションスタイルを迅速に把握し、相手に合わせて質問をする。聞き違いのないように、必要時、相手の回答を確認する。

3 問診の手順

問診を行う際には、下記の手順で行う。

(1) 自己紹介

問診の開始時には、自分の名前、所属などの自己紹介を行い、問診の目的について説明する。良好なコミュニケーションには、関係づくりが重要であり、導入は、その後のコミュニケーションに大きな影響を与える。

対象者は、自覚症状を抱え不安を抱いている場合も少なくない。対象者の気持ちに配慮し、威圧的でない暖かい態度で問診の導入を行う。

また、問診の導入時には、問診そのものに関する対象者の反応をよく観察し、理解力、集中力などについて情報を得る。

(2) 問診時のコミュニケーション

①質問方法

質問方法には以下の2つがあり、問診時には質問内容によって適宜使い分けて質問する。

A. 回答が固定されない質問方法
　（open-ended questions）
　自由に答えられる質問方法である。
例)「最近、気になる症状はありますか？」「どのように痛みますか？」など

B. 回答が固定される質問方法
　（closed-ended questions）
　「はい」「いいえ」で答える質問方法である。
例)「アレルギーはありますか？」「タバコを吸いますか？」など

②言語的コミュニケーションと非言語的コミュニケーション

コミュニケーションには、言語的コミュニケーション（verbal communication；言葉で発せられるコミュニケーション）と非言語的コミュニケーション（nonverbal communication；言葉以外で発せられるコミュニケーション、表情、視線、声の調子、身振り手振り、姿勢など）がある。非言語的コミュニケーションは、コミュニケーションの約1/3を占めると言われている。

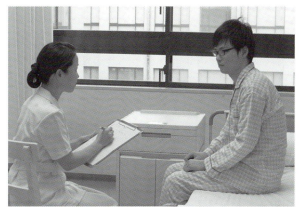

図1　問診の様子

問診では、言語的コミュニケーションだけではなく、非言語的コミュニケーションにも着目する。心配そうな表情やとまどった口調から対象者の不安を察知できることがある。そのような場合には、不安の内容を把握するための質問を行うなどの対応が必要となる。

こちらが、適時、あいづちを打ったり、うなずいたりすることで、対象者への傾聴の姿勢を示すことができ、会話を促すことができる。対象者が答え方に困っている場合などは、「どのような痛みですか？刺すような痛み？押されるような痛み？鈍い痛み？」といったような選択肢を提示すると返答が容易となる。

また、必要な情報を漏れなく把握するため、問診後に「何かほかに気になることはありませんか？」と確認し、情報収集の洩れを防ぐ。

(3) 問診の構成要素

①主訴（chief complaint : C.C.）

主訴とは、対象者の主なる訴えであり、対象者が自覚している症状である。対象者の訴えを聞く

のであるから、最初から症状を限定して質問するのではなく、「今、気になっていることがありましたら、教えて下さい」などと、オープンクエスチョンを用いる。対象者から、具体的な主訴が聞き出せたら、次に、その症状が、「いつから」「どこが」「どのように」「どのような場合に強くなるか」「同時におこる症状（随伴症状）はあるか」を尋ね、具体的な症状を明らかにする。たとえば、主訴が「胸の痛み」だとすると、「1ヵ月くらい前から」「左の肋骨のあたりが」「きりきりと」「階段を登ったあとに」痛むことを聞き出す。主訴は、対象者の答えた言葉を、できるだけそのまま記述し、診断名では記載しない。

②現病歴（present illness：P.I.）

現在の症状の経過、つまり、始まりから今までのことを順序立てて質問する。どのように始まり、その後、どうだったのか、随伴症状の有無などについて質問する。PQRSTU（表1）にて情報収集すると、情報が整理しやすい（PQRSTU：心電図波形の名称と同様）。また、より具体的に聞き取り、数で示せるものは数値で記載する。診断や治療を受けている場合は、その内容や効果も確認する。

③既往歴（past history：P.H.）

既往歴とは、現病歴以外の過去に罹った病気やけがなどの情報である。いつ（年齢）、どのような

表1　現病歴収集時のポイント：PQRSTU

P：刺激を与えるもの（provocative）／刺激を緩和するもの（palliative）
　何がその症状を引き起こすのか？
　最初にその症状に気づいたとき、あなたは何をしていたか？
　何がその症状をよくするか？
　何がその症状を悪くするか？

Q：質（quality）／量（quantity）
　その症状はどのように見え、感じ、音がするか？
　その症状の強度・重症度はどの程度か？

R：部位（region）／広がり（radiation）
　その症状はどの部位に起こるのか？
　どこかに広がりをみせるのか？

S：重症度（severity scale）
　その症状はどの程度ひどいのか（1～10までの尺度ではどの位置か）？
　症状はよくなっているのか、悪くなっているのか、同じなのか？

T：タイミング（timing）
　始まり─正確にはその症状はいつ最初に起こったのか？
　期間─その症状はどのくらい続いていたのか？
　頻度─その症状はどのくらい起こるのか？

U：理解（understand）
　その問題に対する対象者の認識

Carolyn Jarvis／操華子，横山美樹監訳（2007）：コンパクトフィジカルアセスメント，エルゼビアジャパン，p.5．より作成．

病気やけががあり、どのような治療（手術療法、薬物療法など）を行ったかについて聞き取る。

④家族歴（family history：F.H.）

家族歴は、両親、兄弟など家族の遺伝的疾患についての既往歴である。がん、高血圧、心筋梗塞、糖尿病、神経疾患などがそれにあたる。家族が死亡している場合は、死因を聞く。3等親までの家族を対象とし、図に表す場合もある（図2）。図に表す場合は、

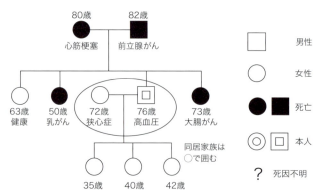

図2　家族歴の図

問診票（例）

記入日　20‥年　2月　13日

フリガナ 氏名 セイルカ　カンタロウ 聖路加　看太郎	性別 ㊚・女	生年月日 19‥年 10 月 28 日	年齢 88　歳
職業 元銀行員、定年退職		アレルギー 無　・㊒（　サバ　）	
身長 165 cm	体重 49 kg	血液型 A⁺	感染症　： VDRL/TPHA（－）　・ HB（－） 　　　　　HCV（－）・MRSA（－）・その他（　なし　）

現病歴	主訴：　左大腿部痛 今朝、床に落ちたものを拾おうとして屈んだ際に、よろめいて尻もちを着くかたちで転倒。 直後から左大腿部痛著明。体動時に疼痛増強し、歩行困難となる。 「転んだあと、左の太ももがピリピリと痛む」との訴えあり。 転倒時頭部は打っておらず、左大腿部以外に疼痛の訴えなし。
既往歴	40歳　健診で高血圧、高脂血症を指摘される。 46歳　健診で2型糖尿病を指摘される。高血圧、高脂血症とともに内服治療開始 56歳　急性腰痛症に対して安静加療。 　　　加療中に、鎮痛薬内服によって出血性胃潰瘍となった経緯あり。
家族歴	母：胃がん　75歳　60歳　父：糖尿病、狭心症 姉：92歳　弟：65歳　　　　　　　　妻：86歳　高血圧 糖尿病　肺がん
心理・ 社会的 状況	妻と二人暮らし。 真面目で几帳面な性格。 特に趣味もなく、定年後は自宅で過ごすことが多くなり、外出する機会も少なかった。 長女夫婦は近隣在住にて頻回に来訪あり、長男家族は遠方に居住し年末年始には帰省。
生活状況	自宅は2階建ての一戸建て。階段は高さ15cm程で手すりなし。 1階には洋式トイレ、浴室（ともに手すりなし）があり、寝室は2階。 本人も妻も、ADLは自立しており、長女が週3回買い物や食事を作りにきてくれる。 介護保険は未申請。サービスは利用なし。 飲酒：ほぼ毎日（ビール中缶2本×50年）、喫煙：15本/日×50年、運動習慣：なし
その他	質問に対してスムーズに返答できるが、やや難聴（右耳に補聴器使用）。

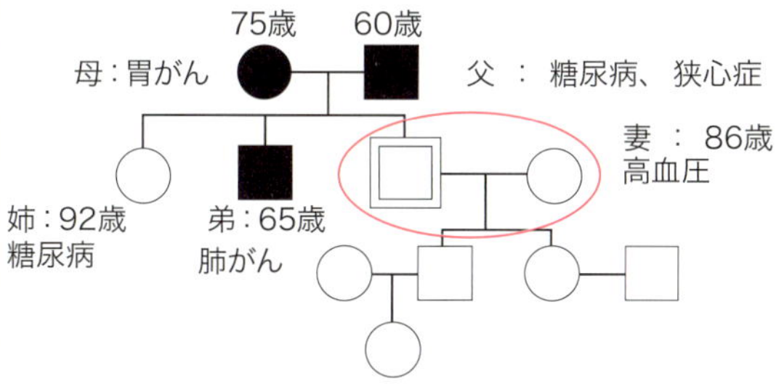

図3　問診票（例）

同居の有無をわかるように記載することが多い。

⑤心理・社会的状況

対象者の心理状態や社会での活動状況についての情報を収集する。現在、どのような気持ちなのか、友人との付き合いや家族との関係などについて、情報を得る。

⑥生活状況

対象者がどのような生活をおくっているか、個人の習慣（personal habit）や社会的状況について聞く。生活における不自由はないか、日常生活行動における自立度を把握する。個人の習慣については、アルコールやタバコなどの嗜好習慣、運動などについて確認する。嗜好については、「ワイン1ボトル／日×10年間」、「たばこ20本／日×20年間（1年前から禁煙）」などと記載する。運動については、「水泳1時間　週2回」「ジョギング60分　毎日」などと記載する（図3）。

2 視診

1 視診とは

視診とは、対象者を視覚を用いて観察し、からだの異常の有無を診断することである。視診のみならず、聴診、打診、触診の技法を用いる際には、人体の正常な形態と機能を理解していることがその大前提となる。常に身体内部の形態をイメージし、視診を行う。ただ視るのではなく、「何を視ようとしているか」を常に念頭に置き、視診を行う。入院中の患者の場合、日常生活上の看護ケアを通して、患者の正常な身体状態を把握することが、異常の早期発見へとつながる。

2 視診の際の留意点

視診は、問診時に対象者が部屋に入室してきたときから始まる。対象者の歩行状態や表情を観察し、気になった点があれば、その点に焦点を当てて確認する。対象者に初めて会う場合は、対象者の日常の状態がどのようなものであるか不明であるが、正常との違いを比較することで問題の判別が可能である。

視診は、身体的侵襲がないため最初に行う。視診で異常が確認された場合は、その後に行う聴診、打診、触診では、異常部位を踏まえてアセスメントし、対象者に不快や苦痛を与えないようにする。

視診では、身体を直接観察するため、身体を露出することになる。対象者の羞恥心に配慮し、必要最小限の露出とする。特に、陰部や臀部、女性の胸部を視診する際には注意が必要である。視診のみならず、フィジカルイグザミネーション実施時には、環境を十分整えて行う（表2）。

また、フィジカルイグザミネーション実施時には、対象者に触れるため、実施前に手洗いまたは

表2　フィジカルイグザミネーション時の環境

◆プライバシーへの配慮
他者に対象者の身体がさらされないように、窓にはスクリーンシートを貼るなど、室外から見えない配慮をする。個室でない場合はスクリーンカーテンなどで覆う。

◆適切な室温
衣服を脱いで、肌を露出させても寒くない室温とする。検者は衣服を脱ぐことはないので、対象者に確認する。肌を露出した際に、対象が寒さを訴えた場合は、ブランケットなどを用いる。

◆十分な照明
色調の観察のために、できれば自然光とする。室内照明を使用する場合は、自然光に近い照明とし、蛍光色の強いものを避ける。

◆静かな空間
対象者の声や聴診や打診時に音が聴きやすいように、騒音が聞こえない静かな空間で行う。ドアや窓を閉め、医療機器や人の声などが聞こえないようにする。

手指消毒を行い、粘膜の触診など体液に触れる場合はディスポーザブル手袋を装着する。また、痰や唾液などの体液が飛散してくる可能性のある場合は、必要に応じてマスクやゴーグルを用いる。

3 視診の手順

視診では、全身の外観、身体各部の大きさ・色・形・皮膚粘膜表面の状態、各部位の位置、可動性、分泌物を観察する。視診により異常と思われた場合は、触診、聴診などを行って、さらに注意深く観察する（表3）。たとえば、皮膚に膨瘤や発赤などがある場合は触診も並行して行い、痛みの有無や関節可動域についてもアセスメントする。形態や色調には個人差があるため、正常ではないからといって異常とは限らない。そのため、他の観察結果を合わせて総合的に判断する。

表3 視診での観察内容

全身の外観
身体各部の大きさ・色・形
皮膚粘膜表面の状態：発疹、浮腫、陥没、隆起、びらん、分泌物の有無など
各部位の位置：身体の正中線の左右対称性
可動性：動作、反射、歩行など

3 聴診

1 聴診とは

聴診とは、対象者のからだに聴診器を当て、または自分の耳を用いて、音を聴き取り、聴取される音から、からだのなかの変化を判断する技法である。体表に聴診器を当てて呼吸音、心音、腸音などを聴取する。聴診で聴く音には、胸部や腹部の内臓から生ずる音、循環器系の血液の流れにともなう音などがあり、呼吸音では大きさや濁りを、心音ではリズム、腸音では濁りの有無などを聴き分け、情報を収集し問題の判別を行う。

2 聴診の際の留意点

聴診時には、以下に留意して行う。
①聴診の際に重要なのは、静かな環境で行うことである。特に、呼吸音は小さい音なので、周囲の物音で聴取が難しくなる。
②音の強さ、音の高さや低さ、音の長さ、音の性質を聴き取る。
③音の性質に合わせ、聴診器の膜面とベル面を使い分ける。

3 聴診の手順

聴診する目的に合った形態機能学的に正しい部位に聴診器を当てる。手と聴診器は事前に温め、対象者に不快感を与えないようにする。また、使用前後はアルコール綿で拭き、清潔を保つ。

（1）聴診器のしくみ

対象者に当てる側をチェストピース、看護師の耳に当てる側をイヤーピースという。チェストピースは、膜が張っている面（膜型）と円くくぼんでいる面（ベル型）を切り替えられるようになっている（図4）。

①チェストピース
- 体表に接触させて音を集める。
- 膜面では正常心音、肺音、腸音といった高調音（高

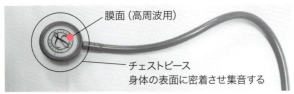
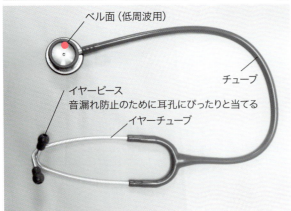

チェストピースとチューブの接続部を回転させベル面と膜面を切り替える。
図4 聴診器（各部位の名称）

周波数）を聴取する。血圧測定で使用する面である。

- ベル面では異常心音、血管音などの低調音（低周波数）を聴取する。
- ベル面は、広い周波数域をもち、高周波数から低周波数までの音を拾うことができる。
- 膜面は、体表面に当てる開口部をプラスチックでカバーすることで意図的に低周波数域の音を拾わないようにしている。

②イヤーチューブ、イヤーピース

耳孔にしっかりと合わせる。間違った方向に入れると、音が漏れ聴き取りにくい。

(2) 聴診器の使い方

①聴診器のイヤーピースは自分の外耳道に適したサイズのもの（装着時に痛みのないもの）を用いる。

②装着時にイヤーピースが「ハの字」になるように持ち、耳孔に入れる。

イヤーピースには、周囲の音をカットし必要な音を聴き取りやすくする役割がある。イヤーピースを正しく耳に当てないと、音が聴き取りにくくなる（図5）。

③膜側は皮膚表面に十分密着させ、音を聴き取る。

④ベル側は軽く皮膚に当て、聴取する。強く押し当てると低調音が減衰し聴き取りにくくなる。

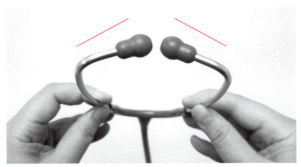

ハの字の向きに聴診器を持ち、耳孔に当てる
図5　イヤーピースを入れる向き

4 打診

1 打診とは

　打診とは、手、手指あるいはハンマーなどの器具を用いてからだの部位を軽く叩いて振動を起こし、叩いた部位から生じた音（打診音）と、叩いたときに受ける感覚から打診部位をアセスメントする技法である。

　打診では、打診部位の臓器の大きさや密度、液体の貯留の有無、腫瘍の存在の有無などを判断することができる（表4）。音は、固体、液体、気体の順に伝わりやすいという性質がある。密度の高い媒体の方が音は伝わりやすいため、打診部位によって振幅の大きさと振動数が異なる。そのため、音の強さ、音の高さ、音の長さの違いによって、身体内部の状態をアセスメントすることが可能となる。打診の振動は部位下5〜7cmまで響くとされ、音の強さが大きく、音質が低く、音の長さが長いほど、打診部位の含気量が大きいことを示している。

　具体的には、体腔内の空気を含む臓器（肺・胃腸）の状態、実質組織と空気含有部分の区別、腹水の有無などをアセスメントできる。「息をする」をアセスメントする場合は、肺の換気機能（肺野に十分に空気がいきわたっているか）や横隔膜の可動域のアセスメントが可能である。「食べる」では、ガスや便塊の貯留、腫瘍の有無について情報が得られる。また、触診とともに行うことで、腹水についてのアセスメントも可能である。

表4　打診でわかること
◆臓器の位置、サイズ、形状
◆内部の状態：空気か、液体か、固体か
◆腹部の腫瘤の有無：腹壁から約5cmの深さの腫瘤は触知することができる

2 打診の際の留意点

　対象者には胸部や腹部を露出してもらうため、以下の点などに配慮して行う。
①指が直接対象者の皮膚に触れるので、皮膚を傷つけないように爪は短くして行う。
②対象者が不快に感じないように、触れる手は温めておく。
③打診音を聴き分けるため、静かな場所で行う。聴き分けにくい場合は、打診部位に耳を近づけて聴く。
④打診する部位の臓器の形態と位置をイメージしながら行い、アセスメントする。
⑤打診時の対象者の反応（表情の歪み、痛みの訴えなど）を観察し、苦痛を訴えた場合は中止する。
⑥腹部大動脈瘤が存在する場合には、破裂の危険性があるため細心の注意をはらい、打診は行わないようにする。

3 打診の手順

(1) 打診の方法

　中指を体表に密着させ、中指の第一関節をもう一方の手の中指で叩き、発生した音でアセスメントを行う。体表を直接ではなく、皮膚に当てた指を叩くため、対象者の負担が少ない。打診のポイントは、前腕を静止した状態から手首にスナップを効かせて（手首の力を使って）、軽くリズミカルに打つことである（図6）。叩く指が緊張していると、スナップを効かせることができないため、打診音が出にくい。

　また、打診には、副鼻腔などのように頬を直接叩く打診や、腎臓の打診のように、皮膚に当てた手を拳で叩く方法もある。

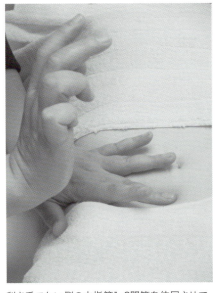
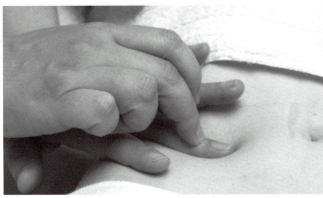

背屈した手を屈曲し、スナップを効かせて（手首の力を使って）、皮膚に密着させた指を、直角にリズミカルに2回叩く

利き手でない側の中指第1・2関節を伸展させて、打診する部位に密着させる。
打診する利き手の中指を軽く屈曲させ、力を抜いて手首をしなやかに背屈する

図6　打診の方法（スナップの効かせかた）

表5　打診音の種類

音の表現	音の性質	内部の状態	臓器
共鳴音 （清音）	「トントン」 空洞のようによく響く音	外側が固い空洞	正常な肺
鼓音	「ポンポン」 太鼓のような音	外側が柔らかい袋状	胃内部の空気、ガスが貯留している腸、空の膀胱など
濁音	「ドンドン」 響かないこもった音	組織や水が充満している	肝臓、脾臓などの実質臓器、 便が貯留した腸 充満した膀胱 腫瘤など

上記以外には、
・過共鳴音：外側が固く内部に空気が非常に多く含まれている場合。高調で持続時間が長い音。両側性の肺気腫など
・平坦音：内部が充満しており響きがほとんどない音。大腿部などほとんど筋肉の部位
などがある。

（2）打診音の種類

打診音は、音の強さ、音質、音の長さという3つから構成されて聴こえる。打診音は、①共鳴音（清音）、②鼓音、③濁音の3つに分類されることが多い（表5）。

5 触診

1 触診とは

　皮膚の触覚を用いて、身体各部の特徴をアセスメントするのが触診である。視診などによって得た情報を踏まえ、身体内部の形態をイメージしながら行う。

2 触診の際の留意点

①腹部や胸部の触診を行う場合には、バスタオルなどを用いて露出を最小限にし、カーテンやドアを閉めるなどプライバシーに配慮する。また、寒さを感じないよう、室温にも留意する。
②対象者の皮膚を傷つけないために、爪は指の先から出ないくらいに短く切り、ヤスリで切断面を滑らかにしておく。対象者に触れる面を滑らかに保つため、手が荒れないように保湿クリームなどを適宜使用する。
③触診する手は温めておく。手が冷たいと、対象者が不快になるだけでなく、冷感を与えることで交換神経が緊張し、結果に影響を及ぼす可能性がある。
④口腔内粘膜などの粘膜や体液に触れる可能性のある場合は、ディスポーザブル手袋を使用する。
⑤これまでのフィジカルイグザミネーションにて、痛みや異常所見のある部位のアセスメントは最後に慎重に行う。
⑥対象者の不快や苦痛の表情の有無に注意しながら行う。
⑦触診時に痛みが生じた場合は、すぐに伝えるように事前に説明する。

表6　触診でわかること
◆皮膚粘膜表面：皮膚温、湿潤性、はりや滑らかさ、緊張、浮腫の有無
◆皮膚の下部：腫瘤、硬結の有無、可動性、大きさ
　胸郭の形状、運動、音声伝導、動脈の波動、液体の波動
◆圧痛の有無

3 触診の手順

　皮膚の触覚は、鋭敏な部位と鈍感な部位があるため、触診する部位、目的に応じて最も適した手の部位を用いる。

(1) 皮膚温の触診

　皮膚温を判別するには、温まりやすい手掌ではなく、より皮膚温が低い手背を用いると判別しやすい（図7）。

(2) 振動の触診

　ブルブルした振動は、指のやわらかいところで触れると、振動そのものを吸収してしまう。そのため、手の比較的筋肉が薄いところである、関節の内側や付け根、または、小指の付け根にある中指骨を、ふるえている部位に当て骨で響かせてとらえる。よって、肺の音声伝導や心臓のスリルを触診する際には、小指の付け根や手掌側の指の付け根を用いる（図8）。

(3) 皮膚および皮膚直下の触診

　皮膚触診にはできる限り触覚の鋭敏な指先を使って行う。よって、脈拍の知知、リンパ節や腹部の触診には指先を用いる。
　腹部の触診には、浅い触診と深い触診がある。

①腹部の浅い触診（light palpation）

　利き手の指をそろえ、指の腹から指の付け根の全体で、皮膚が1～2cm沈む程度に腹壁に軽く触れ、ゆっくりていねいに触診する（図9）。

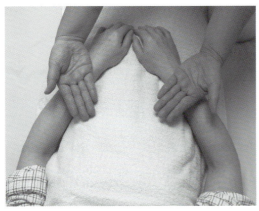

皮膚温の低い手背で触れる

図7　皮膚温の触診

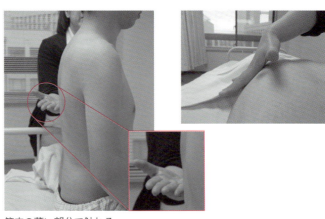

筋肉の薄い部分で触れる

図8　音声伝導とスリル

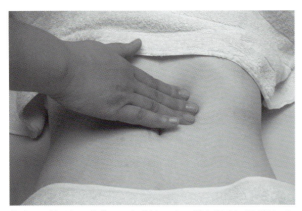

指腹から付け根の全体で、皮膚が1〜2cm沈む程度に軽く触れる

図9　浅い触診

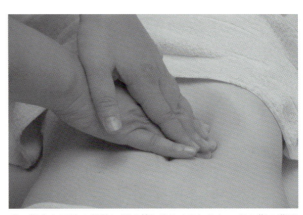

手の指先を目的の部位に深く差し込むように入れ、その指の背面に片方の指を添えて、3〜5cm深く触る

図10　深い触診

②腹部の深い触診（deep palpation）

　浅い触診と同様に腹壁に手を当て、利き手の上にもう一方の手を重ね、3〜5cmの深さまで皮膚を押し、内臓に刺激を与えないように注意深く触れる（図10）。腫瘤等が触れた場合は、形状、位置、固さ、可動性を確認する。

参考文献
- 山内豊明（2011）：フィジカルアセスメントガイドブック—目と耳と手でここまでわかる，医学書院，p.46-54．
- 茂野香おる（2011）：系統看護学講座　専門分野Ⅰ　基礎看護学[2]　基礎看護技術Ⅰ，p.62-69，医学書院．
- 城丸瑞枝，副島和彦編著（2006）：腹部のフィジカルアセスメント，学習研究社，p.49-103．
- 深井喜代子編（2007）：新体系　看護学全書　第11巻　基礎看護学②　基礎看護技術Ⅰ，メヂカルフレンド社，p.60-67．
- 川村佐和子，志自岐康子ほか編（2004）：基礎看護学—ヘルスアセスメン，メディカ出版，p.14-16・p.42-45．
- 横山美樹・石川ふみよ編（2008）：成人看護学　ヘルスアセスメント，ヌーヴェルヒロカワ，p.26-32．
- 中村美知子編（2001）：ナースのためのフィジカルアセスメント—看護過程・看護診断に活用する—，廣川書店，p.7-13．
- 日野原重明（監修），岡田定（編）（2008）：看護学生必修シリーズ　バイタルサインの見方・読み方，照林社，p.8-11．
- Carolyn Jarvis／操華子，横山美樹監訳（2007）：コンパクトフィジカルアセスメント，エルゼビア・ジャパン，p.1-10．
- Patricia A. Potter, Anne Griffin Perry：(2009)：Fundamentals of Nursing, Mosby, p.554-559．
- Ruth F. Craven, Constance J. Hirnle（2009）：Fundamentals of Nursing, Lippincott Williams & Wilkins, p.142-145．
- Barbara Lauritsen Christensen, Elaine Oden Kockrow（2011）：Foundations of Nursing, Mosby, p.100-101．
- Janet Weber, Jane Kelley（1998）：Health Assessment in Nursing (Lippincott's Learning System), Lippincott Williams & Wilkins, p.19-53．

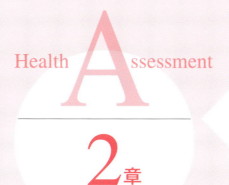

Health Assessment

2章

日常生活行動からみる ヘルスアセスメント

1 「生きている」ことのアセスメント

2 日常生活を支えるからだの機能のアセスメント

3 日常生活行動とそれを遂行するための からだの機能のアセスメント

「生きている」ことのアセスメント

1 ｜ バイタルサインズ

① バイタルサインズってなに？

　ひとのからだは60兆個の細胞からできていると言われる。この細胞の一つひとつが、体外から取り込んだ物質を分解してエネルギーを得て、またはからだが必要なものを合成し、最後に不要なものを捨てている。この営みを「代謝」といい、代謝によって細胞とその総体である個体は生きているのである。

　からだを構成する細胞は、間質液という液体に浸っている。間質液は、細胞に必要な酸素や栄養素を供給し、細胞がつくり出したものを受け取り、血液中に運んでいる。細胞にとっての環境は間質液であり、からだの外の外部環境に対し、これを生理学の言葉で内部環境という。細胞が代謝を続け、私たちの生命が維持されるためには、内部環境が一定の状態に保たれていなければならない。間質液が適切な温度に保たれていること、細胞の活動に必要な酸素や糖分を含んでいること、さらに、間質液に物質を運び、間質液から不要な物質を運び去る血液が、たえず全身を循環していることが、内部環境の恒常性に重要な要素なのである。

同時に、基本的な生命活動の中枢がある脳幹が正常に機能していることも欠かせない。

　ゆえに看護者は、これらの要素が保たれているか、つまり体温、呼吸、脈拍、血圧、意識が保たれているかを確認することで、対象者が「生きている」ことをアセスメントする。そして、「生きている」ことを示す証とも言えるこれらの要素をバイタルサイン（vital sign）と呼ぶ。

　バイタルサインズは生きている状態を示す現象であることから、対象者の健康をアセスメントする際の基盤である。また、対象者に看護ケアを提供する際の判断指標、看護ケアの効果をみる評価指標でもある。バイタルサインズは正しい方法で測定できるだけでなく、その情報を適切に読み取り、対象者のからだに何が起こっているのか、今後どんな変化が起こりうるのかを評価できることが必要である。その判断があって初めて、対象者のいのちを支え、生活行動を支援するケアの提供につながっていくのである。

② バイタルサインズを構成する要素

ⓐ 体温　**ⓑ 呼吸**　**ⓒ 脈拍**　**ⓓ 血圧**　**ⓔ 意識**

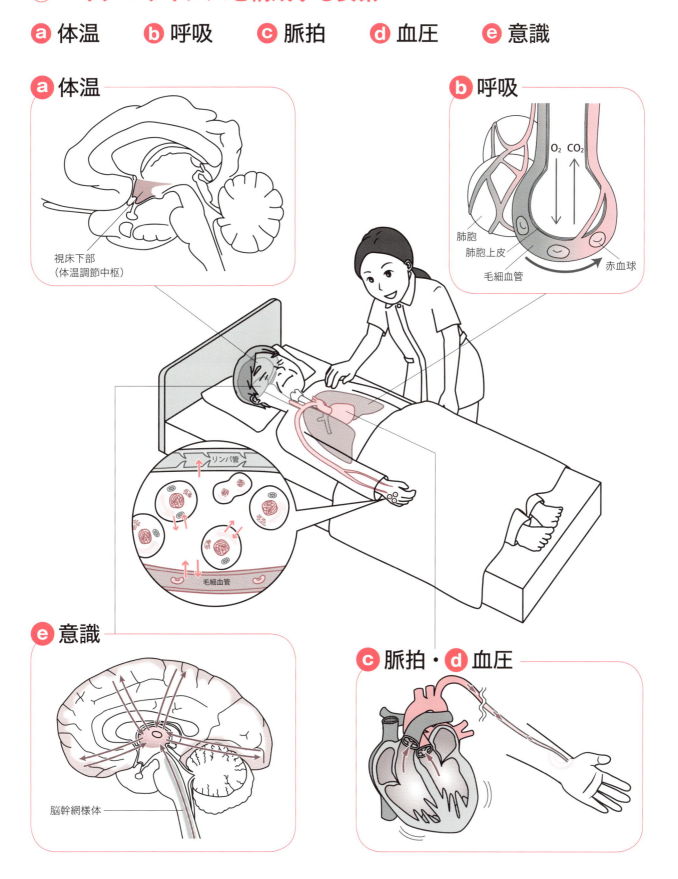

ⓐ 体温

 生きていくために必要な代謝には、多くの酵素が触媒として関与しており、これらの酵素が活動するには37℃前後が最適と言われている。つまり体温は、細胞が活動を続けるために必要な内部環境の恒常性の一つなのである。

 体温は、体内で産生される熱と体外へ放散される熱がバランスを保つことで調節されている。細胞での代謝活動によって熱が産生される一方、伝導（直接触れるものに熱が伝わること）、放射（壁や天井など直接触れていないものに熱が伝わること）、蒸発（呼気・皮膚からの不感蒸散、汗の蒸発により熱が奪われること）によって体外へ放散されている。

 身体内部の温度のことを「核心温度」といい、視床下部にある体温調節中枢により36～37℃程度に保たれている。体表面の温度である「外殻温度」は、気温や循環血液量などにより変化する（図1）。心臓から送り出された大動脈を流れる血液の温度を核心温度と考えるが、これを測定することは難しいため、通常は腋窩、口腔、直腸、鼓膜などの温度を体温としている。

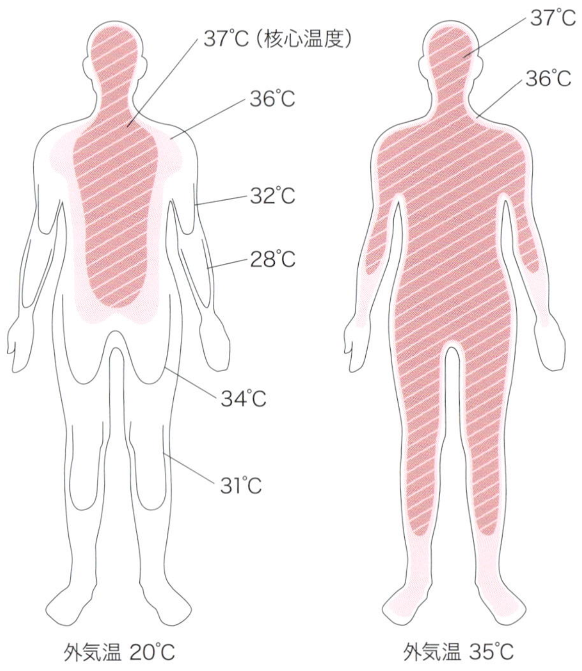

ⓑ 呼吸

 息をすることは、酸素を細胞に取り入れて、細胞内で酸化（燃焼）してエネルギーをつくり出すことと、その結果できた二酸化炭素を体外に捨てることである。すべての細胞の活動には酸素が必要であり、内部環境は常に細胞に十分供給できるだけの酸素を用意していなければならない。また、酸化の結果できた二酸化炭素は、血液の水素イオン濃度（pH）を左右するため、体内にためこまずに捨てていかなければならない。この内部環境の恒常性を維持するために、呼吸は重要な役割を果たしているのである。

 呼吸には外呼吸と内呼吸があり、肺胞の呼吸上皮と、その周囲の毛細血管中の赤血球との間で、酸素および二酸化炭素が移動するものを外呼吸、組織における血液と細胞間のガス交換を内呼吸という。バイタルサインのアセスメントでは、外側から観察可能な外呼吸をみている。

ⓒ 脈拍

 生きていくためには、細胞の代謝に必要なさまざまな物質を運ぶ媒体（血液、リンパ液）が、物流経路（血管、リンパ管）を介して全身を巡り、内部環境の恒常性を保っていなければならない。この原動力となるのが心臓であり、心拍数や脈拍（心拍が血管壁に与える拍動）を観察するのは、生体の物流システムの要である心臓の機能を推測するためである。

ⓓ 血圧

 物流経路である血管を血液が流れていくためには、血圧が安定して維持されなければならない。血圧が低すぎれば、血液が組織の隅々まで行き渡

図1　冷環境と温環境における体温分布
坂井建雄ほか編（2012）：カラー図解　人体の正常構造と機能　全10巻縮刷版　第2版、日本医事新報社、p.739.

らず、高すぎれば血管を壊してしまう危険性がある。

血圧には動脈圧、静脈圧、毛細血管圧があるが、一般的に血圧というと動脈圧を指す。心臓が収縮して動脈壁にかかる圧力を収縮期血圧（最高血圧）、心臓が拡張したときに動脈壁にかかる圧力を拡張期血圧（最低血圧）という。

血圧を規定しているのは、心拍出量と末梢血管抵抗である（血圧＝心拍出量×末梢血管抵抗）。心拍出量とは、1分間に心臓から拍出される血液量のことで、心拍数×1回拍出量で表される。末梢血管抵抗とは、血管内の血液の流れにくさのことで、末梢血管の内径や血液の粘性によって変化する。心不全などで心臓が血液を送り出す力が弱まったり、大出血により血液量が減少したりすると、心拍出量は減少し、血圧は低下する。反対に、動脈硬化で血管の弾性が低下し、内腔が狭くなっている場合などは末梢血管抵抗が上がり血圧も高くなる。血圧を測定するのは、心臓、血液、血管がどのような状態なのかを推測するためである。

e 意識

意識は、覚醒度と意識内容（認識機能）の2つの面からとらえることができる。これらの一方、または両方が障害された場合を意識障害という。

意識の調節は、脳幹（中脳・橋・延髄）の中心部にある脳幹網様体で行われている。網様体とは、神経細胞体と神経線維が網目状に入り混じった構造のことである。脳幹網様体は、末梢からの感覚、内臓からの感覚、大脳皮質や小脳など、あらゆる部分からの情報を受け取り、大脳皮質を刺激することによって大脳の覚醒を促している。このような覚醒にかかわるしくみを上行性脳幹網様体賦活系という（図2）。

意識障害は、脳幹、視床、大脳皮質のいずれかが障害された場合に起こりうる。特に、脳幹には呼吸中枢、血管運動中枢、姿勢反射の中枢など、生命活動に関する重要な中枢があることから、意識状態の観察は重要である。

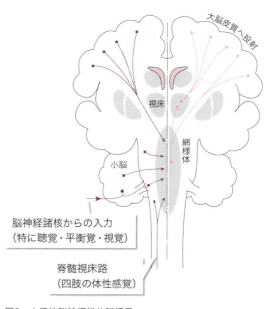

図2　上行性脳幹網様体賦活系
坂井建雄ほか編（2012）：カラー図解　人体の正常構造と機能　全10巻縮刷版　第2版，日本医事新報社，p.624，一部改変．

③ アセスメントの手順

1 体温

アセスメントで得たい情報とその基礎知識

- 核心温度に近い値を示す部位である腋窩、口腔、直腸、鼓膜で測定する。

観察項目	基準値
体温	平常時の体温には個人差がある。 直腸温＞口腔温・鼓膜温＞腋窩温であり、直腸温に比べ口腔温は0.4〜0.6℃、腋窩温は0.8〜0.9℃程度低い。

(1) 体温計の種類（図3）

体温計には、水銀体温計、電子体温計（サーミスタ式）、赤外線式体温計がある。世界保健機関（World Health Organization; WHO）は2013年10月、水銀を使用した体温計と血圧計の全廃を目指すと発表している。

電子体温計（サーミスタ式）は、測温部にあるサーミスタが温められることによって変化した電気抵抗を、内蔵のマイクロコンピュータが温度に換算して表示している。最初の数十秒の温度上昇から最高値を算出する予測式と、測定部位のその時の温度を測定、表示する実測式の2種類の測定方法がある。検温開始数十秒で予測完了を知らせるブザーが鳴り、そのまま計測を続けると約10分後（口腔用は約5分）に実測完了を知らせるブザーが鳴る。

耳式体温計（赤外線式）は、耳内の鼓膜や外耳道から放射された赤外線量に応じて体温を求め算出している。鼓膜は耳の奥深くにあるため外気温などの影響を受けにくく、また脳のすぐ側にあって温度が一定しているので、核心温に近いと考えられる。

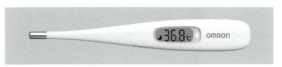

電子体温計（オムロン）

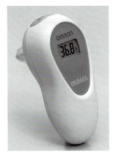

耳式体温計（オムロン）

図3 体温計の種類

アセスメントの手順と所見

はじめに体温計の破損、電池切れがないかを確認する。

(1) 腋窩温の測定

1) 対象者にあらかじめ腋窩を閉じた状態で過ごしてもらう（腋窩を開放していると皮膚温が低下し、正しい測定値が得られない）。
2) 測定部位が発汗しているときはタオルなどで汗を拭き取る（発汗していると体温計が皮膚に密着しない）。
3) 体温計は前下方から後上方に向かって30°〜45°の角度で、先端が腋窩の最深部に当たるように挿入する（図4, 図5）。
4) 測定が完了したら体温計の測定値を読み、体温計はアルコール綿で消毒してから収納する。

測定時の注意

◆ 対象者がやせ気味の場合、腋窩がくぼんで皮膚が体温計と密着しないことがある。測定側の腕を反対側の手で押さえてもらうか、測定者が押さえる。

◆ 側臥位の場合、下側は血流が少なくなり体温が低く測定される。

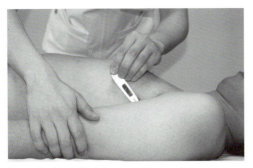

図4 体温計の挿入角度

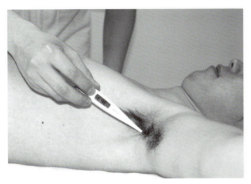

図5 体温計の挿入部位

(2) 口腔温の測定（図6）

1）舌下中央部の舌小帯を避け、左右どちらかに測温部がくるよう、30°〜40°の角度で体温計を挿入する。対象者には体温計を口唇で軽くはさむよう説明し、口を閉じた状態で待ってもらう。
2）測定が完了したら体温計の測定値を読み、体温計はアルコール綿で消毒してから収納する。

測定時の注意

◆ 乳幼児、意識障害がある場合、口腔内に病変がある場合、咳嗽や呼吸困難がある場合などは安全に測定できないため、口腔以外の部位を選択する。
◆ 鼻閉があり口呼吸をしている場合は正確な値は得られない。
◆ 直前に冷たいものや熱いものを飲食したり、長時間の会話をしたりすると、測定値に影響が出る。

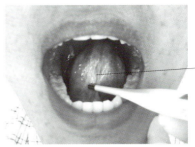

舌小帯

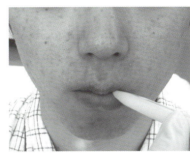

図6 口腔温の測定方法

(3) 直腸温の測定（図7）

1）対象者に側臥位または仰臥位になってもらい、寝衣と下着をずらす。
2）体温計の先端に潤滑剤を塗り、肛門よりゆっくり挿入する。成人は5〜6cm、乳幼児は2〜3cm挿入する。体動により体温計が抜けたり損傷したりしないよう、測定者が体温計を固定する。
3）測定後は体温計の挿入部分の付着物をティッシュで拭き取る。体温計の測定値を読み、体温計は所定の方法で片づける。

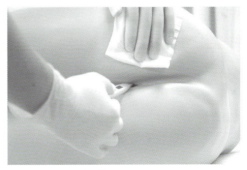

図7 直腸温の測定方法

(4) 鼓膜温の測定（図8）

プローブカバーが装着されているかを確認する。

1）対象者の耳を後方へ軽く引っ張るようにして耳の穴をまっすぐにし、プローブの先端を耳の奥（鼓膜）の方向に向けて奥までしっかり挿入し、測定開始のボタンを押す。

2）測定が完了したら体温計の測定値を読み、プローブカバーを外して捨てる。アルコール綿で消毒してから収納する。

測定時の注意

◆ 体温計挿入時に外耳道を傷つけないよう注意する。
◆ 正しい向きで挿入しないと測定値にばらつきが生じる。

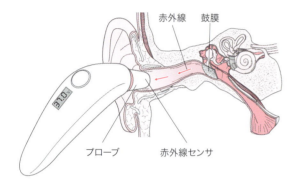

図8　鼓膜温の測定方法
田中裕二編（2013）：わかって身につくバイタルサイン，学研メディカル秀潤社, p.25.

■所見

・平常時の体温には個人差がある。日内変動を超える1℃以上の差があれば、発熱と判断する。

（1）体温の異常

体温の異常には、高体温（発熱、うつ熱）と低体温がある。発熱は、視床下部にある体温調節中枢の設定温度が高くなることで起こる（図9）。

発熱の原因には化学的刺激と機械的刺激がある。細菌やウイルスなどの外因性発熱物質がマクロファージなどの免疫活性食細胞に働くと、内因性発熱物質（インターロイキン-1など）が分泌される。内因性発熱物質は血液に乗って脳内に入り、情報伝達物質（メディエイター）であるプロスタグランジンE2を放出させ、体温調節中枢の設定温度を高くする。これが化学的刺激による発熱である。

一方、機械的刺激による発熱は脳出血や脳腫瘍などで、視床下部が刺激されて起こる。

うつ熱は、体温調節中枢の設定温度は上昇せず、熱産生量が熱放散量を上回ることにより体温が上昇した状態である。高温多湿で風通しの悪い環境で起こる熱中症では、熱放散が障害される。

低体温とは、核心温度が35℃以下の場合をいう。寒冷外気に長時間さらされて熱放散量が熱産生量を上回る場合や、甲状腺機能低下症のように代謝が低下する場合などに起こる。

核心温度は41℃が上限、21〜24℃が下限であり、これを超えると細胞に不可逆的な障害を起こす。

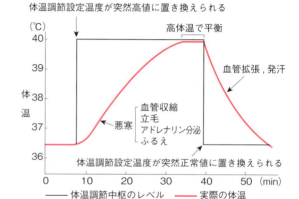

図9　発熱と解熱
深井喜代子, 佐伯由香, 福田博之編（2012）：新・看護生理学テキスト 看護技術の根拠と臨床への応用. 南江堂, p.361.

（2）熱型（図10）

発熱の特徴的な日内変動、または一定期間内の変動パターンを熱型という。疾患のなかには特有の熱型を示すものがあり、医学的診断の際の根拠として使用される。代表的な熱型には、稽留熱、弛張熱、間欠熱がある。

稽留熱は日差1℃以内の発熱が続く熱型。典型的疾患には大葉性肺炎がある。

弛張熱は日差1℃以上の変動があり、平熱には復帰しない熱型で、敗血症、化膿性疾患にみられる。

間欠熱は高熱と平熱の状態が交互にみられる熱型で、マラリア感染症にみられる。

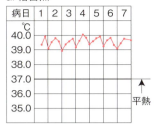
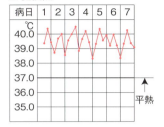
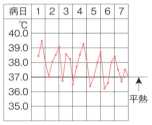

図10 熱型
深井喜代子, 佐伯由香, 福田博之編 (2012). 新・看護生理学テキスト 看護技術の根拠と臨床への応用. 南江堂, p.364.

(3) 体温の変動因子

体温には表1のような変動因子がある。

表1 体温の変動因子

変動因子	体温の変化
日内変動	1日のなかで0.5〜0.7℃の変動があり、午前6時ごろ最も低く、夕方に最も高い
年齢	小児：成人に比べ0.5℃程度高く、思春期を過ぎると成人並みになる。体温調節機構が未熟で、外気温の影響を受けやすい 高齢者：代謝の低下によって熱産生が減少し、体温が低下する
性周期	女性の性周期により体温は変動する。排卵前に比べ、排卵後は0.3〜0.5℃高く推移する
運動	運動により代謝が亢進し、体温が上昇する
食事	食後は代謝が亢進し、体温が上昇する
精神的刺激	感情の高まりは体温を上昇させる

2 呼吸

アセスメントで得たい情報とその基礎知識

観察項目	基準値
呼吸数	成人：12〜20回／分
深さ	成人の1回換気量は約500mL
リズム	吸息期、呼息期、休息期が規則的に繰り返される
呼吸様式	胸式呼吸：肋間筋の運動が主な呼吸運動。女性に多くみられる 腹式呼吸：横隔膜の運動が主な呼吸運動。男性に多くみられる 胸腹式呼吸：成人では一般的に、胸式と腹式の混じった胸腹式呼吸が多い
経皮的動脈血酸素飽和度（SpO_2）	96〜99%

呼吸数、深さ、リズム、呼吸様式、経皮的動脈血酸素飽和度（SpO_2）を観察する。

●酸素飽和度

酸素飽和度とは、血液中のヘモグロビンが酸素と結合している割合である。経皮的に測定したものは経皮的動脈血酸素飽和度（SpO_2）と呼ばれ、動脈血採血によって測定した動脈血酸素飽和度（SaO_2）と区別される。SpO_2とSaO_2は近似値をとる。SpO_2の測定には、パルスオキシメータを使用する。パルスオキシメータは、酸化ヘモグロビンと還元ヘモグロビンの吸光度の違いを利用して酸素飽和度を検出する。

SaO_2と動脈血酸素分圧（PaO_2）の関係を示した図を酸素解離曲線という（図11）。この曲線はS字状のカーブを示しており、PaO_2が60mmHgのときSaO_2が90%となり、PaO_2がこれより低下すると酸素飽和度は急激に低下する。

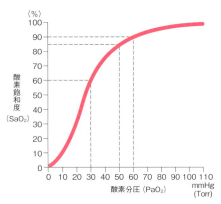

図11 酸素解離曲線

アセスメントの手順・所見

(1) 呼吸状態の観察

1) 呼吸は自分の意思で止めたり、リズムを調節したりすることが可能である。そのため、呼吸状態の観察は、対象者に意識させないように行う。脈拍を測定したのち、対象者に気づかれないよう続けて実施する。

2) 胸郭、腹部の動きを1分間観察し、呼吸数、深さ、リズム、呼吸様式をみる。

(2) 経皮的動脈血酸素飽和度（SpO$_2$）の測定

パルスオキシメータの発光部（赤い光）を対象者の爪床に当てるように装着する（図12）。

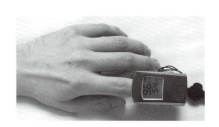
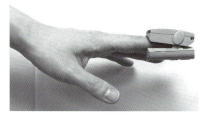

図12 パルスオキシメータによるSpO$_2$の測定

表2 呼吸の異常

項目		状態	呼吸の型	症状出現時の状況・代表疾患
呼吸数と深さの異常	頻呼吸	深さは変わらないが呼吸数が増加する（25回／分以上）		発熱、肺炎、呼吸不全、代償性呼吸性アルカローシスなど
	徐呼吸	深さは変わらないが呼吸数が減少する（12回／分以下）		頭蓋内圧亢進、麻酔・睡眠薬投与時など
	多呼吸	呼吸数・深さともに増加する		過換気症候群、肺塞栓など
	少呼吸	呼吸数・深さともに減少する		死亡直前、麻痺
	過呼吸	呼吸数は変わらないが深さが増加する		神経症、過換気症候群
	無呼吸	安静呼気位で呼吸が一時的に停止した状態		睡眠時無呼吸症候群
リズム異常	チェーンストークス呼吸	呼吸の深さが周期的に変化する 数〜十数秒の無呼吸のあと、徐々に呼吸が深くなり、過呼吸からまた浅い呼吸を経て無呼吸へというサイクルを繰り返す		脳出血、脳腫瘍、尿毒症、重症心不全
	ビオー呼吸	深く早い呼吸が突然中断して無呼吸となったり、またもとの呼吸に戻ったりする 周期性はなく不規則である		脳腫瘍、髄膜炎、脳外傷
	クスマウル大呼吸	深くゆっくりとした規則的な呼吸が発作性にみられる		糖尿病性ケトアシドーシス
努力呼吸	鼻翼呼吸	気道を少しでも広げようと鼻翼が張って鼻孔が大きくなる		重篤な呼吸不全
	下顎呼吸	口や下顎をパクパクして必死に気道を広げ、空気を体内に取り入れようと呼吸する		死亡直前、重篤な呼吸不全
	陥没呼吸	胸郭内が強い陰圧になるため、吸気時に胸壁（肋間腔・胸骨部など）がへこむ 胸壁が未完成な新生児や未熟児の呼吸障害を示す		特発性呼吸窮迫症候群（IRDS）

藤崎郁（2012）：フィジカルアセスメント完全ガイド第2版，学研メディカル秀潤社，p.62, 一部改変.

測定時の注意

- ◆ 動脈の拍動を検出しているため、低血圧や末梢血管疾患などで動脈の拍動が弱いときは測定が難しい。
- ◆ 一酸化炭素ヘモグロビンを酸化ヘモグロビンと認識するため、一酸化炭素中毒患者の酸素飽和度を高く測定してしまう。
- ◆ マニキュアなどで光が遮られると、測定誤差を生じる可能性がある。

■所見

呼吸の異常には、数と深さの異常、リズムの異常、努力呼吸などがある（表2）。

3 脈拍

アセスメントで得たい情報とその基礎知識

観察項目	基準値
脈拍数	成人：60〜100回／分
リズム	整（規則的）
強さ（大きさ）	2＋
左右差・上下肢差	なし

脈拍は心拍が血管壁に与える拍動であり、自律神経の支配を受けている。交感神経は心拍数を増加させ、副交感神経は心拍数を減少させる。脈拍は橈骨動脈で観察するのが一般的であるが、頸動脈、上腕動脈、大腿動脈、膝窩動脈、後脛骨動脈、足背動脈でも触知できる（図15）。橈骨動脈で触知できない場合には、上腕動脈を用いる。足背動脈、後脛骨動脈は、下肢の血流を確認するために観察する。頸動脈は、意識消失やショックなどの急変時に用いられる。頸動脈の触診は、脳の虚血を防ぐため左右同時に行ってはならない。

血圧が低下するにつれてまず橈骨動脈の拍動が消失し、次いで大腿動脈、最後に頸動脈の拍動が消失する。収縮期血圧が80mmHgを下回ると、橈骨動脈では脈が触知できないといわれる。

アセスメントの手順・所見

1) 通常、橈骨動脈で脈拍数や性状を観察する（図13）。初めて観察する対象者の場合は、両腕を同時に測定して左右差を確認する（図14）。

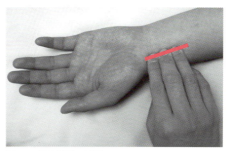

図13　橈骨動脈の触診

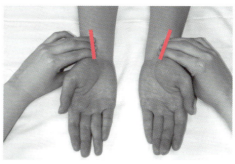

図14　左右差の確認

2) 橈骨動脈の走行を確認し、3本の指（示指・中指・薬指）を軽く当てて脈を触れる。検者自身の脈と混同しないよう、母指での触知は避ける。
3) 1分間の脈拍数を数え、同時にリズム、強さを観察する。初めて観察する対象者や不整脈のある対象者の場合は、1分間数える必要があるが、普段の観察では30秒間数え2倍してもよい。

浅側頭動脈、頸動脈、上腕動脈、大腿動脈、膝窩動脈、後脛骨動脈、足背動脈での脈拍の触知についても、図15にそれぞれ示す。

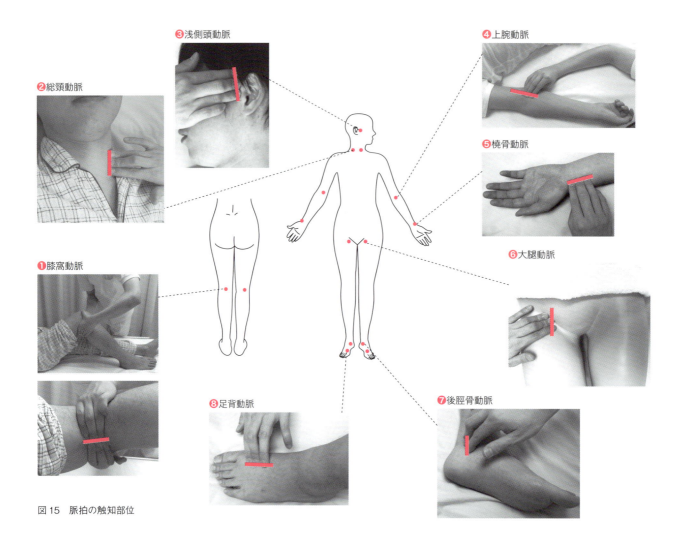

図15　脈拍の触知部位

■所見
(1) 数

脈拍数の異常には、100回／分を超える頻脈、60回／分未満（50回／分未満とする考え方もある）の徐脈がある。頻脈は、発熱、貧血、血圧低下、甲状腺機能亢進症、運動時などにみられ、徐脈は、甲状腺機能低下症、徐脈性不整脈、スポーツ選手などにみられる。

(2) リズム

脈拍がほぼ同じ間隔で規則正しく触知される場合を整であるといい、触知される間隔が不均一なものを不整脈という。心拍があっても脈拍を触れないことがあり、これを脈拍欠損（結滞）という。不整脈がある場合は、①規則的なリズムの間に結滞があるのか（期外収縮を疑う）、②まったく不規則なのか（心房細動を疑う）を確認する。吸気時に脈拍数が増加し、呼気時に減少する呼吸性不整脈は小児、若年成人によくみられ、病的とはみなされない。

(3) 強さ（大きさ）

触知している指を押し上げる高さを脈の強さ（大きさ）といい、表3のように表現する。脈の強さ（大きさ）は、収縮期血圧と拡張期血圧の差である脈圧を反映している。収縮期血圧が高く、拡張期血圧が低い場合、つまり1回拍出量が大きい場合に脈は強く（大きく）なり、原因として甲状腺機能亢進症、大動脈弁閉鎖不全症などがある。反対に、1回拍出量が低下している場合は脈が弱く（小さく）なり、原因としては循環血液量減少、大動脈弁狭窄症などがある。

表3 脈拍の強さの分類

強さ	表現
0	触知せず
1+	減弱
2+	活発，標準（正常）
3+	躍動

Lynn S. Bickley., et al. (2013)：Bate's Guide to Physical Examination and History Talking 11th edition, p.500より作成．

(4) 左右差・上下肢差

脈拍の左右差または上下肢差を認める場合は、動脈の狭窄や閉塞による血行障害が疑われる。

4 血圧

アセスメントで得たい情報とその基礎知識

観察項目	基準値
血圧	基準値は収縮期血圧100〜130mmHg未満、拡張期血圧80mmHg未満 高血圧の診断基準は診察室血圧で収縮期血圧140mmHg以上かつ／または拡張期血圧90mmHg以上、家庭血圧で収縮期血圧135mmHg以上かつ／または85mmHg以上（表4 成人における血圧値の分類） 一般的に収縮期血圧100mmHg以下を低血圧とする。

(1) 血圧測定法

血圧測定法（図16）には、直接測定法（観血的測定法）と間接測定法（非観血的測定法）がある。直接測定法とは、動脈内に直接カテーテルを挿入して血圧を測定する方法であり、間接測定法とは、皮膚の上から圧迫を加えて測定する方法である。

間接測定法には触診法と聴診法がある。

触診法では収縮期血圧のみ測定できる。対象者の血圧を初めて測定するときは触診法を行い、収縮期血圧の目安をつける。また、血圧が低いとき、聴診法でコロトコフ音（後述）が聴き取れないとき等にも用いられる。聴診法と比較して6〜8mmHg低いとされる。

聴診法では、聴診器を使用してコロトコフ音を聴き取り、収縮期血圧、拡張期血圧を測定する。

(2) 測定部位

直接測定法では、橈骨動脈がよく用いられる。間接測定法では、一般に上腕部（上腕動脈）を選択する。上腕部で測定できない場合や、下肢の動脈の状態を検査する場合には、大腿部（膝窩動脈）や下腿部（後脛骨動脈）で測定する。

皮膚損傷や骨折のある四肢、シャント造設の上肢、浮腫や麻痺のある部位での測定は避ける。

(3) 血圧計の種類と構造

血圧計には、水銀血圧計、アネロイド式血圧計（図17）、自動電子血圧計（図18）がある。

アネロイド式血圧計は、スプリング圧力計を利

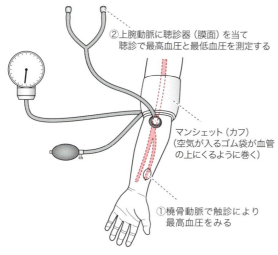

図16 血圧の測定法（触診法と聴診法）
菱沼典子（2017）：看護 形態機能学 生活行動からみるからだ 第4版．日本看護協会出版会，p.35．

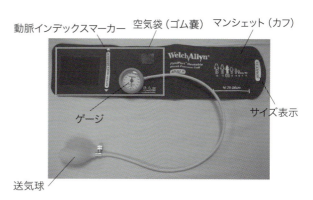

図17 アネロイド式血圧計

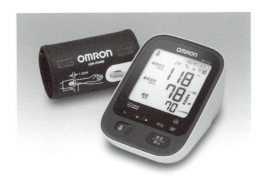

図18　自動電子血圧計（オムロン）

用している。「アネロイド」とは、ギリシャ語で「液体を使わない」という意味であり、水銀を使用せずに空気圧の変化で血圧を測定する。

自動電子血圧計は、リバロッチ式、オシロメトリック式、2方式を複合した方法が主に使用されている。リバロッチ式ではコロトコフ音をマイクロホンで検出する。オシロメトリック法では動脈の振動によるカフ圧の変動（圧脈波）により血圧値を決定する。

(4) 血圧測定の原理（図19）

マンシェット（カフ）の圧を上げて動脈を閉塞した後、空気を抜いて血液が再度流れはじめるときの血流による血管音（コロトコフ音）を、聴診器を使って聴き取る。

コロトコフ音は、マンシェット圧の低下にともない音色が変化し、変化する点をスワンの第1～5点と呼ぶ。音が聴こえ始めたときの圧力が収縮期血圧（スワンの第1点）であり、音が消失したときの圧力が拡張期血圧（スワンの第5点）である。

(5) 聴診間隙

聴診法で血圧測定を行う際、コロトコフ音の第1相（スワンの第1点～第2点の間）と第2相（スワンの第2点～第3点の間）で音が聴こえない現象を聴診間隙という。原因は不明であるが、高血圧症や動脈硬化の患者にみられやすく、静脈のうっ血も原因といわれる。

最初のマンシェットの加圧が不十分だと、収縮期血圧を誤って低めに測定してしまう可能性がある。聴診法の前に触診法を用いて収縮期血圧を把握しておくことで、この誤りを避けることができる。

アセスメントの手順・所見
(1) 血圧計の確認

1）マンシェット内の空気袋（ゴム嚢）のサイズ（上腕）を確認する。

幅：腋窩から肘窩までの2／3以上、あるいは上腕中点周囲径の40％、成人：12～13cm

長さ：上腕中点周囲径の80～100％
　　　成人：22～24cm

2）血圧計の点検

①送気球、マンシェット、ゲージがしっかり接続されているか確認する。

②ゲージの目盛りが0mmHgになっているかを確認する。

③マンシェットに空気を入れ200mmHgまで加圧し、そのままの状態で指針が著しく下降しないことを確認する。

④送気球の開閉弁を全開にし、指針がすみやかに下降することを確認する。

(2) 上腕動脈での測定方法

1）対象者に仰臥位または座位の姿勢で安静にして

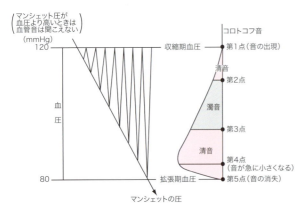

図19　コロトコフ音とマンシェット圧
菱沼典子（2017）：看護 形態機能学　生活行動からみるからだ　第4版, 日本看護協会出版会. p.35.

もらう(運動や食事などにより血圧は変動する)。
2）衣服の袖をたくし上げ、上腕を露出する。袖を上げると上腕を圧迫するような場合は、片袖を脱いでもらう。
3）上腕動脈を触診し、拍動を確認する（図20）。

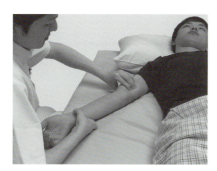

図20　上腕動脈の触診

4）上腕にマンシェットを巻く。
①マンシェット、空気袋（ゴム嚢）の中心が、上腕動脈の上にくるようにする（図21）。
②マンシェットの下縁は肘窩から約2cm上になるようにする。
③マンシェットは指が1〜2本入る程度に緩みなく巻く（図22）。
5）マンシェットを巻いた上腕が、対象者の心臓の高さと同じであることを確認する。

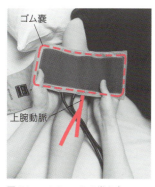
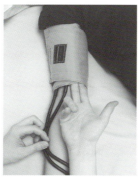

図21　マンシェットの巻き方　　図22　マンシェットのきつさ

(3) 触診法

1）橈骨動脈の拍動を確認しながらマンシェットに空気を送り、脈拍が触知できなくなった点よりさらに20〜30mmHg加圧する（図23, 24）。

2）送気球の調節ねじをゆるめて1秒間あるいは1拍動に2〜4mmHgの速度で減圧し、拍動を触れ始めたときの値を収縮期血圧値とする。血圧値は2mmHgの単位で読み取る。

3）調節ねじを全開にし、マンシェットを速やかに外す。

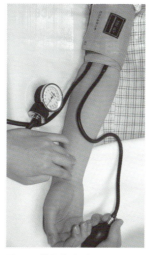
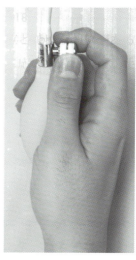

図23　橈骨動脈の触診　　図24　送気球の持ち方

(4) 聴診法

1）上腕動脈の拍動が最もよく触知される部位を確認し、聴診器のチェストピースを当てる（図25）。

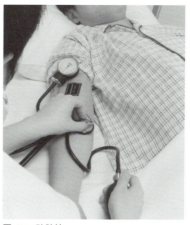

図25　聴診法

2）触診法で得た収縮期血圧値または普段の収縮期血圧値より20〜30mmHg高値まで速やかに加圧し、1秒間あるいは1拍動に2〜4mmHg

の速度で排気、減圧する。
3）コロトコフ音が聴こえ始めた値（スワンの第1点）を収縮期血圧、コロトコフ音が聴こえなくなった値（スワンの第5点）を拡張期血圧とする。血圧値は2mmHgの単位で読み取る。
4）調節ねじを全開にし、マンシェットを速やかに外す。

(5) 下肢での測定方法

1）膝窩動脈

対象者に腹臥位になってもらい、大腿後面を中心にしてマンシェットを巻く。膝窩に聴診器のチェストピースを当て、膝窩動脈でコロトコフ音を聴取する（図26）。

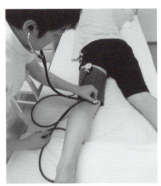
図26　膝窩動脈での聴診法

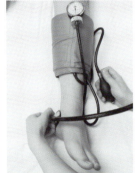
図27　後脛骨動脈での聴診法

2）後脛骨動脈

下腿後面を中心にしてマンシェットを巻き、後脛骨動脈または足背動脈に聴診器のチェストピースを当て、コロトコフ音を聴取する（図27）。

(6) 後片付け

1）対象者の衣服を整える。
2）聴診器のチェストピースをアルコール綿で消毒し、血圧計を片付ける。

(7) 記録方法

記録は、「収縮期血圧／拡張期血圧」（例：120／80mmHg）を記載する。0mmHgまで音が聞こえた場合は「収縮期血圧／スワンの第4点～0mmHg」と記載する。第4点が不明であれば「収縮期血圧／？（不明）mmHg」と記載する。

■所見

血圧は、心拍出量と末梢血管抵抗により規定されるもので、さまざまな要因で大きく変動する。

血圧上昇の要因は、心拍出量の増加、末梢血管抵抗の増大、血液量の増加、動脈硬化などで、血圧低下の要因は、心拍出量の低下、末梢血管抵抗の減少、血液量の減少などである。

収縮期血圧と拡張期血圧の差を脈圧といい、基準値は40～50mmHgである。1回心拍出量の増加や大血管の動脈硬化により収縮期血圧が上昇し、脈圧が増大する。一方、末梢血管抵抗の増大は拡張期血圧の上昇をもたらし、脈圧は減少する。

表4　成人における血圧値の分類（mmHg）

分類	診察室血圧			家庭血圧		
	収縮期血圧		拡張期血圧	収縮期血圧		拡張期血圧
正常血圧	<120	かつ	<80	<115	かつ	<75
正常高値血圧	120-129	かつ	<80	115-124	かつ	<75
高値血圧	130-139	かつ/または	80-89	125-134	かつ/または	75-84
Ⅰ度高血圧	140-159	かつ/または	90-99	135-144	かつ/または	85-89
Ⅱ度高血圧	160-179	かつ/または	100-109	145-159	かつ/または	90-99
Ⅲ度高血圧	≧180	かつ/または	≧110	≧160	かつ/または	≧100
（孤立性）収縮期高血圧	≧140	かつ	<90	≧135	かつ	<85

日本高血圧学会高血圧治療ガイドライン作成委員会：高血圧治療ガイドライン2019　ダイジェスト，p.24.

5 意識

アセスメントで得たい情報とその基礎知識

　意識は覚醒度と意識内容（認識機能）の2つの面でとらえることができ、両方が正常に保たれた状態を意識清明という。時間や場所、人や状況など周囲が正しく認識できる状態を見当識があると表現し、できない状態を見当識障害（失見当識）という。意識障害の分類は、表5のとおりである。

　意識障害の評価法として、ジャパン・コーマ・スケール（Japan Coma Scale; JCS、表6）とグラスゴー・コーマ・スケール（Glasgow Coma Scale; GCS、表7）が汎用されている。

　ジャパン・コーマ・スケール（JCS）は覚醒の程度によってⅠ、Ⅱ、Ⅲの3段階に分け、それらをさらに3段階に分ける9段階評価である（3-3-9度方式とも呼ばれる）。数値が大きいほど重症である。

　グラスゴー・コーマ・スケール（GCS）では、開眼機能（E）、言語機能（V）、運動機能（M）の3要素に分けて意識状態を評価する。最高15点、最低3点であり、数値が小さいほど重症である。

アセスメントの手順・所見

（1）意識の評価

1）対象者が覚醒しているかを確認し、覚醒していれば見当識の有無を評価する。見当識は、

表5　意識障害の分類

傾眠 (somnolence)	見当識の障害はないが、刺激がないと眠ってしまう
昏迷 (stupor)	覚醒はかなり困難だが、刺激を続けると時折命令に応ずる
半昏睡 (semicoma)	痛み刺激で払いのけようとする。自発運動はほとんどない
昏睡 (coma)	痛み刺激に反応なし。自発運動はない

表6　ジャパン・コーマ・スケール（JCS）

Ⅰ. 刺激しないでも覚醒している状態（1桁で表現）	
1	だいたい意識清明だが、いまひとつはっきりしない
2	見当識障害がある
3	自分の名前、生年月日が言えない
Ⅱ. 刺激すると覚醒する状態－刺激をやめると眠り込む－（2桁で表現） ※は開眼が不可能な場合	
10	普通の呼びかけで容易に開眼する（合目的な運動［たとえば、右手を握れ離せ］をするし言葉も出るが間違いが多い）※
20	大きな声または身体をゆさぶることにより開眼する（簡単な命令に応ずる。たとえば離握手）※
30	痛み刺激を加えつつ呼びかけをくり返すとかろうじて開眼する
Ⅲ. 刺激をしても覚醒しない状態（3桁で表現）	
100	痛み刺激に対して、払いのけるような動作をする
200	痛み刺激で少し手足を動かしたり顔をしかめる
300	痛み刺激に反応しない

R（不穏状態 restlessness）、I（失禁状態 incontinence）、A（無動性無言* akinetic mutism、あるいは失外套状態** apallic state）を付記する場合がある。

*無動性無言 akinetic mutism：無言、無動で意思疎通はとれないが、開眼して物を追う動きを示したり、音のする方向に目を向けたりする状態。睡眠と覚醒のリズムは保たれている。脳幹‐視床下部と前頭葉・前部帯状回の障害で起こる。

**失外套状態 apallic state：両側大脳皮質の機能が広汎に障害された状態。睡眠覚醒のリズムはあるが不規則。無言、無動で意思疎通は取れず、追視はあっても少ない。

太田富雄（1985）：意識障害の重症度基準, 綜合臨床, 34（3）, p.481.

表7　グラスゴー・コーマ・スケール（GCS）

E	開眼反応 (eye opening)
4	自発的に spontaneous
3	言葉により to sound
2	痛み刺激により to pain
1	開眼しない never
V	言葉による最良の反応 (best verbal response)
5	見当識あり orientated
4	混乱した会話 confused conversation
3	不適当な言葉 inappropriate words
2	理解できない音声 incomprehensive sounds
1	発語しない none
T	挿管などで発声ができない場合、扱いは1点と同等
M	運動による最良の反応 (best motor response)
6	命令に従う obey commands
5	痛み刺激の場所へ localize
4	四肢屈曲：逃避反応 flexion：normal, withdrawal
3	四肢屈曲：異常屈曲 flexion：abnormal
2	四肢伸展 extension
1	まったく動かない nil

Teasdale G, Jenett B (1974)：Assessment of coma and impaired consciousness A practical scale. Lancet 2 (7872)：p.81-84. より作成.

時間、場所、人について検査する。
- 時間（今日は何年何月何日か、季節はいつか）
- 場所（ここはどこか）
- 人（ここにいる家族がわかるか）

2）覚醒していない場合は、呼びかけ、触覚刺激、痛覚刺激に対する反応を観察する。

(2) 痛覚刺激

痛覚刺激は与えざるを得ないときのみ用いる手段であり、傷跡や痛みを残してはならない。

痛みを与える方法には、爪床を鉛筆などで圧迫する方法（図28）、胸骨を拳で垂直に圧迫する方法（図29）などがある。

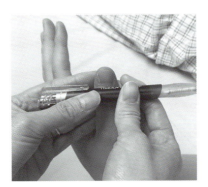

図28　爪床を鉛筆などで圧迫する方法

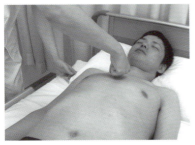

図29　胸骨を拳で垂直に圧迫する方法

(3) 除皮質硬直と除脳硬直（図30）

意識障害の患者は、特徴的な姿勢（除皮質硬直、除脳硬直）をとることがある。

除皮質硬直では肘関節、手首、指は屈曲し、下肢は伸展、内旋する（図30上）。大脳から間脳の障害でみられる。痛覚刺激で除皮質硬直がみられた場合、グラスゴー・コーマ・スケールでは「M3」と評価する。

除脳硬直では上肢は回内、伸展し、下肢は伸展、内旋する（図30下）。中脳・橋上部の両側性障害でみられ、予後不良の徴候である。痛覚刺激で除脳硬直がみられた場合、グラスゴー・コーマ・スケールでは「M2」と評価する。

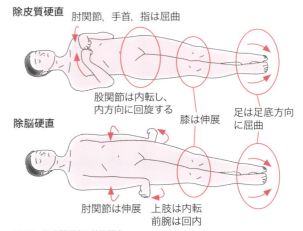

図30　除皮質硬直と除脳硬直
田中裕二編（2013）：わかって身につくバイタルサイン．学研メディカル秀潤社, p.128.

(4) 瞳孔の観察

観察項目	基準値
瞳孔径	2.5〜4mmの範囲で左右差がない
対光反射	左右ともに直接対光反射＋、間接対光反射＋

意識障害患者のアセスメントでは、瞳孔径と対光反射の観察が重要である。瞳孔径が正常で左右差がなく、対光反射が保たれていれば中脳の障害がないと判断できる。

自然光のもとで、瞳孔径が2mm以下の場合を縮瞳、5mm以上の場合を散瞳、瞳孔径に0.5mm以上の左右差がある場合を瞳孔不同という。両側の瞳孔が1mmより縮瞳した状態を「針穴瞳孔（ピンホール）」と呼び、脳幹部出血や脳ヘルニアなどでみられる。両側の散瞳は脳死状態、重度の低酸素状態などでみられる。

目に光を当てると瞳孔が収縮する反射を対光反射という。脳幹に大きな障害がある場合は、左右ともに反射がなくなる。左右差がある場合は、脳幹ではなく主に動眼神経の問題である（p.79参照）。

対光反射には直接対光反射と間接対光反射があり、直接対光反射は光を当てた方の瞳孔が収縮することで、間接対光反射は光を当てていない側の瞳孔も同時に収縮することである。

対光反射の求心路は視神経で、遠心路は動眼神経である（図31）。光刺激が入ると、視交叉から両側の視索に入り、視蓋前核を経てエディンガー・ウェストファル核に刺激が伝わる。エディンガー・ウェストファル核から出た瞳孔括約筋支配の副交感神経は、動眼神経に入って脳幹を出て、眼窩内の毛様体神経節でシナプスを変え、瞳孔括約筋に達する。

計測方法

必要物品：瞳孔計、ペンライト（図32）

1）瞳孔径の計測
①対象者にまっすぐ前を見てもらう。
②目の下側に瞳孔計を当て、瞳孔径を計測する（p.78参照）。

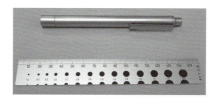

図32　瞳孔計とペンライト

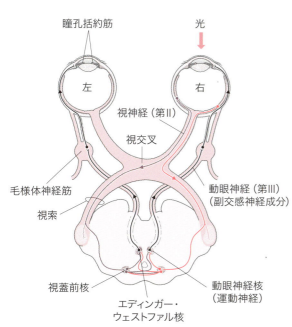

図31　対光反射の経路

2）対光反射の観察
①部屋の照明を落とす。
②対象者にまっすぐ前を見てもらう。
③ペンライトを目の外側から内側に向かって移動させ、瞳孔に光を入れる（片目ずつ行う）（図33）。

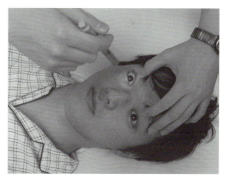

図33　対光反射の観察

参考文献

- 阿曽洋子, 井上智子ほか（2011）：基礎看護技術　第7版, 医学書院.
- リン.S.ビックリー, ピーター.G.シラギ, リチャード.M.ホフマン／有岡宏子, 井部俊子, 山内豊明　日本語版監修（2022）：ベイツ診察法　第3版, メディカル・サイエンス・インターナショナル.
- 深井喜代子, 佐伯由香ほか（2008）：新・看護生理学テキスト　看護技術の根拠と臨床への応用, 南江堂.
- 日野原重明（2009）：臨床看護の基礎となる新看護学テキスト　看護の革新を目指して, 日本看護協会出版会.
- 菱沼典子（2017）：看護 形態機能学　生活行動からみるからだ. 第4版, 日本看護協会出版会.
- McGee S.／柴田寿彦, 長田芳幸 訳（2014）：マクギーの身体診断学　エビデンスにもとづくグローバル・スタンダード　改訂第2版, 診断と治療社.
- 日本高血圧学会高血圧治療ガイドライン作成委員会編（2019）：高血圧治療ガイドライン2019, 日本高血圧学会.
- 太田富雄, 和賀志郎ほか（1975）：急性期意識障害の新しいgradingとその表現法.（いわゆる3-3-9度方式）, 第3回脳卒中の外科研究会講演集, p.61-69.
- 太田富雄（1985）：意識障害の重症度基準, 綜合臨床, 34（3）, p.477-482.
- 坂井建雄, 河原克雅編（2012）：カラー図解　人体の正常構造と機能　全10巻縮刷版　第2版, 日本医事新報社.
- 田中裕二編（2013）：わかって身につくバイタルサイン, 学研メディカル秀潤社.
- Teasdale G. & Jennett B（1974）：Assessment of coma and impaired consciousness. A practical scale, Lancet, 2(7872), p.81-84.
- Teasdale G, Murray G, Parker L., et al.（1979）：Adding up the Glasgow Coma Score., Acta Neurochir, 28(1), p.13-16.

2 体液のバランス

① 体液ってなに？

　からだのなかにある水分を体液（body fluid）といい、ひとのからだの約60％を占める。このうち、細胞のなかにある水分を細胞内液、細胞の外にある血漿やリンパ液、間質液を細胞外液という。間質液とは毛細血管から血漿が滲み出したもので、ひとのからだを構成する細胞は間質液に浸り、代謝に必要な酸素や物質を取り入れ、不要な物を排出することでひとは生きている。この間質液は内部環境ともよばれ、生命維持のためには内部環境が一定の状態に保たれている必要がある。

　体液は、血圧と膠質浸透圧の関係によって血漿、間質液、細胞内液の間を自由に行き来し体内を循環する。その一方で、飲み物、食物中の水から体内に水分が取り込まれ、尿や便などを通して体外へ排出されるように体外とも循環している。体液の恒常性は、外部環境と内部環境との間で水の出入りがあることによって維持でき、さらに体液の組成（電解質や水素イオン濃度）が細胞の代謝に適切であることも重要な要素となる。つまり、体液の量、組成から体液の状態を知ることは、対象者が「生きている」ことをアセスメントするために不可欠なのである。

②体液のバランスを構成する要素

ⓐ 体液の分類と量　**ⓑ** 体液の移動　**ⓒ** 体液の組成（電解質、pH）

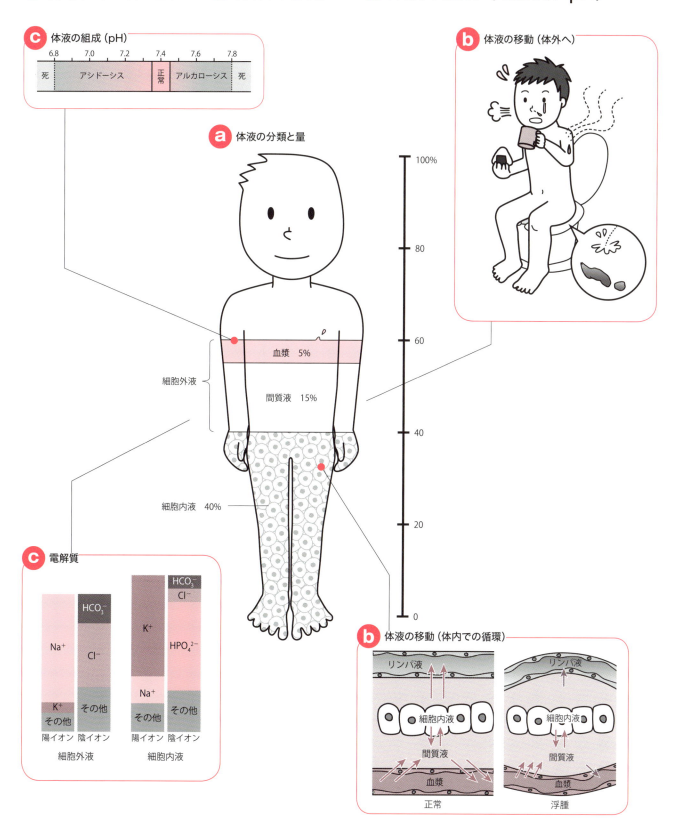

ⓐ 体液の分類と量

体液の量は、成人男性では体重の約60％に相当し、細胞内液が体重の40％、細胞外液が体重の20％である。細胞外液は、血管のなかを流れる血漿と、血漿が毛細血管から押し出された間質液とに分けられ、細胞外液20％のうち血漿が5％、間質液が15％となっている（表1）。体液の量は、年齢、性別、体脂肪の量によって異なる。脂肪細胞は細胞内液をもたないため、脂肪の多い人は体重に占める水分量は少なくなる。

体外から取り込む水分量と、体外へ出ていく水分量はほぼ同量である。体外から取り込む水分は、飲水、食事中の水分、体内で糖や脂肪が酸化されたときにできる燃焼水であり、出ていく水分は尿、便、汗・涙・鼻水、呼気や皮膚からの不感蒸散である（表2）。この水分出納のバランスの崩れは、浮腫や脱水を引き起こす。

ⓑ 体液の移動

体液は、血漿、間質液、細胞内液の間を自由に行き来し、この移動には血圧（動脈圧・静脈圧）と膠質浸透圧が重要な役割を果たしている。血圧とは血管壁にかかる圧力であり、膠質浸透圧とは、血液中に存在する高分子であるタンパク質が血管内に水を引き込む力である。この差により、動脈側では血漿が血管外へ押し出され、静脈側では間質液が血管内へ引き込まれるのである。このように、ちょうど同じ力で押し出され、引き込まれるため、血漿の量と間質液の量は変わらない。しかし、低蛋白血症では膠質浸透圧が低くなるために、間質液を血管内に引き込むことができず浮腫が起こる。

体液量の異常には、脱水と浮腫がある。

＜脱水＞

体内の水分が不足した状態で、水分摂取量の低下や排泄量の増加により起こる。脱水には、①水分が不足している場合（高張性脱水）、②塩分の不足によって生じる場合（低張性脱水）、③水分と塩分が同じように不足している場合（等張性脱水）の3種類がある（表3）。

表3　脱水の種類による違い

	高張性脱水	等張性脱水	低張性脱水
口渇	あり	あり	なし
めまい・立ちくらみ	ない	軽度〜中等度	中等度〜高度
皮膚の乾燥	あり	軽度	なし
血漿量	正常	軽度〜中等度低下	中等度〜高度低下
血圧	正常	軽度〜中等度低下	中等度〜高度低下
尿量	乏尿	減少	末期まで正常
尿比重	高い	さまざま	低下
尿中Na排泄	あり	あり	なし

①高張性脱水

体内の水分が不足することで生じる脱水で、水分摂取量の低下、多量の発汗などで起こる。口渇の自覚症状がみられ、尿量はきわめて少なくなる。細胞外液の浸透圧が高くなるため、血漿中のナトリウム濃度、ヘマトクリット値の上昇がみられる。

②低張性脱水

体内の塩分が不足することで生じる脱水で、激しい下痢や嘔吐などで起こる。細胞外液のナトリウム濃度が低下して、浸透圧が低くなるため、細胞外の水が細胞内に移動する。細胞外液の水は欠

表1　体液

体液(60%) ┬ 細胞内液 (40%)
　　　　　└ 細胞外液 (20%) ┬ 血液 (含リンパ液) (5%)
　　　　　　　　　　　　　　└ 間質液 (15%)

（　）内は体重に占める割合

表2　1日の水分摂取量と排泄量

摂取量	1日量 (mL)	排出量	1日量 (mL)
飲料水	1,200	尿	1,200
食物中の水	700	便	100
燃焼水	200	不感蒸散	800
計	2,100	計	2,100

乏しく、細胞内液は水分過剰になる。低張性脱水のときは、口渇を訴えることはなく、口腔内の乾燥もみられない。

③等張性脱水

体内の水分と塩分が同程度に不足することで生じる脱水で、血漿の電解質の濃度は正常である。細胞内と細胞外の浸透圧は変化せず、細胞外液のみが減少した状態となる。

<浮腫>

浮腫とは、皮下組織に体液が貯留した状態である。浮腫は①毛細血管内圧の上昇、②膠質浸透圧の低下、③血管透過性の亢進、④リンパ還流の障害によって起こる（表4）。

表4　発生機序による浮腫の分類

	機序	疾患
毛細血管内圧の上昇	毛細血管内圧が上昇し、毛細血管から間質に水分がしみ出す	心不全
膠質浸透圧の低下	膠質浸透圧の低下により、血管内に水分をとどめていることができなくなる	低栄養、肝硬変、ネフローゼ症候群
血管透過性の亢進	血管から水分がしみ出しやすくなり、間質の水分が増える	アレルギー、局所の炎症（蜂窩織炎など）
リンパ還流の障害	リンパ管への間質液の流入が低下する	リンパ節切除、悪性リンパ腫

ⓒ 体液の組成（電解質、pH）

体液には電解質と非電解質が溶けている。細胞外液と細胞内液の電解質組成は大きく異なり、カリウムは細胞内液に多く細胞外液には少ない。電解質は、浸透圧や水素イオン指数（pH）の調節、神経細胞や筋細胞の働きに重要な影響を及ぼしている。細胞外液でカリウムが7mEq/Lになると筋の収縮が止まってしまうように、電解質の組成が少しでも変化すると直ちに生命維持が困難な状況に陥ることになる。

生命維持に必要な代謝には、多くの酵素が触媒として関与しており、これらの酵素が活動するには水素イオン指数（pH）が重要な要素となる。最適な血液のpHは7.35〜7.45と非常に範囲が狭く、7.35より酸性に傾いた状態をアシドーシス、7.45よりアルカリ性に傾いた状態をアルカローシスという。pH6.8以下およびpH7.8以上では生命活動は保てない。

血漿のpHは、血液中の炭酸（H_2CO_3）と重炭酸イオン（HCO_3^-）の割合で決まる。重炭酸イオン（HCO_3^-）の増減によって起こるpHの異常を代謝性アシドーシス、代謝性アルカローシスといい、二酸化炭素（CO_2）の増減によって起こるpHの異常を呼吸性アシドーシス、呼吸性アルカローシスという。

ヘンダーソン・ハッセルバルヒの式　$pH = 6.1 + \log\dfrac{(HCO_3^-)}{H_2CO_3}$

③ アセスメントの手順

1 水分（体液の移動）

1 問診

アセスメントで得たい情報

自覚症状	口渇、全身倦怠感、眩暈の有無 尿量、尿の性状 体重の増減
既往歴	腎疾患、内分泌・代謝疾患の有無
家族歴	遺伝性素因のある疾患（腎疾患、糖尿病）の有無

■所見

　脱水により口渇、全身倦怠感、眩暈などの症状がみられる。口渇は水欠乏性脱水（高張性脱水）でみられるが、ナトリウム欠乏性脱水（低張性脱水）ではみられない。尿の性状・尿量については、「おしっこをする」（p.155, 157）で述べる。

　体重は、体液量の増減を評価する指標である。体重の1〜2％の水分喪失は軽度、3〜9％は中等度、10％以上は重度の脱水と評価される。

　腎疾患、内分泌・代謝疾患は、体液調節機能に影響する。

2 視診

アセスメントで得たい情報

口腔	口腔内の乾燥の有無
皮膚	皮膚の乾燥の有無
浮腫	顔面、下肢の浮腫の有無

■所見
- 水欠乏性脱水（高張性脱水）では、口腔内や皮膚が乾燥する。
- 浮腫は顔面、下肢に出やすい。

3 触診

アセスメントで得たい情報

皮膚	皮膚の緊張（ツルゴール）
浮腫	前脛骨部・足背の浮腫の有無

アセスメントの手順・所見

(1) つまみ試験：ツルゴールの観察（図1）

1) 手背、前腕、胸骨など骨が目立つ部分の皮膚をつまみ上げて離す。
2) 皮膚のしわがもとに戻るまでの時間を観察する。

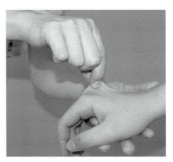

図1　つまみ試験

■所見

　正常では、つまみ上げた皮膚がすぐに戻る。体液量が不足すると、つまみ上げた皮膚が数秒間もとに戻らずテント状になる。

(2) 浮腫の観察

1) 前脛骨部（図2）や足背（図3）の皮膚を母指で5秒間圧迫する。
2) 陥没の程度で、浮腫の程度を評価する（図4）。

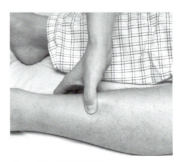

図2　前脛骨部の圧迫

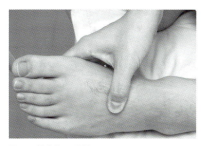

図3　足背部の圧迫

```
1+：わずかに圧痕を認める                           2mm
2+：明らかな圧痕を認めるが、数秒でもとに戻る        4mm
3+：深い圧痕を認め、元に戻るのに10〜20秒かかる      6mm
4+：非常に深い圧痕を認め、元に戻るのに30秒以上かかる 8mm
```

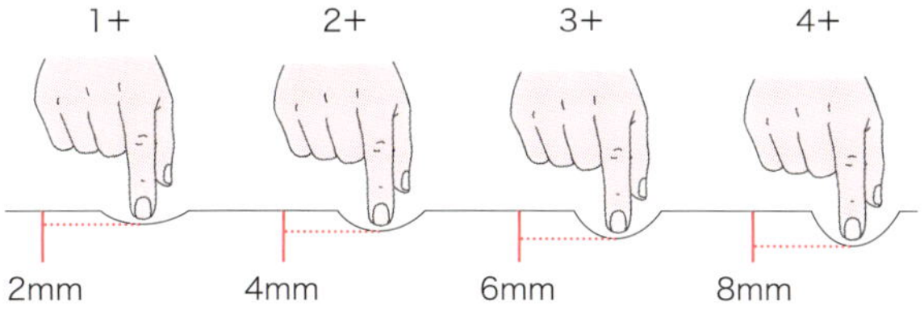

図4　浮腫の評価
Susan F. Wilson, Jean Foret Giddens (2001): Health assessment for nursing practice. Mosby. p.421. より作成.

■ 所見

正常では圧痕は残らず、浮腫は観察されない。圧痕が残る場合は、陥没の程度で評価する。

2　血液・尿（体液の組成）

アセスメントで得たい情報

尿検査	尿比重
血液検査	赤血球数、ヘモグロビン（血色素量）、ヘマトクリット、白血球数、白血球像、血小板数、総蛋白、アルブミン 電解質（ナトリウム、カリウム、クロール、カルシウム、マグネシウム） 血液ガス（pH、$PaCO_2$、HCO_3^-）
水分出納	摂取量と排泄量とのバランス

各項目の基準値は、p.241参照。

■ 所見

赤血球系の検査項目には、赤血球数、ヘモグロビン（血色素量）、ヘマトクリットなどがある。赤血球数、ヘモグロビンは一定体積の血液中にある赤血球またはヘモグロビンの数を表し、ヘマトクリットは血液中に占める赤血球容積の割合を表す。

- 赤血球数、ヘモグロビン、ヘマトクリットが低値の場合は、赤血球の産生障害、破壊の亢進、急性の喪失による貧血が考えられる。
- 白血球数の異常を認めた場合、好中球、好塩基球、好酸球、リンパ球、単球の5種類が存在する割合（白血球像）をみて、増加あるいは減少している白血球の種類を同定する必要がある。
- 血小板数は $7 \times 10^4/\mu L$ 以下になると外傷などで出血しやすくなり、$3 \times 10^4/\mu L$ 以下になると受傷しなくても自然に出血しやすくなる。
- 尿比重は尿の濃度を示し、腎臓の尿濃縮力の指標となる。水分摂取量や尿量などで変動する。多尿時には低下し、乏尿時に上昇する。
- 脱水で血漿量が減少し、血液が濃縮すると、ヘマトクリット値や総蛋白の値が高くなる。
- p.39で述べたとおり、pH7.35以下をアシドーシス、7.45以上をアルカローシスといい、それらは代謝性と呼吸性の2種類の状態がある。
- 通常は、水分摂取量と水分排泄量とのバランスは保たれている。

参考文献
- リン.S.ビックリー, ピーター.G.シラギ, リチャード.M.ホフマン／有岡宏子, 井部俊子, 山内豊明　日本語版監修（2022）：ベイツ診察法　第3版, メディカル・サイエンス・インターナショナル.
- 深井喜代子, 佐伯由香ほか(2008)：新・看護生理学テキスト　看護技術の根拠と臨床への応用, 南江堂.
- 日野原重明(2009)：臨床看護の基礎となる新看護学テキスト　看護の革新を目指して, 日本看護協会出版会.
- 菱沼典子 (2017)：看護 形態機能学　生活行動からみるからだ　第4版. 日本看護協会出版会.
- 菱沼典子編 (2003)：ケーススタディ看護形態機能学　臨床実践と人体の構造・機能・病態の知識をつなぐ, 南江堂.

2 日常生活を支えるからだの機能のアセスメント

1 恒常性維持のための流通機構

① ひとが生きていくための「恒常性維持のための流通機構」とは？

　ひとのからだは多くの細胞によってできているが、細胞が代謝を続け、私たちの生命が維持されるためには、内部環境の恒常性が保たれていなければならない。恒常性とは、内部環境がからだの内外の変化にうまく対応し安定していることを指し、恒常性が保たれていることが、「食べる」や「トイレに行く」といった日常生活行動を支える基盤となり、恒常性が維持されなければ、日常生活行動そのものを遂行することが難しくなる。つまり、恒常性の維持は、ひとが生きていく上で重要というだけではなく、日常生活行動を営んでいく上で欠かせない要素なのである。

　ひとのからだには、恒常性を維持するためのしくみがいくつか備わっており、その一つが流通のしくみ、すなわち流通機構であり、流通機構は以下の要素から構成される。

ⓐ 流通の媒体：血液、リンパ液
　代謝に必要な酸素や栄養素などを細胞に届け、代謝の結果つくられた不要な老廃物を運搬する。

ⓑ 流通の経路：血管（動脈、静脈）、リンパ管
　流通の媒体（血液、リンパ液）を全身に運ぶために張りめぐらされた通り道。

ⓒ 流通の原動力：心臓、血圧
　血液を全身に行き渡らせるのに必要な圧力と、それを生み出すポンプ。

　内部環境の恒常性を保つためには、血液やリンパ液が、全身に張りめぐらされた血管やリンパ管を通り、たえず全身を循環していることが必要である。また、流通の原動力である心臓が有効に機能していることが欠かせない。これらの要素のどれか一つに障害が生じれば、流通機構は破綻し、恒常性を維持することが難しくなる。

　一方、食事や運動などの生活習慣や、ストレスによって影響を受けることも流通機構の特徴である。したがって、恒常性維持のための流通機構をアセスメントする際には、身体的側面からだけでなく、心理的・社会的側面からも考えていく必要がある。

②「恒常性維持のための流通機構」を構成する「からだ」の機能

a 流通の媒体（血液、リンパ液）　**b** 流通の経路［血管（動脈、静脈）、リンパ管］　**c** 流通の原動力（心臓、血圧）

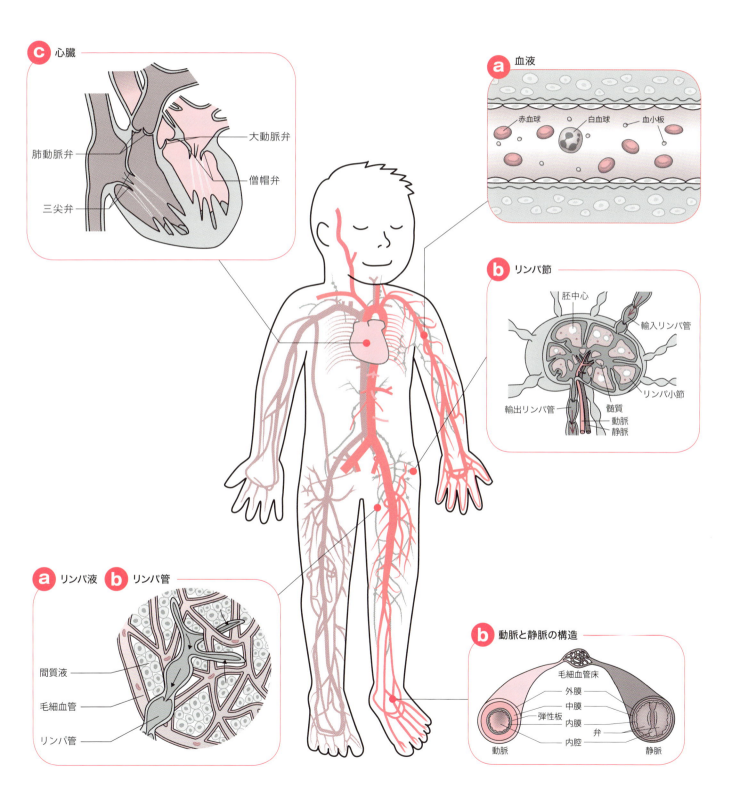

③ 日常生活を支える「恒常性維持のための流通機構」のアセスメントに関連する情報

		アセスメントするからだの部位とアセスメント内容	
心理的側面	問診	・心理状態：不安、ストレス、自尊心の低下、ストレスの対処行動 ・価値・信条：健康に対する考え方、入院・治療に対する考え方 ・性格特性：外向的か内向的か ・精神疾患の既往	
社会的側面	問診	・生活・環境：生活習慣、運動習慣、食習慣、職業、居住環境、学校・職場環境 ・家族背景：家族構成、家族関係、家族の支援体制、家族の価値観 ・経済的状況：本人および家族の経済的状況、社会資源の活用状況	
身体的側面	問診	心臓	・胸痛、動悸、呼吸困難、咳嗽、痰、眩暈、失神
		血管（動脈・静脈）	・上下肢の痛み、下肢の冷感、しびれ、蒼白、倦怠感、熱感、腫脹
		リンパ節	・リンパ節の腫脹、圧痛
		心臓・血管・リンパ管	・浮腫
	視診	心臓	・心尖拍動、頸静脈怒張、頸静脈圧の測定
		血管（動脈・静脈）	・上下肢の皮膚の色、皮膚障害、チアノーゼ、間欠性跛行、下肢静脈瘤・静脈怒張
		リンパ節	・リンパ節の腫脹
		心臓・血管・リンパ管	・浮腫
	触診	心臓	・心尖拍動、スリル
		血管（動脈・静脈）	・上下肢の皮膚温、主な動脈の脈拍（数、強さ、リズム、左右差、上下肢差） ・皮膚の腫脹、熱感、皮膚の厚さ、ホーマンズ徴候
		リンパ節・リンパ管	・リンパ節の位置、大きさ、形、数、硬度、可動性、圧痛の有無
		心臓・血管・リンパ管	・浮腫
	打診	心臓	・心境界の同定
	聴診	心臓	・心音
		血管（動脈）	・頸動脈の血管音、腹部動脈の血管音
	検査	心臓	・血圧測定、心電図、胸部レントゲン

④ アセスメントの手順

1 問診

アセスメントで得たい情報

心理的側面

- 心理状態：不安、ストレス、自尊心の低下、ストレスの対処行動
- 価値・信条：健康に対する考え方、入院・治療に対する考え方
- 性格特性：外向的か内向的か
- 精神疾患の既往

社会的側面

- 生活・環境：生活習慣、運動習慣、食習慣、職業、居住環境、学校・職場環境
- 家族背景：家族構成、家族関係、家族の支援体制、家族の価値観
- 経済的状況：本人および家族の経済的状況、社会資源の活用状況

身体的側面

心臓	・胸痛、動悸、呼吸困難、咳嗽、痰、眩暈、失神
血管（動脈・静脈）	・上下肢の痛み、下肢の冷感、しびれ、蒼白、倦怠感、熱感、腫脹
リンパ節	・リンパ節の腫脹、圧痛
心臓・血管・リンパ管	・浮腫

アセスメントの手順・所見

(1) 心臓

■所見
- 狭心症や心筋梗塞など心筋の虚血性病変で胸痛が出現する。心筋虚血による症状は、痛みというよりも胸部不快感として表現されることが多く、肩、腕、首、顎、歯へ放散することがあることも特徴である（放散痛）。症状が出現した時期、誘因（労作時か安静時か）、症状の持続時間などへ焦点を絞り聴取する。
- 動悸とは、通常は自覚されない心臓の拍動やその乱れを自覚することである。動悸は心拍数の増加、一回拍出量の増加、不整脈が原因で起こる。
- 左心不全が進行し肺水腫をきたすと、呼吸困難、咳嗽、痰がみられる。
- 失神とは一過性の意識消失のことで、心室性頻拍、心房細動などでみられる。

(2) 血管（動脈・静脈）

■所見
- 塞栓や血栓による動脈閉塞は、疼痛、しびれを引き起こす。閉塞部位より末梢では循環障害による皮膚の蒼白、冷感、潰瘍、壊疽が起こる。
- 静脈瘤や静脈血栓症では、下肢の倦怠感、疼痛、熱感、腫脹がみられる。

(3) リンパ節

■所見

3 触診（p.49〜50）参照。

(4) 心臓・血管・リンパ管

■所見

3 触診（p.50）参照。

2 視診

アセスメントで得たい情報

心臓	・心尖拍動、頸静脈怒張、頸静脈圧の測定
血管（動脈・静脈）	・上下肢の皮膚の色、皮膚障害、チアノーゼ、間欠性跛行、下肢静脈瘤・静脈怒張
リンパ節	・リンパ節の腫脹
心臓・血管・リンパ管	・浮腫

アセスメントの手順・所見

(1) 心臓

①心尖拍動の観察

左第5肋間鎖骨中線上、またはやや内側の位置に拍動がみられるかを観察する（図1）。

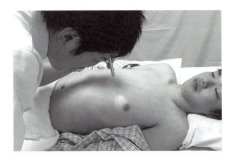

図1　心尖拍動の観察

■所見

異常に大きな拍動は、うっ血性心不全などによる心拡大を疑う。

②頸静脈怒張の有無の観察

1）仰臥位の状態で、対象者に側方へ首を回してもらい、右側の外頸静脈の拍動を探す。
2）頸静脈が見えにくい場合は、ペンライトを斜め上方から当てると静脈の膨らみに影ができるため観察しやすい（図3）。
3）上体を45°に起こした状態でも頸静脈の輪郭が観察できる場合は、怒張ありと判断する。

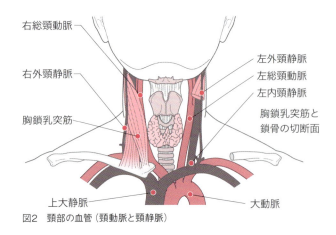

図2　頸部の血管（頸動脈と頸静脈）

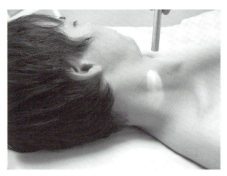

図3　頸静脈怒張の観察

■所見

- 正常では、仰臥位で外頸静脈の輪郭が観察できる。内頸静脈は胸鎖乳突筋の下を走行しているため、輪郭を観察することはできないが、波動を観察することはできる。観察できない場合は、脱水などが疑われる。頸静脈怒張とは、仰臥位から上体を45°挙上したとき、頸静脈の輪郭が浮き出た状態をいい、右心系への静脈還流障害（うっ血性心不全、心タンポナーデなど）があることを示す。

③頸静脈圧の測定

1）上体を30°〜45°に挙上し、右側の内頸静脈（または外頸静脈）の拍動を探す。
2）拍動の上端から胸骨角までの垂直距離を定規で測定する（図4）。

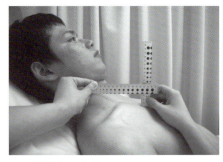

図4　頸静脈圧の測定

3）得られた値に5cmを加えたものが中心静脈圧の推定値となる。右房の中心から胸骨角までの距離は体位に関係なく常に5cmであるため、測定した高さに5cmを加えることにより中心静脈圧が推定できる（図5）。

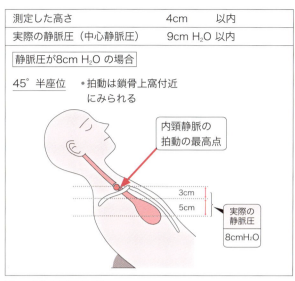

図5　中心静脈圧（正常）

■所見
- 内頸静脈は右心房と直結しているため、右心内圧を反映し、中心静脈圧測定を行わなくても簡便に圧を推定できる。右房圧の上昇が疑われる場合は、頸静脈圧の測定を行う。頸静脈圧の測定において、胸骨角から頸静脈上端までの垂直距離が4cm以上の場合は、右心系への静脈還流障害（うっ血性心不全、心タンポナーデなど）があることを示す。

（2）血管（動脈・静脈）

■所見
- 塞栓や血栓による動脈閉塞では、閉塞部位より末梢で循環障害による皮膚の蒼白、潰瘍、壊疽が起こる。
- 閉塞性動脈硬化症では、下肢の血行障害によって下肢痛と間欠性跛行が生じる。間欠性跛行とは、歩行を続けると下肢の痛みと疲労感が強くなり、足を引きずるようになるが、数分間休むと再び歩くことができるようになる状態である。
- 心拍出量減少、動脈・静脈の閉塞などでは四肢末端や顔面にチアノーゼが出現する。これは、末梢の血流が減少することにより、組織の酸素飽和度が低下し、還元ヘモグロビンが増加するためである（末梢性チアノーゼ）。
- 局所の発赤、腫脹、索状物（皮下にあるもの紐状のもの）は、表在性の血栓性静脈炎を示唆する。
- 下肢の静脈瘤がある場合、足首上部位の色素沈着を合併していることが多い。

3　触診

アセスメントで得たい情報

心臓	・心尖拍動 ・スリル
血管 （動脈・静脈）	・上下肢の皮膚温、主な動脈の脈拍（数、強さ、左右差、上下肢差） ・皮膚の腫脹、熱感、皮膚の厚さ、浮腫の有無 ・ホーマンズ徴候
リンパ節	・リンパ節の位置、大きさ、形、数、硬度、可動性、圧痛の有無
心臓・血管・リンパ管	・浮腫

アセスメントの手順・所見

（1）心臓

①心尖拍動の触診

1）対象者に座位、仰臥位または左側臥位の体位になってもらう（肥満や乳房が大きい場合などは、左側臥位で行うとわかりやすい）。
2）左第5肋間鎖骨中線上、またはやや内側の位置(図6)に、拍動がみられるかを観察する（図1）。
3）指先で心尖拍動を確認し（図7）、振れ幅を確認する。
4）胸骨中線から心尖拍動部位までの距離を測定する。

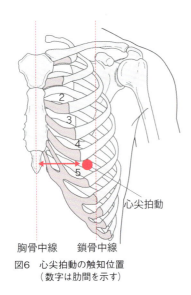

図6　心尖拍動の触知位置
（数字は肋間を示す）

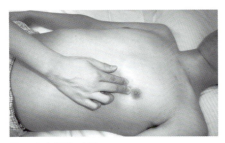

図7　心尖拍動の触診

■所見
- 胸骨中線から心尖拍動部位までの距離は正常では7〜9cm程度である。10cm以上ある場合は、心拡大を疑う。振れ幅は2cm以内が正常で、2肋間にわたって触れることはない。

②スリルの触診
　第2肋間胸骨右縁（大動脈弁領域）、第2肋間胸骨左縁（肺動脈弁領域）、第4または第5肋間胸骨左縁（三尖弁領域）、第5肋間左鎖骨中線上（僧帽弁領域）の4領域（図8）に指のつけ根を当て、振動の有無を確認する（図9）。

■所見
- 弁の異常などによる血流の乱れが血管壁を振動させることで心雑音が生じる。この振動が一定以上の強さになると、胸壁の振動として手で触知できるようになる。これをスリル（振戦）と

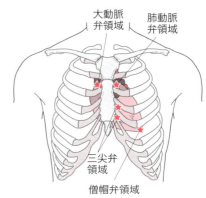

図8　スリルの触診部位

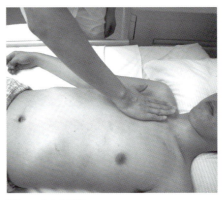

図9　スリルの触診

いい、正常では触れない。

(2) 血管（動脈・静脈）
①上下肢の触診

■所見
- 両下肢が冷たい場合は、寒冷、不安、喫煙などの要因によるものが疑われるが、片側だけ冷たい場合は動脈閉塞、動脈機能不全が疑われる。
- 皮膚が肥厚し腫脹を認める場合は、リンパ浮腫や進行性の静脈機能不全の可能性がある。
- 静脈瘤は拡張、蛇行しており、静脈壁が肥厚している場合が多い。
- 深部静脈血栓症では、浮腫の範囲が閉塞部を反映する。下腿や足首の浮腫は、腓腹部の深部静脈の閉塞、下肢全体の浮腫は腸骨大腿静脈の閉塞を示唆する。

②主な動脈の触診

　頸動脈、橈骨動脈、上腕動脈、大腿動脈、膝窩動脈、足背動脈、後脛骨動脈のそれぞれについて、脈拍数、強さ、リズム、左右差、上下肢の差を確認する。

　触知の手順については「バイタルサインズ」（p.27〜28）に詳述した。

■所見
- 脈拍の左右差または上下肢差を認める場合は、動脈の狭窄や閉塞による血行障害が疑われる。
- 大動脈炎症候群では、上肢の動脈触知に左右差が生じる。

③ホーマンズ徴候の観察（下腿三頭筋を伸展させる方法）

1）対象者に仰臥位をとってもらう。
2）片足のつま先と膝窩を支え、膝関節を軽く屈曲する。
3）足関節を一気にしっかりと背屈させ、下腿三頭筋を伸展させる（図10）。
4）下腿三頭筋に痛みがあれば、ホーマンズ徴候陽性である。

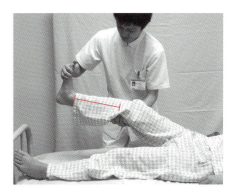
図10　ホーマンズ徴候の観察①
（├─┤の部分に痛みがあれば陽性）

④ホーマンズ徴候の観察（下腿三頭筋を圧迫する方法）

1）対象者に仰臥位をとってもらい、片足の膝を立ててもらう。

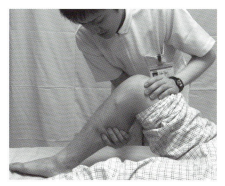
図11　ホーマンズ徴候の観察②

2）下腿部を指で圧迫し（図11）、圧痛があればホーマンズ徴候陽性である。

■所見
　深部静脈血栓症の有無を判断する所見にホーマンズ徴候がある。腓腹部の伸展や圧迫によって痛みがある場合、ホーマンズ徴候陽性と判断する。

(3) リンパ節

①リンパ節の触診

1）示指、中指の指腹でそっと円を描くように動かす。
2）押さえ方が強いとリンパ節を触知しにくくなるため、できるだけ軽く皮膚と指が滑らない程度に押さえる。

■所見
- 体表から触診できるリンパ節は後頭部、耳介周囲から顎下、頸部、鎖骨上窩、腋窩、肘窩、鼠径、膝窩にある（図12）。リンパ節は正常では触知できないが、触れても1cm以下で、可動性があり、圧痛がなければ正常である。腫大しやすいリンパ節は、頭頸部、鼠径、腋窩、鎖骨上窩の順であり、通常は1cm以上、鼠径部では1.5cm以上を有意な腫大であると考える。
- 感染症や膠原病により腫大したリンパ節はやわらかく、圧痛をともなう傾向にあるが、悪性疾患により腫大したリンパ節は硬く、無痛性である。リンパ節が下層の組織に癒着して可動性がない場合には、がんの転移が疑われる。

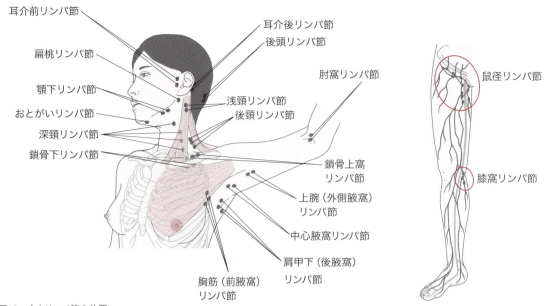

図12　主なリンパ節の位置

（4）心臓・血管・リンパ管
①浮腫の触診
アセスメントの手順は、「体液のバランス」（p.40〜41）参照。

■所見
- 心不全では全身性の浮腫が生じ、静脈還流やリンパ還流の障害による浮腫は局所性に生じる。
- 深部静脈血栓症では、浮腫の範囲が閉塞部を反映する。下腿や足首の浮腫は、腓腹部の深部静脈の閉塞、下肢全体の浮腫は腸骨大腿静脈の閉塞を示唆する。

4　打診

アセスメントで得たい情報
心臓	・心境界の同定

アセスメントの手順・所見
1）左第5肋間を左前腋窩線上から胸骨部の方向へ打診する（図13）。
2）共鳴音から濁音に変わった部位が肺と心臓の境界である。

■所見
心臓の左端の心境界が胸骨中線上より10cm以上なら、心拡大を疑う。

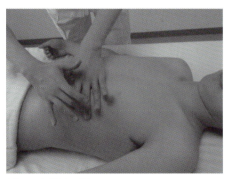

図13　心境界の同定

5　聴診

アセスメントで得たい情報
心臓	・心音
血管（動脈）	・頸動脈の血管音 ・腹部動脈の血管音

アセスメントの手順・所見
（1）心臓
心音の聴診
1）聴診では、Ⅰ音・Ⅱ音の同定、Ⅰ音・Ⅱ音の

亢進または減弱、Ⅰ音・Ⅱ音の分裂、過剰心音（Ⅲ音・Ⅳ音）、心雑音を確認する。心雑音が聴かれる場合は、収縮期か拡張期かを区別し、どの聴診部位で最大となるかを確認する。

2）対象者に座位または仰臥位になってもらい、聴診器の膜面を用いて4ヵ所（図14）を順番に聴診する（図15）。その後、低音であるⅢ音、Ⅳ音を聴診するために、ベル面で心尖部を聴診する。ベル面を用いる際は、縁が胸壁に軽く密着するように当てる。

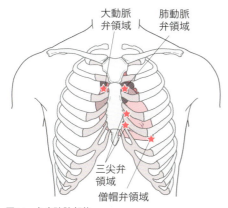

図14　心音聴診部位

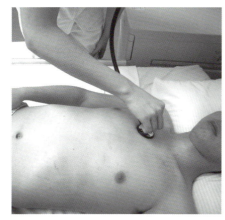

図15　心音の聴診

■所見
- 正常ではⅠ音、Ⅱ音のみが聴かれ、過剰心音（Ⅲ音、Ⅳ音）や雑音は聴かれない。Ⅰ音は房室弁（僧帽弁、三尖弁）が閉鎖するときの音、Ⅱ音は動脈弁（大動脈弁、肺動脈弁）が閉鎖するときの音である。
- 心音の大きさは、大動脈弁領域、肺動脈弁領域ではⅡ音の方がⅠ音より強く聴こえ（Ⅰ音＜Ⅱ音）、僧帽弁領域、三尖弁領域ではⅠ音の方がⅡ音より強く聴こえる（Ⅰ音＞Ⅱ音）（図16）。

心音聴診部位	Ⅰ音とⅡ音の音量差
第2肋間胸骨右縁（大動脈弁領域）	Ⅰ音＜Ⅱ音
第2肋間胸骨左縁（肺動脈弁領域）	
第4または第5肋間胸骨左縁（三尖弁領域）	Ⅰ音＞Ⅱ音
第5肋間左鎖骨中線上（僧帽弁領域）	

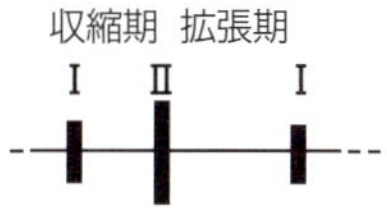

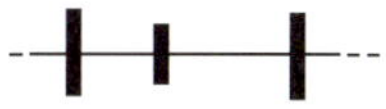

図16　心音の大きさ

＜Ⅰ音・Ⅱ音の亢進と減弱＞
- Ⅰ音の亢進：心房の血液が心室に移動している最中（房室弁が開放している状態）に心室の収縮が始まった場合（僧帽弁狭窄症など）や、心室の収縮力が大きい場合（甲状腺機能亢進症など）に起こる。
- Ⅰ音の減弱：弁の閉鎖不全（僧帽弁閉鎖不全症など）や心室の収縮力減少（甲状腺機能低下症など）で起こる。
- Ⅱ音の亢進：動脈側から弁を押す力が強くなるとⅡ音が大きくなる（肺高血圧、大動脈弁閉鎖不全症など）。
- Ⅱ音の減弱：弁の可動性が悪いとⅡ音は弱くなる（大動脈弁狭窄症、肺動脈弁狭窄症など）。

＜Ⅰ音・Ⅱ音の分裂＞
- Ⅰ音の分裂：僧帽弁の閉鎖音と三尖弁の閉鎖音のタイミングがずれることをⅠ音の分裂といい、脚ブロックで聴かれる。
- Ⅱ音の分裂：大動脈弁の閉鎖音（ⅡA）と肺動脈弁の閉鎖音（ⅡP）のタイミングがずれることをⅡ音の分裂といい、健常者でも吸気時に認められる（生理的分裂、図17）。

※生理的分裂：吸気により静脈還流量が増加し、右室の駆出時間が延長することで、肺動脈弁の閉鎖が遅れるためにⅡ音が分裂する。

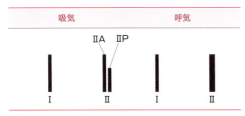

図17　Ⅱ音の生理的分裂

＜過剰心音（Ⅲ音・Ⅳ音）＞

- Ⅲ音：Ⅱ音の後に聴かれる低調な心音（図18）。心尖部で聴取される。僧帽弁が開き左房から左室に血液が流入する際、心室壁に血流が衝突し発生する。小児や若年者でしばしば聴取されるが、中高年以降に聴取される場合は異常である。心不全や僧帽弁閉鎖不全症などで聴取される。

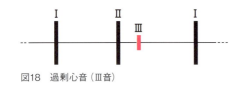

図18　過剰心音（Ⅲ音）

- Ⅳ音：Ⅰ音の直前に聴かれる低調な心音（図19）。心尖部で聴取される。心房から心室への血液の流入に抵抗がかかったときに発生する。Ⅳ音が聴取されるのは異常であり、高血圧、大動脈弁狭窄症などで聴取される。

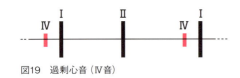

図19　過剰心音（Ⅳ音）

＜心雑音＞

- 正常では心雑音は聴取されない。弁の狭窄・閉鎖不全、血管の狭窄・拡大などにより血液の乱流が生じ、血管壁に振動を引き起こすために雑音が生じる。

- Ⅰ音とⅡ音の間で聴かれるのは「収縮期雑音」、Ⅱ音とⅠ音の間で聴かれるのは「拡張期雑音」である。収縮期雑音は大動脈弁狭窄症、僧帽弁閉鎖不全症などで聴かれ、拡張期雑音は大動脈弁閉鎖不全症、僧帽弁狭窄症などで聴かれる。

（2）血管（動脈）

①頸動脈の血管音の聴診

1) 最も狭窄が起きやすい内頸動脈と外頸動脈の分岐部である下顎角直下約2cmの部位を聴診し、血管雑音の有無、左右差を確認する（図20）。
2) 呼吸音と重なってわかりにくい場合には、対象者に呼吸を止めてもらうように説明する。

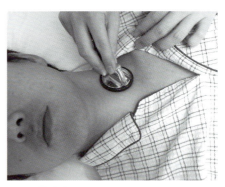

図20　頸動脈の聴診

■所見
- 頸動脈の聴診では、心音と同じⅠ音・Ⅱ音のみが聴取されるのが正常である。動脈硬化などによる血管狭窄がある場合、フュイフュイ、ビュイビュイといった低調の血管雑音が聴取される。

②腹部動脈の血管音の聴診

1) 腹部動脈の聴診は、腹部大動脈、左右腎動脈、左右総腸骨動脈、左右大腿動脈の7箇所で行う。腹部大動脈は臍と剣状突起を結んだ正中線上にあり、腎動脈は臍と剣状突起の中点あたりで左右に分岐、総腸骨動脈は臍付近で左右に分岐する（図21）。
2) 腎動脈や総腸骨動脈は体表から深い位置にあ

るため、聴診器を対象者の腹部に押し付けて聴診する。

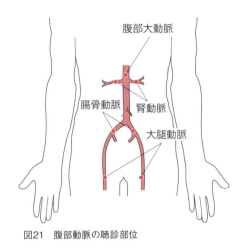

図21　腹部動脈の聴診部位

■所見
- 動脈硬化などによる血管狭窄がある場合、フイフイ、ビュイビュイといった低調の血管雑音が聴取される。

6　検査

アセスメントで得たい情報

心臓	・血圧（「バイタルサインズ」p.29〜32参照） ・心電図 ・胸部レントゲン

アセスメントの手順・所見

（1）心臓

①心電図

- 心電図は心筋が収縮したときに、筋細胞膜に生じた微少の電流を体表からとらえ、時間的変化として記録したものである。心疾患の診断や病態把握のために行われる。
- 心房の興奮（脱分極）を示すP波、心室の興奮（脱分極）を示すQRS波、心室の興奮からの回復（再分極）を示すT波から成る（図22）。電極に向かってくる興奮の波を上向き（陽性）、遠ざかっていく興奮の波を下向き（陰性）に記録する。
- 心電図の記録紙は1mmの方眼紙になっており、5mmずつ太線が引かれている（図23）。心電図は1秒間に2.5cmのスピードで記録されるため、1mmは0.04秒、太線の間は0.20秒になる。

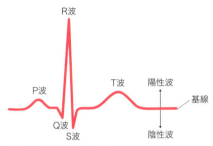

図22　心電図の基本波形

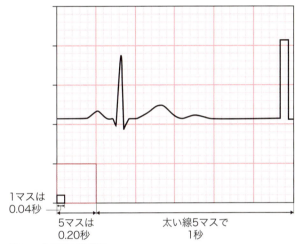

図23　心電図の記録紙

- 縦軸は電圧を表しており、標準的には1mVが1cm、1mmは0.1mVになっている。心電図波形が大きすぎて記録紙におさまらない場合は、感度を1/2（1mVを0.5cm）に調整する。記録紙の最初か最後に記録される較正波（図24）で感度を確認する。
- RR間隔の実測距離（mm）から時間（秒）を求め、心拍数を計算することができる。

②胸部レントゲン

■所見

胸部レントゲン検査で、肺うっ血の有無、心胸郭比（CTR; cardiothoracic ratio）拡大の有無を確認する。心胸郭比とは、胸郭の横径に対する心臓の横幅の比のことで、50％以上の場合は心拡大と判断する。

$$\text{心胸郭比（CTR）} = \frac{(a:右側の最大水平径 + b:左側の最大水平径)}{c:胸郭の最大内径} \times 100$$

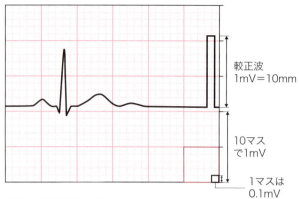
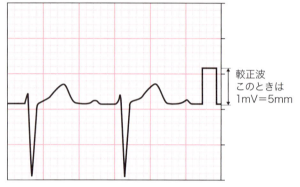

図24　較正波

$$\text{心拍数（回/分）} = 60（秒）÷ RR間隔（秒）$$
$$= 60（秒）÷ (RR間隔[mm] \times 0.04[秒])$$

- 図25の心電図では、RR間隔は25mmであり、心拍数＝60（秒）÷（25mm×0.04秒）で60回/分と計算できる。

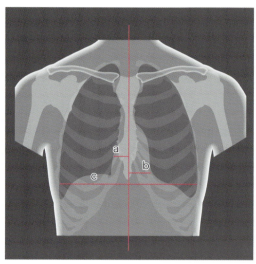

図26　心胸郭比

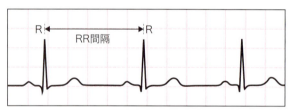

図25　心拍数の確認

⑤ アセスメントの実際：心筋梗塞で入院したAさんの生活改善を支援する

A 事例の概要

　Aさんは建設会社を営む60歳の男性。長女と古くからの従業員に事務を任せて、昼食を食べる間もないほど、夜遅くまで仕事をすることが多かった。仕事のあと居酒屋でビールと日本酒を飲み、おつまみに唐揚げを食べるのが楽しみであった。3ヵ月くらい前から、階段を上っているときに胸が苦しくなることがあったが、数十秒程度で消失していたため、大して気にも留めず、医者嫌いを理由に健康診断を受けていなかった。妻からは、飲酒を控えて、80kgを超える体重を減らすように言われていたが、「お酒が薬だよ」と言って居酒屋に通うのをやめなかった。

　月末で仕事が立て込んでいた1月28日、居酒屋から帰って入浴していると冷や汗が出てきて、胸が苦しくなった。布団に入って横になっていたが、胸の苦しさは耐えきれない痛みに変わり、救急車で来院した。

　心電図検査、採血の結果、急性心筋梗塞（下壁梗塞）と診断され、直ちに心臓カテーテル検査とPTCA（経皮的冠動脈拡張術）、ステント留置術が行われた。治療後はCCU（Coronary Care Unit：冠動脈疾患集中治療室）に入室し、1月29日ヘッドアップにて胸痛などの自覚症状なく、食事が開始となった。1月30日には室内歩行可となり、2月1日、CCUから一般病棟に転棟となった。

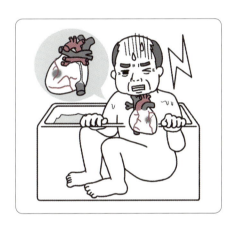

B Aさんの「恒常性維持のための流通機構（心臓）」のアセスメント結果

　Aさんは、急性心筋梗塞発症後、早期にPTCA、ステント留置術を受け、現在、心臓リハビリテーションを行っている。CCUから一般病棟に移り、活動範囲も拡大しているところで、心不全や致死性不整脈などの合併症はみられず、順調な経過をたどっている。しかし、活動レベルの拡大につれて、低下した心機能への過負荷が生じ、心不全や不整脈、血圧上昇にともなう心破裂などを引き起こす危険性があるため注意が必要である。

　また、Aさんのこれまでの生活をみると、食習慣、運動習慣など再梗塞予防に向けて改善すべき点は多い。健康にほとんど意識を向けてこなかったAさんであり、疾患に関する知識ももち合わせてはいない。今回の発症は自身の健康に関する関心を高める機会であり、Aさん自身が自分の生活上の問題点に気づき、具体的な改善策を考えられるように支援していく必要がある。

		Aさんのアセスメント結果	結果から言えること
心理的側面		・仕事柄、冗談を飛ばしながら話しをするのが得意で、誰とでもすぐにうちとけて仲良くなれる。 ・几帳面でせっかち。頑固で融通がきかないところがある（妻より）。 ・「心臓の病気になるなんて思ってもいなかったよ。あのときはものすごく痛かったから、もうダメかなと諦めた。」 ・「機械に囲まれた部屋から出られてよかった。ただ、からだは動くのに、自由に動いていけないのは辛い。」 ・「胃潰瘍のときに飲んだ胃カメラが本当に苦しかったから、そのときから医者嫌いになった」と話すが、「今度ばかりは全部まかせるよ」と医師や看護師の言うことは素直に聞き入れている。	・突然の発症や苦痛症状による不安があったが、現在、症状は消失し、不安は軽減している。しかし、入院生活にともなう環境の変化や活動制限からストレスを感じやすい状況にある。不安やストレスは交感神経の緊張を高め、心拍数増加や不整脈を引き起こし、心負荷を高める可能性がある。
社会的側面	問診	・60歳、男性、建設会社社長。 ・妻と次女との3人暮らし。近所に住む長女が会社の事務仕事を手伝っている。 （家系図：60歳男性─55歳女性、子：31歳男性─30歳女性／27歳女性、孫：4歳・1歳） ・急な入院であったため、仕事の調整がついておらず、「取引先に連絡しないと」と携帯電話を気にしている。 ・食生活は不規則。夜は居酒屋で揚げ物や麺類を食べることが多い。 ・睡眠時間が十分にとれておらず、日中に眠気を感じることが多かった。 ・入浴は帰宅後に毎日行っており、長時間入るよりも熱い湯に短時間入るのを好んでいる。 ・40歳で胃潰瘍、50歳で血圧が高いことを指摘されているが、その後受診していない。 ・喫煙歴：子どもが生まれたのを機に30代で禁煙。 ・アルコール：ビール中ジョッキ2杯と日本酒3合／日。	・これまでの食習慣、運動習慣、アルコールなどの嗜好品の摂取状況が、Aさんの冠動脈疾患を引き起こした可能性がある。再梗塞を防ぐためにも、これらの習慣の見直しと、肥満の改善が求められる。 ・仕事の忙しさにより、食生活が乱れたり、仕事のストレスから飲酒量が増えてしまった可能性がある。自営業であるため、経済的な不安も考えられる。Aさん自身が仕事量の調整を図るためにも、家族や職場などの周囲のサポートが受けられるかを確認する。
身体的側面		身長170cm、体重82kg、BMI28.4（肥満）。 入院時（1月28日）は胸痛、冷汗、動悸がみられたが、治療後は消失している。 2月1日200m歩行負荷試験で胸痛、動悸、息切れなどの自覚症状なし。	治療後の運動負荷試験で胸痛などの自覚症状の出現はなく順調にリハビリテーションが進行している。
	視診	・心尖拍動は確認できない。頸静脈の怒張はない。 ・頸静脈圧測定では、胸骨角から3cmであった。よって中心静脈圧は、8cmH$_2$O程度と推測される。	・頸静脈の怒張はなく、中心静脈圧8cmH$_2$Oという結果からも、心不全の徴候は観察されない。
	触診	・大動脈弁領域、肺動脈弁領域、三尖弁領域、僧帽弁領域の各領域でスリルは触知されない。 ・心尖拍動は左側臥位にて触知され、胸骨中線上から9cm。振れ幅は2cm程度。 ・頸動脈、橈骨動脈、大腿動脈、足背動脈での脈拍触知の大きさは正常、強さは2+、脈拍数は68回／分。 ・1分間に3回程度、脈の結滞がとらえられるが、その他のリズム異常はなし。	・Aさんは心筋梗塞により刺激伝導系を司る心筋が壊死し、伝導経路の遮断から不整脈を起こしやすい状況にある。脈の結滞を認めており、心室性期外収縮などの不整脈から致死性不整脈につながる可能性があり、脈拍の継続的な観察が必要である。

		Aさんのアセスメント結果	結果から言えること
身体的側面	聴診	・心音の大きさは、大動脈弁領域、肺動脈弁領域ではⅠ音＜Ⅱ音、僧帽弁領域、三尖弁領域ではⅠ音＞Ⅱ音。 ・大動脈弁、肺動脈弁、三尖弁、僧帽弁の各領域で心雑音は聴取されない。Ⅲ音、Ⅳ音は聴取されない。	過剰心音、心雑音はなく、弁の機能不全や心不全を示唆する所見はない。Aさんの起こした下壁梗塞では、僧帽弁の乳頭筋断裂を起こしやすい。心筋梗塞発症から7日以内に起こることが多いと言われているため、心雑音の異常を早期にとらえることが重要である。
	検査	・1月28日心電図上、Ⅱ、Ⅲ、aV_f誘導でST上昇。 ・2月1日モニター心電図でVPC（心室性期外収縮）単発あり。 ・胸部レントゲン：心胸郭比49％ ・心臓超音波検査：左回旋枝の閉塞による下壁梗塞。左室駆出率は70％。 ・血液検査：1月29日まで血清酵素値（CK-MB、AST、LDH）の上昇を認めたが、2月1日には低下傾向になる。	生化学検査結果では心筋壊死にともなう心筋逸脱酵素の上昇がみられていたが、2月1日には低下傾向にあり、ピークは過ぎている。心電図上は、心筋の虚血性変化によりVPCが出現している。活動量の増加にともない、致死性不整脈への移行に注意が必要である。

C ヘルスアセスメントを生かした看護目標と看護ケア

看護目標：心筋梗塞発症後の合併症なく、心臓リハビリテーションに取り組むことができる
小目標： 1）心筋梗塞発症後の合併症なく、活動耐性を向上させることができる
　　　　　2）再梗塞を予防するための具体的な生活習慣の改善策について考えることができる

1）心筋梗塞発症後の合併症なく、活動耐性を向上させることができる

Aさんの心臓は、急性心筋梗塞により予備能力が低下した状態にある。活動に対する耐性を向上させるため、適切な強度で運動療法を実施していく必要がある一方、活動量の増加は心臓への負荷となり、心不全や不整脈などの合併症が誘発される可能性がある。また、Aさんのような心臓の下壁部分の梗塞では、乳頭筋断裂を起こす場合がある。

このようなリスクを念頭に、活動前後のAさんの状態を注意深く観察していく必要がある。たとえば、心室性期外収縮は、心電図モニターをつけていなくても、脈拍が途切れる結滞として橈骨動脈などで触知できる。また、乳頭筋断裂を起こすと僧帽弁の閉鎖不全につながり、心雑音を生み出すため、僧帽弁領域における心音の聴取も重要な観察項目となる。

社会復帰への焦りを感じていたり、「自由に動いてはいけないというのはつらい」という発言からも、Aさんが活動制限の必要性を理解できずに無理をしてしまう可能性も考えられる。活動がからだに与える影響、心負荷を示す症状についてAさんに情報提供し、からだを自分自身でモニタリングしながら、指示された活動範囲に合わせた行動がとれるよう支援することが重要である。

2）再梗塞を予防するための具体的な生活習慣の改善策について考えることができる

Aさんは10年前から高血圧を指摘されているが、受診したことはなく、食事、運動などの生活習慣に気をつけている様子もない。自営業のため、従業員や家族の生活を担う大黒柱としての責任も

重く、仕事の忙しさから、十分な休息をとることもできていなかったようである。退院後も今までの生活を続ければ、再梗塞のリスクは高まる。よって、Aさんが現状を正しく理解し、生活を再構築していけるよう援助することが必要である。

　Aさんが自分の問題についてどのように考えているのかを把握した上で、虚血性心疾患、食事療法、運動療法などについて情報提供し、これまでの生活を振り返ることが第一歩となる。その上で、Aさんの考え方、希望を尊重しつつ、生活習慣の改善策について具体的に考えられるよう、妻も一緒に話し合いを続けていくことが必要である。

参考文献
- リン.S.ビックリー, ピーター.G.シラギ, リチャード.M.ホフマン／有岡宏子, 井部俊子, 山内豊明　日本語版監修（2022）：ベイツ診察法　第3版, メディカル・サイエンス・インターナショナル.
- Carolyn Jarvis／操華子, 横山美樹監訳（2007）：コンパクト フィジカルアセスメント, エルゼビアジャパン.
- 古谷伸之編（2013）：診察と手技がみえるvol.1 第2版, メディックメディア.
- 日野原重明編（2006）. フィジカルアセスメント　ナースに必要な診断の知識と技術　第4版. 医学書院.
- 菱沼典子（2017）：看護 形態機能学　生活行動からみるからだ　第4版, 日本看護協会出版会.
- McGee S／柴田寿彦, 長田芳幸訳/(2014)：マクギーの身体診断学　エビデンスにもとづくグローバル・スタンダード, 改訂第2版, 診断と治療社.
- 奥出潤（2011）：これならわかる！かんたんポイント心電図, 医学書院.
- 坂井建雄, 河原克雅編（2012）：カラー図解　人体の正常構造と機能　全10巻縮刷版　第2版, 日本医事新報社.

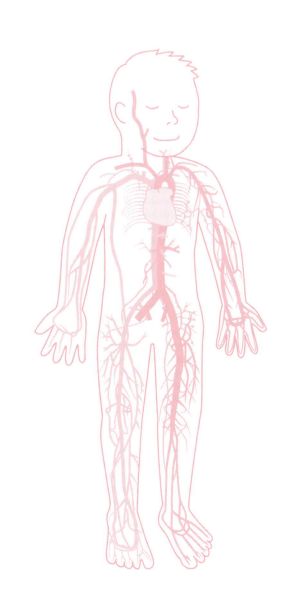

2 | 恒常性維持のための調節機構 ―神経性調節

① ひとが生きていくための「恒常性維持のための調節機構―神経性調節」とは？

　「食べる」、「トイレに行く」、「動く」などの日常生活行動を遂行するためには、まず身体内部における環境が整っていることが必要である。この身体内部の環境を長期的、または瞬時に調節し、適正な状態に保っているのが「すべての日常生活行動を支えるからだの機能」における「恒常性維持のための調節機構」である。

　「恒常性維持のための調節機構」は、からだの外部環境や内部環境の状態をとらえて、からだの内部を常に一定の状態に保つ、つまり恒常性を維持するために神経やホルモンの働きを駆使して調節するしくみであり、その働きから「神経性調節」と「液性調節」に分類することができる。私たちが意図せずとも、からだが無意識に、そして淡々と行っている重要な営みと言える。

　「神経性調節」とは、神経による情報の伝達によって内部環境の恒常性を保つしくみである。まず皮膚や目、耳、舌などにある感覚細胞が、光や音などの刺激を情報として受け取る。その情報をデジタル信号に変換して末梢神経（感覚神経）が伝達し、脊髄や脳で認識・判断したのち、末梢神経が筋肉や内臓に伝達する。情報を伝達された骨格筋や内臓は、恒常性維持のために適切な反応を示す。

　情報を受け取る感覚細胞が存在する部位を受容器（皮膚や目、耳など）、受容器で得た情報を認識、判断、記憶する部位を中枢神経（脳や脊髄）、中枢神経からの反応を表す部位を効果器（骨格筋や内臓）と呼んでいる。皮膚や目、耳などの受容器の働き、脳や脊髄などの中枢神経の働き、情報を伝達する末梢神経の働き、それから骨格筋や内臓などの効果器の働き、これらを統合してからだの恒常性を保つための神経性調節のしくみとしてとらえる。ここで示す、受容器、効果器、自律神経は、感覚神経、運動神経、自律神経の3種類の末梢神経として表現されることも多い。

　受容器と効果器をつなぐ神経伝達経路を意識しながら、その調節機構や働きを念頭に置いて日常生活行動の視点をもってアセスメントすることは、からだに表れるさまざまな症状を予測でき、対象者のもつ力を最大限活用できるケアにつながる。

②「恒常性維持のための調節機構―神経性調節」を構成する「からだ」の機能

ⓐ 外部の情報を感覚器によってとらえる（受容器）
↓
ⓑ 受容器、中枢神経、効果器での情報のやりとりを行う（末梢神経）
↓
ⓒ 末梢神経を通じて送られた受容器の情報を処理する（中枢神経）
↓

ⓑ 受容器、中枢神経、効果器での情報のやりとりを行う（末梢神経）
↓
ⓓ 中枢から送られてきた反応をからだで表現する
［効果器：骨格筋、内臓（肺、心臓、腸管）］

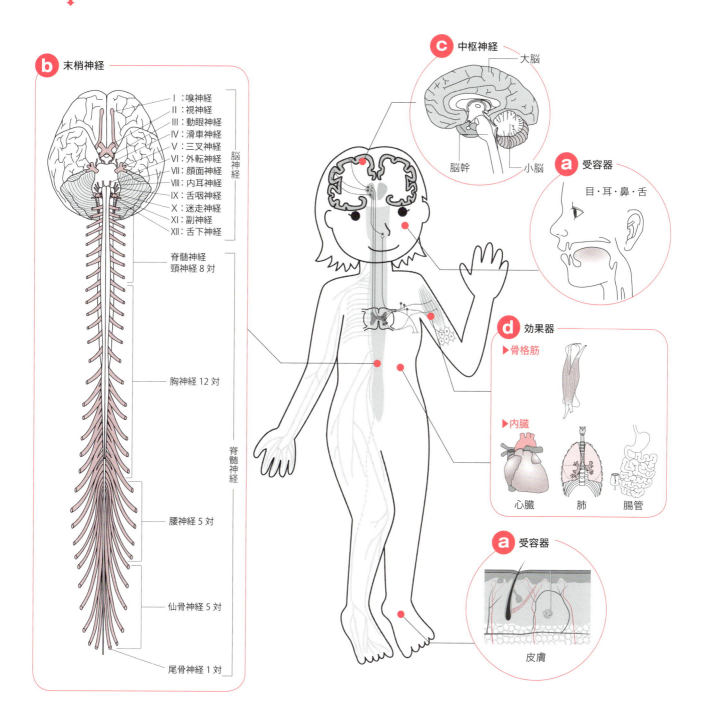

③ 日常生活を支える「恒常性維持のための調節機構—神経性調節」のアセスメントに関連する情報

				アセスメントするからだの部位とアセスメント内容
心理的側面	問診・視診			・病識：病識の有無、障害の受け入れ、ボディイメージ変化のとらえ方 ・性格特性：内向的な性格か、社交的な性格か ・心理状態：不安、ストレス、孤独感、自尊心の低下・自己概念の脅威の程度 ・精神疾患の既往・現病歴
社会的側面	問診・視診			・価値観、信条（信念） ・趣味や生活習慣 ・職業と社会的役割 ・家族背景（家族内の役割、家族の健康状態、家族の支援体制） ・経済状況と社会資源の活用 ・生活環境、社会環境
身体的側面	問診・視診	脳・脊髄		・既往歴・現病歴：脳血管障害、脳腫瘍、頭部外傷、高血圧、糖尿病、脊髄腫瘍、脊髄損傷 ・自覚症状：頭痛、めまい、ふらつき、浮動感、嘔気・嘔吐、麻痺、不随意運動、四肢のしびれ、四肢脱力感、感覚異常、振戦、痙攣発作、筋力低下、倦怠感、発語困難、嚥下困難、むせなどの有無、姿勢や歩行バランスの状態、起立保持困難、歩きにくさなどの有無
		自律神経		・自覚症状：自律神経失調症状、排尿障害・排便障害、発汗異常の有無と程度、のぼせ感、起立時の立ちくらみ
	検査	中枢神経	大脳 — 認知機能	・改訂長谷川式簡易知能評価スケール ・MMSE
			脊髄 — 深部腱反射	・上腕二頭筋腱反射（C5, 6）、上腕三頭筋腱反射（C6, 7, 8）、腕橈骨筋腱反射（C5, 6）、膝蓋腱反射（L2, 3, 4）、アキレス腱反射（S1, 2）
			脊髄 — 表在性反射	・粘膜反射（角膜反射、咽頭反射）、皮膚反射（腹壁反射）
			脊髄 — 病的反射	・バビンスキー反射、チャドック反射、ゴードン反射、ホフマン反射、トレムナー反射、ワルテンベルグ反射
			小脳 — 運動失調	・指鼻指試験、急速回内回外運動、かかとすね試験、ロンベルグ試験、継ぎ足歩行
		末梢神経 — 感覚神経	表在知覚	・温度覚、触覚、痛覚
			深部知覚	・振動覚、位置覚、固有感覚
			複合知覚	・立体認知、書画感覚　二点識別覚
		末梢神経 — 12脳神経	嗅神経（第Ⅰ）	・嗅神経機能：嗅神経試験（嗅覚障害の有無、左右差）
			視神経（第Ⅱ）	・視力検査：視力表による視力検査、簡易的検査、指数弁 ・視野検査：対座試験（視野試験）—視野狭窄・視野欠損、左右差 ・眼底検査：検眼鏡検査—網膜の状態（動脈、静脈、動静脈交叉、中心窩、黄斑、視神経乳頭の形、大きさ、色、突出）
			視神経（第Ⅱ）・動眼神経（第Ⅲ） — 内眼筋機能	・瞳孔の観察：大きさ、左右差、形が正円かどうか ・対光反射（直接対光反射、間接対光反射） ・調節反射および輻輳反射（反射および左右差の有無）
			動眼神経（第Ⅲ）・滑車神経（第Ⅳ）・外転神経（第Ⅵ） — 外眼筋機能	・眼瞼および眼球の観察：眼瞼下垂、眼球突出、陥没、斜視（内斜視、外斜視）、眼振、左右対称性 ・外眼筋運動：内直筋、外直筋、上直筋、下直筋、上斜筋、下斜筋の麻痺、眼振の有無と左右差

					アセスメントするからだの部位とアセスメント内容
身体的側面	検査	末梢神経	12脳神経	三叉神経（第Ⅴ）	顔面の知覚	・顔面の感覚検査：3枝領域（第1枝：眼神経、第2枝：上顎神経、第3枝：下顎神経）、額、頬、下顎の痛覚、触覚、温度覚の有無と左右差
					咬筋、側頭筋の動き	・運動機能検査：側頭筋・咬筋の麻痺、筋力低下の有無と左右差
					角膜反射	・角膜反射、睫毛反射：反射の有無、左右差
				顔面神経（第Ⅶ）	顔面筋の運動	・顔面神経麻痺：表情、顔面筋の麻痺、筋力低下の有無と左右差 ・運動機能試験：上顔面筋の試験、下顔面筋の試験、麻痺の有無と左右差
					味覚	・味覚試験：味覚の有無と左右差
				内耳神経（第Ⅷ）	聴覚	・聴力検査：聴力低下の有無、左右差 ・ウェーバーテスト、リンネテスト（伝音性難聴、感音性難聴の有無）
				舌咽神経（第Ⅸ）・迷走神経（第Ⅹ）	口蓋、咽頭機能	・発声確認：嗄声、鼻声、軟口蓋、口蓋垂、咽頭後壁の動き、左右対称性、カーテン徴候 ・嚥下テスト：反復唾液嚥下テスト、水飲みテスト（嚥下障害、むせ） ・咽頭反射：咽頭筋の収縮の有無と左右差
				副神経（第Ⅺ）	上部僧帽筋	・上部僧帽筋試験：筋力低下、麻痺の有無と左右差
					胸鎖乳突筋	・胸鎖乳突筋試験：筋力低下、麻痺の有無と左右差
				舌下神経（第Ⅻ）	舌筋	・舌の位置・運動：舌の萎縮、舌の偏位、不随運動、筋力低下、麻痺の有無と左右差 ・発声確認：不明瞭な発声

④ アセスメントの手順

1 問診・視診

アセスメントで得たい情報

心理的側面

- 病識：病識の有無、障害の受け入れ、ボディイメージ変化のとらえ方
- 性格特性：内向的な性格か、社交的な性格か
- 心理状態：不安、ストレス、孤独感、自尊心の低下・自己概念の脅威の程度
- 精神疾患の既往・現病歴：躁うつ病、統合失調症などの精神疾患の有無

社会的側面

- 価値観：コミュニケーションに関連する価値観、信条（信念）
- 趣味や生活習慣：他者との交流や読書や音楽などの趣味や生活習慣
- 職業と社会的役割：仕事内容、作業姿勢、勤務年数、職業および社会的役割の喪失の有無、役割変化の有無
- 家族背景：家族関係、家族内の役割、家族の認識・理解、家族の健康状態・心理状態、家族の支援体制
- 経済状況と社会資源の活用：経済状況の悪化や変化、人的、物的社会資源の活用の有無
- 環境：生活環境（居住地、家屋の構造、公害や大気汚染、水質汚染の有無）、社会環境（学校や職場の環境（構造）、他者の病気に対する認識・理解・サポートの有無）

身体的側面

脳・脊髄	・既往歴・現病歴：脳血管障害、脳腫瘍、頭部外傷、高血圧、糖尿病、脊髄腫瘍、脊髄損傷 ・自覚症状：頭痛、めまい、ふらつき、浮動感、嘔気・嘔吐、麻痺、不随意運動、四肢のしびれ、四肢脱力感、感覚異常、振戦、痙攣発作、筋力低下、倦怠感、発語困難、嚥下困難、むせなどの有無、姿勢や歩行バランスの状態、起立保持困難、歩きにくさなどの有無
自律神経	・自覚症状：自律神経失調症状、排尿障害・排便障害、発汗異常の有無と程度、のぼせ感、起立時の立ちくらみ

2 検査

1 中枢神経

アセスメントで得たい情報

大脳	認知機能	・改訂長谷川式簡易知能評価スケール ・MMSE
脊髄	深部腱反射	・上腕二頭筋腱反射（C5, 6）、 ・上腕三頭筋腱反射（C6, 7, 8）、腕橈骨筋腱反射（C5,6）、膝蓋腱反射（L2, 3, 4）、アキレス腱反射（S 1, 2）
	表在性反射	・粘膜反射（角膜反射、咽頭反射）、皮膚反射（腹壁反射）
	病的反射	・バビンスキー反射、チャドック反射、ゴードン反射、ホフマン反射、トレムナー反射、ワルテンベルグ反射
小脳	運動失調	・指鼻指試験、急速回内回外運動、かかとすね試験、ロンベルグ試験、継ぎ足歩行

アセスメントの手順・所見

(1) 大脳

● 認知機能

①改訂長谷川式簡易知能評価スケール(Hasegawa's dementia scale-revised：HDS-R)(表1)

- 1974年に長谷川和夫により開発、1991年に改訂版が発表された。わが国で最も普及している検査である。

【必要物品】時計、鍵、タバコ、ペン、硬貨など相互に無関係なもの

表1 改訂長谷川式簡易知能評価スケール

カットオフ値20/21。20点以下は認知症の疑いあり。

加藤伸司(1991)：改訂長谷川式簡易知能評価スケール(HDS-R), 大塚俊男, 本間 昭監：高齢者のための知的機能検査の手引き, ワールドプランニング, 付録.

HDS-Rは、記憶を中心とした高齢者の大まかな認知機能障害の有無をとらえ、認知症のスクリーニングをすることを目的としてつくられた。得点による重症度分類はない。所要時間は5〜10分程度。

1）年齢：満年齢が正確に言えれば1点。2年までの誤差は正答とみなす。

2）日時の見当識：年月日は別々に尋ねてもよい。また、曜日から尋ねてもよい。

3）場所の見当識：現在いる場所の名前、住所が言えなくても、どういう場所か本質的にとらえられていればよい。

4）3つの言葉の記銘：3つの言葉をゆっくりと区切って発音し、3つ言い終わったときに繰り返して言ってもらう。正解が出ない場合、正答の数を採点したあとに正しい答えを教え、覚えてもらう。

5）計算：「93から7を引くと？」というように検者が最初の引き算の答えを繰り返し言ってはならない。

6）数字の逆唱：数字はゆっくりと約1秒ぐらいの間隔をおいて提示し、言い終わったところで逆唱してもらう。

7）3つの言葉の遅延再生：ヒントは対象者の反応をみながら1つずつ提示する。

8）5つの物品記銘：あらかじめ用意した5つの物品を1つずつ、名前を言いながら並べて見せる。思い出す順番は得点には関係しない。物品は、必ず相互に無関係なものを用いる。

9）言語の流暢性：具体的な野菜の名前を検査用紙の記入欄に記入し、重複したものを採点しないようにする。途中で言葉に詰まり約10秒程度待っても次の野菜の名前が出てこない場合には、そこで打ち切る。

■所見

質問は9項目あり、30点満点中、20点以下で認知機能低下（認知症の疑いあり）と判断する。

② MMSE(Mini Mental State Examination)(表2)

- 1975年にFolsteinらにより米国で開発された。国際的に用いられる検査である。
- MMSEや前述のHDS-Rは記憶障害の検査に用いられる。

表2 MMSE（Mini Mental State Examination）

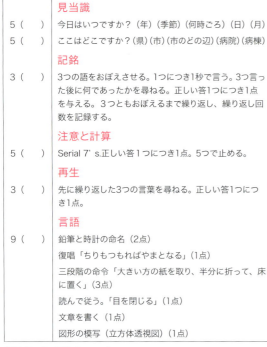

総得点 （＝30）（　　　）

森悦朗ほか（1985）：神経疾患患者における日本語版 Mini-Mental State テストの有用性，神経心理学，1：p.82-90．より作成．

【必要物品】時計、鉛筆、折り紙などの紙

1）日時の見当識：年、季節、何時ごろ、月、日を尋ねる。正答には各1点を与える。

2）場所の見当識：県、市、市のどの辺、病院、病棟を尋ねる。正答には各1点を与える。

3）3つの言葉の記銘：相互に関係のない3つの言葉をゆっくりと、1語に約1秒ぐらいで発音し、3つ言い終わったときに繰り返して言ってもらう。1つでも不正解の場合は、同じ作業を繰り返し、6回行っても全部正答できない場合は0点となる。

4）注意と計算：100から順に7を引くよう指示し、5回まで行ったところで中止する（93、86、79、72、65）。「93から7を引くと？」というように指示したり、促したりしてはならない。間違えた場合はその時点で中止する。対象者が拒否した場合は「フジノヤマ」を逆唱してもらい、正しい位置にある文字数を得点とする（例：マヤノジフ5点、マヤジフ2点、フジ0点）。

5）3つの言葉の遅延再生：設問3で提示した3つの言葉を言ってもらう。

6）物品呼称：腕時計、鉛筆を見せてそれが何かを問う。

7）復唱：「今から読む文章を繰り返してください」と説明してから、「ちりもつもればやまとなる」とはっきり伝える。

8）三段階命令：何も書いていない紙を渡し、「大きい方の紙を取り、半分に折って、床に置く」といった三段階の命令をする。

9）読字理解：「目を閉じなさい」と書かれた紙を示し、それを読みそのとおりにするよう指示する。

10）書字作文：何も書かれていない紙を渡し、文章を書くように指示する。検査者が例文などを示してはならない。

11）図形の模写：重なった2個の五角形が書かれた紙を示し、それを模写させる。角が10個あり、2つの五角形が交差していることが得点の条件となる。

■所見

- 質問は11項目あり、30点満点中、23点以下で認知機能低下（認知症の疑い）と判断する。

（2）脊髄

　腱反射、表在性反射の検査によって、反射中枢である脊髄（中枢神経）の働きだけでなく受容器、効果器と脊髄をつないでいる末梢神経（脳神経および脊髄神経）の働きをみることができる。

　深部腱反射、表在性反射、病的反射をみることによって、脳幹から脊髄までの障害をアセスメントする。

【必要物品】打腱器、舌圧子

● 深部腱反射

- 太い骨格筋につながる腱を叩くと、筋損傷を防ぐ生理反応として腱反射が起こる。腱に伸展刺激を与えることによって、筋肉が収縮するため、検査時の反射が出ない場合がある。対象者には

力を抜いてリラックスしてもらい、筋の緊張を取り除いておく。対象者に両手を引っ張りあってもらうなど、腱から意識をそらせると反射が出やすくなる（図1）。打診の方法は第1章（p.13～14）も参照。
- 打腱器は、腕橈骨筋腱以外には尖っていない方を用い、対象者の疼痛に配慮する。

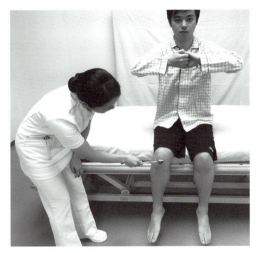

図1　意識のそらせ方

①上腕二頭筋腱反射

対象者の肘関節を軽く屈曲させ中間位をとらせ、検者の腕にのせる。肘をつかむようにしながら、上腕二頭筋腱に検者の母指を当て、その母指の上を打腱器で叩く（図2）。正常では、上腕二頭筋が収縮し、肘関節が屈曲する。

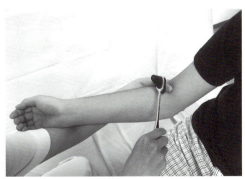

図2　上腕二頭筋腱反射

②上腕三頭筋腱反射

対象者の肘関節を検者の前腕で内側から支え持ち上げる。肘頭よりやや中枢側にある上腕三頭筋腱を打腱器で叩く（図3）。正常では、上腕三頭筋が収縮し肘関節が伸展する。

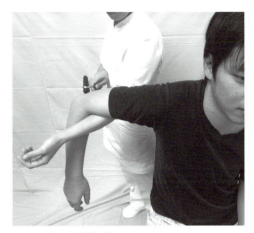

図3　上腕三頭筋腱反射

③腕橈骨筋腱反射

対象者の手関節、肘関節をやや屈曲させるようにして検者の手で下から支える。橈骨側の手首から中枢側約5cmのところにある腕橈骨筋腱を打腱器で叩く（図4）。正常では、腕橈骨筋が収縮し、肘関節の屈曲と、手の回内がみられる。

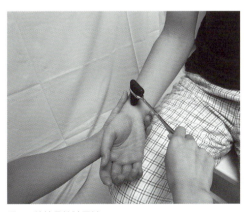

図4　腕橈骨筋腱反射

④膝蓋腱反射

対象者に床に足底がつかない高さのベッドで端座位をとってもらう。膝蓋骨直下のくぼみを打腱

器で叩く（図5、6）。正常では、大腿四頭筋が収縮し、膝関節が伸展する。

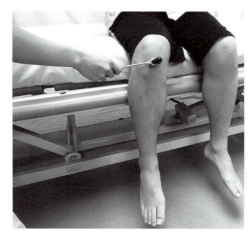

図5　膝蓋腱反射（座位）

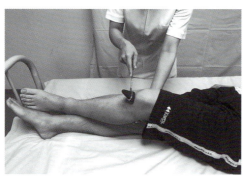

図6　膝蓋腱反射（仰臥位）

⑤アキレス腱反射

　軽く背屈するように対象者の足底を検者の手で下から支えて、アキレス腱を打腱器で叩く（図7）。正常では、下腿三頭筋が収縮し、足関節が屈曲（底屈）する。わかりにくい場合は、膝立位をとってもらう（図8）。

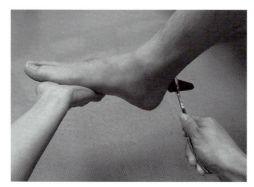

図7　アキレス腱反射

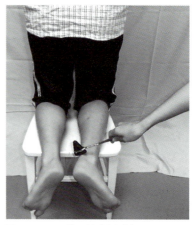

図8　アキレス腱反射（膝立位）

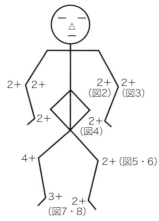

図9　腱反射の記録例

表3　深部腱反射の評価（5段階）

4+	著明な亢進で、クローヌス（規則正しい、屈曲・伸展の繰り返し運動）をともなう
3+	正常に比べてやや亢進。病的とは言えない程度
2+	平均。正常
1+	やや減弱。正常下限
0	消失

リン.S.ビックリー，ピーター.G.シラギ，リチャード.M.ホフマン／有岡宏子，井部俊子，山内豊明　日本語版監修（2022）：ベイツ診察法 第3版 p.907, メディカル・サイエンス・インターナショナル．

■所見

- 異常の場合は反射が亢進もしくは減弱、消失するが、それは神経障害を意味する。

● 表在性反射

表4 反射弓の総括

反射	求心性神経	中枢	遠心性神経
腱反射			
下顎反射	三叉神経	橋	三叉神経
頭後屈反射	三叉神経	$C_{1\sim4}$	上部頸髄前根
上腕二頭筋反射	筋皮神経	$C_{5,6}$（主にC_5）	筋皮神経
上腕三頭筋反射	橈骨神経	$C_{6\sim8}$（主にC_7）	橈骨神経
腕橈骨筋反射	橈骨神経	$C_{5,6}$（主にC_6）	橈骨神経
回内筋反射	正中神経	$C_{6\sim8}$, Th_1	正中神経
胸筋反射	外, 中胸神経	$C_5 \sim Th_1$	外、内胸神経
手指屈筋反射	正中神経	$C_6 \sim Th_1$	正中神経
膝蓋腱反射	大腿神経	$L_{2\sim4}$	大腿神経
アキレス腱反射	脛骨神経	L_5, $S_{1,2}$	脛骨神経
下肢内転筋反射	閉鎖神経	$L_{3,4}$	閉鎖神経
膝屈筋反射	坐骨神経	$L_1 \sim S_2$	坐骨神経
表在性反射			
角膜反射	三叉神経	橋	顔面神経
くしゃみ反射	三叉神経	脳幹および上部脊髄	三叉、顔面、舌咽、迷走神経および呼吸に関係する脊髄神経
咽頭反射	舌咽神経	延髄	迷走神経
腹壁反射	5〜12胸神経	Th_{5-12}	5〜12胸神経
挙睾筋反射	大腿神経	$L_{1,2}$	陰部大腿神経
足底反射	脛骨神経	$L_5 S_{1,2}$	脛骨神経
肛門反射	陰部神経	S_{3-5}	陰部神経

田崎義昭, 斎藤佳雄著, 坂井文彦改訂（2016）：ベッドサイドの神経の診かた 改訂18版, p.89, 南山堂.

① 角膜反射

p.81 の（5）三叉神経（第Ⅴ）参照。

② 咽頭反射

咽頭後壁を舌圧子などで軽く触れる。「食べる」（p.137）も参照。

③ 腹壁反射

対象者には仰臥位になってもらい、膝を立てて腹壁を弛緩させる。腹壁を外側から内側に向かって打腱器の柄でなぞる（図10）。

■所見

・正常な状態で出現し、錐体路障害（大脳皮質運動野や皮質骨髄路の障害で主な症状として麻痺がみられる）などにより消失および減弱する。

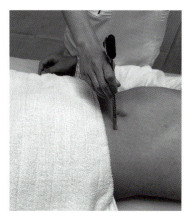

図10 腹壁反射

正常（＋）、減弱（±）、消失（－）

正常：咽頭反射では、咽頭筋が収縮して、嘔吐反応がみられる。

腹壁反射では、腹筋が収縮して臍が刺激された側に偏位する（陽性）。図11のA〜Dで、臍が刺激された側に動く。Eは挙睾筋反射で、正常の場合は、睾丸が挙上する。

異常：一側性に減弱あるいは消失している場合、錐体路障害の可能性がある。

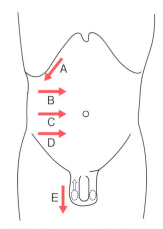

A：肋骨縁に沿ってこする。（中枢 $Th_{5,6}$）
B：臍と肋骨縁との間を水平にこする。（$Th_{6\sim9}$）
C：臍の高さを水平にこする。（$Th_{9\sim11}$）
D：臍より下を水平にこする。（$Th_{11}\sim L_1$）
E：大腿内側を下に向かってこする。（$L_{1,2}$）

図11 腹壁反射と挙睾筋反射

田崎義昭, 斎藤佳雄著, 坂井文彦改訂（2016）：ベッドサイドの神経の診かた 改訂18版, p.76, 南山堂.

● 病的反射

錐体路の障害によって生じる病的な反射。バビ

ンスキー反射は最も有名な病的反射であり、最も信頼できる錐体路徴候である。

①バビンスキー反射

1) 対象者を仰臥位にして、両下肢を伸ばしてもらい、2〜3回足をゆさぶって緊張を解く。
2) 対象者の足首を支えて持ち上げ、打腱器の柄などのやや尖ったもので、足底の外縁をゆっくり踵から上にむかってこすり上げ、母趾の方にカーブを描くように曲げる。このとき、母趾の基部までこすらないようにする。

■所見
- 正常では、母趾が底屈する（図12）。
- 異常では、母趾が背屈し、他の足指が扇のように開く（開扇現象）反射がみられる（陽性）（図13）。

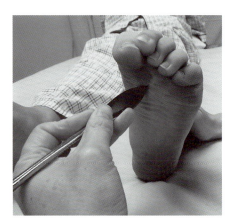

図12　バビンスキー反射（陰性）

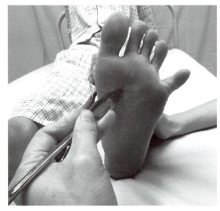

図13　バビンスキー反射（陽性）

陽性の場合は、錐体路障害の可能性がある。
生後すぐから2歳未満の児にみられるバビンスキー反射は正常である。

②チャドック反射

対象者の外踝の下方を後ろから前へ、ハンマーの柄でこする。バビンスキー反射の変法のなかで最も反射の出現率が高く、有用である。

■所見
- 正常では変化なし。異常はバビンスキー反射と同様。

③ゴードン反射

ふくらはぎを指で強くつまむ。

■所見
- いずれも異常では母趾の背屈が起きる（陽性）。

④ホフマン反射

手関節を軽く背屈させる。対象者の中指の末節をはさみ、検者の母指で対象者の中指の爪を手掌側にはじく（図14）。

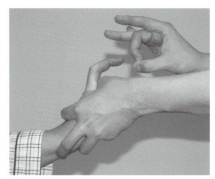

図14　ホフマン反射

■所見
- 異常の場合、対象者の母指が内転、屈曲する（陽性）。錐体路障害でみられる。

⑤トレムナー反射

手を軽く背屈、手指も軽く屈曲させる。対象者の中指の中節を支え、検者の中指または薬指で対象者の中指先端の手掌面を強くはじく（図15）。

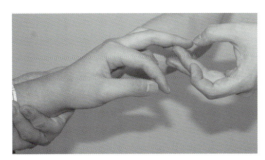

図15　トレムナー反射

■所見
- 異常の場合、母指が内転、屈曲する（陽性）。一側のみの陽性のときには錐体路障害が疑われる。

⑥ワルテンベルグ反射

対象者は手を回外位にさせて手指を少し曲げ、手背面を下にする。検者は示指と中指を伸ばして対象者の4本の指の末端に横に置き、その上を打腱器で叩く（図16）。

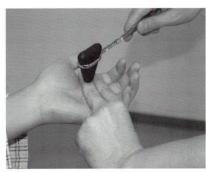

図16　ワルテンベルグ反射

■所見
- 異常では、母指が内転、屈曲する（陽性）。正常では反射は欠如ないし、極めて軽度である。一側のみの陽性のときには、錐体路障害が疑われる。

（3）小脳

●運動失調

小脳は運動の協調・微調整を行っており、検査は小脳機能の障害による運動失調の有無をみるものである。

①指鼻指試験

1）対象者と検者が向かい合って座る。
2）対象者の示指で、鼻の頭と検者の差し出した示指を交互に触れてもらう（図17）。

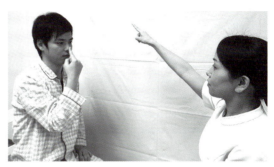

図17　指鼻指試験

■所見
- 異常では、スムーズでなかったり、目標がずれたり、目標に近づくと手が震えたり（企図振戦：目標に近づけば近づくほど指の振戦が著明になること）する。

②急速回内回外運動

1）座位で両膝の上に両手を置く（図18）。
2）回外と回内とをできるだけ早く繰り返してもらう。
3）動作が緩慢でないか、手を置く場所は一定かを観察する。

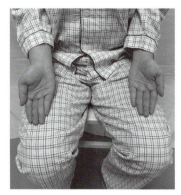

図18 急速回内回外運動

■所見
- スムーズでない場合は、小脳機能の障害を疑う。

③かかとすね試験

対象者に仰臥位になってもらい、片足の踵で、もう片方の脛骨を膝から足首に向かってなぞってもらう（図19）。

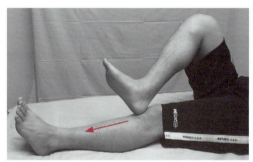

図19 かかとすね試験

■所見
- 正常では、脛骨の上を沿うことができる。異常では、上手くなぞることができず、脛骨から踵が落ちてしまう。

④ロンベルグ試験

1）対象者に開眼したまま、つま先をそろえて立ってもらう。
2）次に閉眼してもらい、20秒ほど立っていてもらう。

■所見

正常：閉眼し、5秒間ふらつかないで閉眼のまま立っていられる（陰性）。正常では、開眼、閉眼ともにふらつきはみられない。
- 小脳の障害の場合は、開眼時からふらつきがみられ、閉眼によるふらつきの増強はみられない（陰性）。異常：閉眼してふらつきが増強する（陽性）。

⑤継ぎ足歩行

片方の足のつま先にもう片方の足の踵をつけるように、まっすぐ歩行する。

■所見

正常：正常では、まっすぐに歩くことができる。
異常：小脳の障害により運動失調がある場合は、継ぎ足歩行ができない。

2　末梢神経

❶感覚神経

アセスメントで得たい情報

感覚障害の有無と分布から、神経障害の有無をみる。

表在知覚	・温度覚　触覚、痛覚
深部知覚	・振動覚　位置覚、固有感覚
複合知覚	・立体認知　書画感覚　二点識別覚

アセスメントの手順・所見

(1) 表在知覚

【必要物品】安全ピンまたは木製ディスポーザブル舌圧子、温水・冷水を入れた容器

①温度覚

1）温水・冷水を入れた容器で対象者の皮膚に触れ、どちらが触れているかを答えてもらう。
2）腕や脚など身体の各部に3秒程度触れる。同領域の左右差を確認する。

②触覚、痛覚

1）木製ディスポーザブル舌圧子を2つに折り、尖った側で痛覚、丸い側で触覚を確認する。
2）対象者に閉眼してもらう。触れられていることがわかったら合図をするように指示し、腕や脚など身体の各部に触れる。

3）一瞬だけ触れて、すぐに離す。同領域の左右差を確認する。

■所見
正常：左右差なし。感覚過敏、感覚鈍麻なし。
異常：左右差がみられ、感覚過敏、感覚鈍麻がある場合は、求心路障害、脊髄障害を疑う。

(2) 深部知覚

【必要物品】打腱器、音叉（128Hz）

①振動覚

1）対象者に閉眼してもらう。打腱器または手根部に当てて振動させた音叉を、対象者の胸骨や骨の突出部（足踝部、橈骨・尺骨の茎状突起、脊椎棘突起、上前腸骨棘、膝蓋骨、脛骨の中央、鎖骨など）にぴったりと当てて、振動を感じるかどうか尋ねる（図20）。
2）各部位で左右差をみる。

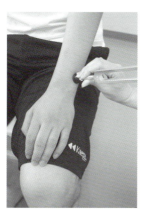

図20　振動覚（尺骨茎状突起）

■所見
正常：振動を感じ、左右差なし。加齢とともに感覚鈍麻がみられる。
異常：振動の開始と終了がわからない、左右差がある、振動を感じない場合は、末梢神経障害の疑いあり。

②位置覚、固有感覚

1）対象者に閉眼してもらう。検者は対象者の手指や足趾を側面からつかみ、上か下に動かす。
2）上下どちらに動かしたかを答えてもらう。

■所見
正常：指をどちらに動かしたかわかる。
異常：指を動かしているのがわからない場合は、深部知覚路障害の疑いあり。

(3) 複合知覚

【必要物品】鍵、穴の開いた硬貨、クリップなど、ディバイダまたはコンパス

①立体認知

対象者に閉眼してもらう。日ごろよく知っているもの（鍵、硬貨、クリップなど）を手掌で握り、何を握っているかを答えてもらう（図21）。

■所見
- 認知できない場合は、視床より上位の障害が疑われる。

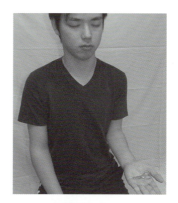

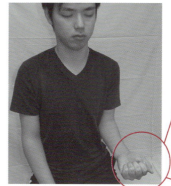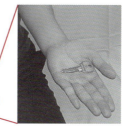

図21　立体認知

②書画感覚

1）検者は対象者と同じ向きで文字が書けるよう

に位置する。

2）閉眼してもらう。対象者が知っているもの（数字や○×△など）を手掌に書き、何を書いたか答えてもらう。845などの違いがわかりやすいものから始め、693などの難しいものも行う。

■所見
正常：手掌に書いた文字がわかる。左右差がない。
異常：手掌に書いた文字がわからない場合、対側の頭頂葉の障害が疑われる。

③二点識別覚

1）対象者に、二点で触ったと感じたら「2」、一点で触ったと感じたら「1」と答えるように指示する。閉眼してもらう。
2）検者はディバイダまたはコンパスを用いて、2点の刺激が体の長軸に沿うように、二点同時に触れるように気をつけて行う（図22）。時折、一点の刺激を交える。
3）各部位で二点が識別できる最短距離をみる。

■所見
正常：二点識別の最短距離が表5のとおりである。左右差がない。
異常：最短距離が延長し、左右差がみられる。異常だと、頭頂葉の障害が疑われる。

表5　二点識別最短距離の参考値

指尖	3～6mm
手掌、足底	15～20mm
手背、足背	30mm
脛骨面	40mm

田崎義昭, 斎藤佳雄著, 坂井文彦改訂（2016）：ベッドサイドの神経の診かた　改訂18版, p.99, 南山堂.

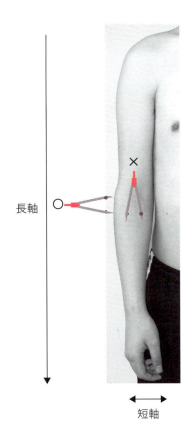

図22　長軸と短軸、およびディバイダの当て方

❷ 12脳神経

アセスメントで得たい情報

嗅神経（第Ⅰ）		・嗅神経機能：嗅神経試験（嗅覚障害の有無、左右差）
視神経（第Ⅱ）		・視力検査：視力表による視力検査、簡易的検査、指数弁 ・視野検査：対座試験（視野試験）：視野狭窄・視野欠損、左右差 ・眼底検査：検眼鏡検査：網膜の状態（動脈、静脈、動静脈交叉、中心窩、黄斑、視神経乳頭の形、大きさ、色、突出）
視神経（第Ⅱ）・動眼神経（第Ⅲ）	内眼筋機能	・瞳孔の観察：大きさ、左右差、形が正円かどうか ・対光反射（直接対光反射、間接対光反射） ・調節反射および輻輳反射（反射および左右差）
動眼神経（第Ⅲ）・滑車神経（第Ⅳ）・外転神経（第Ⅵ）	外眼筋機能	・眼瞼および眼球の観察：眼瞼下垂、眼球突出、陥没、斜視（内斜視、外斜視）、眼振、左右対称性 ・外眼筋運動：内直筋、外直筋、上直筋、下直筋、上斜筋、下斜筋の麻痺、眼振の有無と左右差
三叉神経（第Ⅴ）	顔面の知覚	・顔面の感覚検査：3枝領域（第1枝：眼神経、第2枝：上顎神経、第3枝：下顎神経）額、頬、下顎の痛覚、触覚、温度覚の有無と左右差
	咬筋、側頭筋の動き	・運動機能検査：側頭筋・咬筋の麻痺、筋力低下の有無と左右差
	角膜反射	・角膜反射・睫毛反射：反射の有無、左右差
顔面神経（第Ⅶ）	顔面筋の運動	・顔面神経麻痺：表情、顔面筋の麻痺、筋力低下の有無と左右差 運動機能試験：上顔面筋の試験、下顔面筋の試験、麻痺の有無と左右差
	味覚	・味覚試験：味覚の有無と左右差
内耳神経（第Ⅷ）	聴覚	・聴力検査：聴力低下の有無、左右差 ・ウェーバーテスト、リンネテスト（伝音性難聴、感音性難聴の有無）
舌咽神経（第Ⅸ）・迷走神経（第Ⅹ）	口蓋、咽頭機能	・発声確認：嗄声、鼻声、軟口蓋、口蓋垂、咽頭後壁の動き、左右対称性、カーテン徴候 ・嚥下テスト：反復唾液嚥下テスト、水飲みテスト（嚥下障害、むせ） ・咽頭反射：咽頭筋の収縮の有無と左右差
副神経（第Ⅺ）	上部僧帽筋	・上部僧帽筋試験：筋力低下、麻痺の有無と左右差
	胸鎖乳突筋	・胸鎖乳突筋試験：筋力低下、麻痺の有無と左右差
舌下神経（第Ⅻ）	舌筋	・舌の位置・運動：舌の萎縮、舌の偏位、不随運動、筋力低下、麻痺の有無と左右差 ・発声確認：不明瞭な発声

アセスメントの手順・所見

(1) 嗅神経（第Ⅰ）

【必要物品】芳香物（コーヒー、紅茶、バニラ、石鹸など）

1) 対象者に片方ずつ鼻孔を塞いでもらい、それぞれの鼻で息を吸えるか確認する（鼻閉がある側は、検査ができない）。
2) 片側の鼻孔を指で塞ぎ、両目を閉じてもらう。
3) コーヒーや紅茶、バニラなど刺激の強くない芳香物をもう片方の鼻孔に近づけて、においを感じるか尋ねる。
4) 何の香りがするかを尋ねる。
5) 両側で実施し、左右差をみる（図23）。

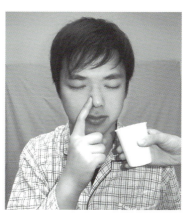

図23 嗅神経試験

■所見
正常：左右とも何のにおいであるかを答えることができる。
異常：一側性の嗅覚消失は前頭葉下部の腫瘍（髄膜腫）を疑う。頭部外傷で嗅覚の消失や低下を認めることがある。

(2) 視神経（第Ⅱ）

【必要物品】視力検査表、指示棒（なければペン等）、遮眼子（あれば）、眼底鏡

①視力検査

簡易的検査、指数弁または視力検査表などを用いて視力を検査する。

◆簡易的検査

1）検者の名札や新聞の文字を30～40cmの距離で声に出して読んでもらう。
2）文字が見えない場合は、検者の指の数を数えてもらう。指の数を答えられる最大距離（cm）をはかる。
3）さらに視力が悪い場合は、眼前で手を動かし、わかるかどうかを聞く。
4）眼前の手の動きも見えない場合は、部屋を暗くして、ペンライトを眼に当て、光を感じるか尋ねる。

◆視力検査表を用いる方法

1）視力検査表で指定されている位置（3m、5mなど）まで離れて立ち、片目を遮眼子で覆い、指示棒で指示した文字を読んでもらう。遮眼子がない場合は、対象者の手で眼球を圧迫しないよう片目を覆ってもらう。
2）徐々に小さい文字に進み、最後に読み取れた箇所を視力とする。反対側も同様に行う。

■所見
- 一側の視力消失である黒内障は、視神経交叉部より前方の視神経の病変による。
- 近くの文字が見えないなど視力低下がある場合は、視神経および視覚伝達路の障害を疑う。

②視野検査（対座試験）

視野が正常な検者を基準に対象者と検者の視野を比較して、視野を検査する。

1）検者と対象者は同じ眼の高さになるよう座って向き合う。
2）片目ずつ行うため、検者と対象者は向き合った同じ側の目を覆う。
3）対象者が顔や視線を動かさないように必ず正面の一点（検者の鼻など）を見つめてもらうように説明する。
4）検者は、2者の中間の位置で指やペンを外側から内側に動かし、見えたところで教えてもらう。上下左右の4領域を確認する。横側の視野は見えやすいため、指やペンを横後側から動かすようにする（図24）。

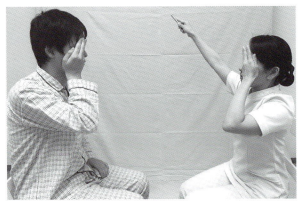

図24　視野検査

■所見
正常：正常な場合は検者と同じ視野範囲である（上は眉の上あたり、下はあごの下あたり、左右はそれらよりも広い）。
異常：検者と視野が異なる場合は視神経の障害を疑う。
- 視野欠損がある場合、網膜、視神経、視交叉、視索、後頭葉の損傷を疑う。
- 視覚路の障害部位によって欠損範囲が異なる（図25）。視野の半分が見えないものを半盲、両眼とも耳側が見えないものを両耳側半盲、両眼とも

同じ側が見えないものを同名半盲という。
- 脳血管障害などでは、障害側と反対側に同名半盲を示す。

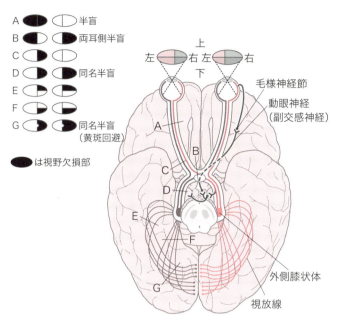

図25　視覚路の障害部位と視野欠損

③眼底検査

眼底にある網膜の状態を観察する。

1) 眼底鏡のスイッチを入れ、光量調節ダイアルを回して、まずは白色光の大きく丸い光源を選択する（図26）。

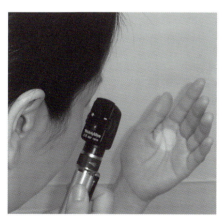

図26　眼底鏡の光量確認

2) 手掌に光を当て、レンズ選択ダイアルを回して手掌を見ながらピントを合わせる。検者の視力が正常であれば0を選択する（図27）。

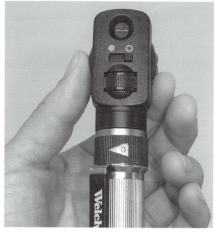

図27　レンズ選択ダイアル

3) 光の反射防止のため対象者に眼鏡やコンタクトレンズを外してもらう。
4) できるだけ部屋を暗くして、瞳孔を散大させる。
5) まっすぐ前を向いて、両眼でなるべく遠くを見るようにしてもらう。眼球を動かさないよう伝える。
6) 対象者の右眼を見るときは、検者は眼底鏡を右手で持って右眼に当てて、対象者の右側15°の位置からアプローチする。同様に対象者の左眼を見るときは、左手、左眼で左側からアプローチする（図28）。

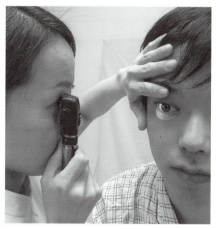

図28　眼底検査のアプローチのしかた

7) 対象者の瞳孔に光を集めるようにして近づくと、全体がオレンジ色に見える（赤色反射）。

さらに近づいて網膜上にある血管を探す。
8）血管が見えてきたら眼底鏡の位置を固定させる（対象者の眉に検者の他方の母指を置いた上に当てて固定させるとよい）。
9）眼底に見える視神経乳頭、血管（動脈と静脈）、網膜全体の観察をする（図29）。

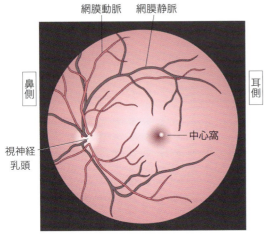

図29　左眼底の模式図

■所見

正常：乳頭の色は、耳側半分が鼻側半分に比べて淡い色を呈している。
- 網膜の静脈と動脈の直径の比は約3：2で、動脈の方が細い。動脈は薄赤色、静脈は暗赤色を呈する。

異常：乳頭全体が蒼白あるいは月のように白く境界が鮮明なときは視神経萎縮を疑う。
- 乳頭が発赤し、その境界が部分的または全般に不鮮明になっているときは、乳頭浮腫を疑う。
- 乳頭浮腫、網膜動脈の狭小化、静脈の怒張蛇行、乳頭および網膜の出血をともなう、うっ血乳頭では、脳腫瘍などによる脳圧亢進を疑う。
- 動脈の太さが3/5以下、白っぽい色で、不規則な形、動脈瘤があるなど。

(3) 視神経（第Ⅱ）・動眼神経（第Ⅲ）

【必要物品】ペンライト、瞳孔計（p.35, 図32 参照）。

①瞳孔の観察

大きさ、左右差、形が正円かどうかをみる。
眼の下側に瞳孔計を当て、瞳孔径を計測する（図30）。

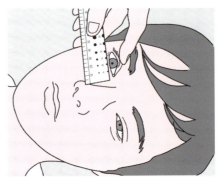

図30　瞳孔の観察

■所見

正常：瞳孔径が2.5〜4mm、左右対称。
異常：左右の大きさが違う瞳孔不同がみられる、瞳孔径が2mm以下（縮瞳）、5mm以上（散瞳）。
- 大人の瞳孔は子どもよりも小さく、老年になるにしたがって小さくなる。
- 左右の大きさが異なる場合は瞳孔不同といい（p.34参照）、動眼神経麻痺、頸部交感神経麻痺、神経梅毒などでみられる。

②対光反射

1）対象者にまっすぐ前を見てもらう。
2）ペンライトの光を対象者の視野の外からすばやく瞳孔に当てる（図31）。
3）光を当てた側の瞳孔が収縮するのを直接対光反射、光を当てない側の瞳孔が収縮するのを間接対光反射と呼ぶ。
※対光反射は、求心路は視神経、遠心路は動眼神経に支配されている（p.35参照）。

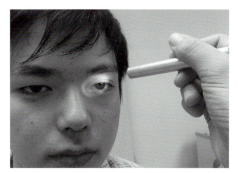

図31　対光反射の確認

■所見

正常：両眼ともに瞳孔がすばやく収縮し、直接対光反射、間接対光反射がみられる。

異常：対光反射の消失、遅延。

- 視神経の障害では、対光反射は障害側の直接反射と健側の間接反射ともに障害されるが、障害側の間接反射は保たれる（図32）。
- 動眼神経の障害では、障害側の直接および間接反射が障害されるが、健側の間接反射は保たれる（図32）。

通常の瞳孔の大きさ	右（障害側）	左（健側）
視神経障害	直接対光反射（−）	間接対光反射（−）
	間接対光反射（＋）	直接対光反射（＋）
動眼神経障害	直接対光反射（−）	間接対光反射（＋）
	間接対光反射（−）	直接対光反射（＋）

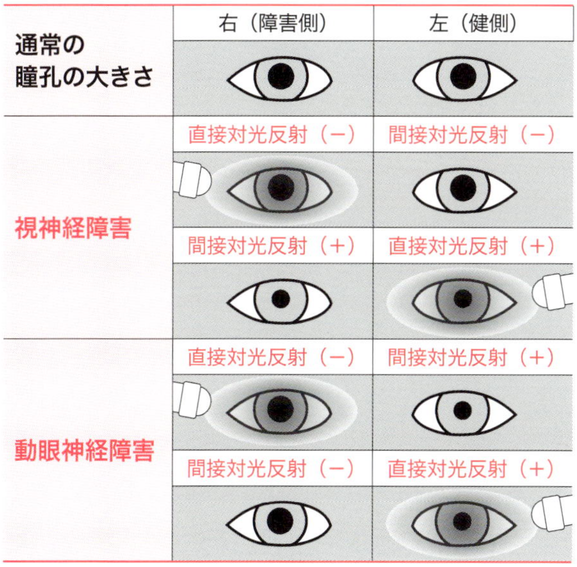

図32　神経の障害部位による対光反射の違い

③瞳孔の調節反射および輻輳反射

1）対象者にまっすぐ前を見てもらい、瞳孔の大きさを確認しておく。

2）対象者の眉間から20cmくらい前に検者の指を置き、すばやく見つめるように指示する。瞳孔の大きさの変化を観察する（調節反射）。

3）指の先を見つめ続けてもらい、検者は指を対象者に近づけていく。眼球の動きを観察する（輻輳反射）（図33）。

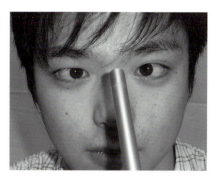

図33　輻輳反射

■所見

正常：瞳孔は収縮し、眼球は左右とも中心に寄る。

異常：調節反射、輻輳反射がみられない。

- 散瞳し、対光反射、調節反射が消失している場合、中脳の障害、動眼神経障害、瞳孔括約筋自体の障害を疑う。これを麻痺性散瞳といい、鉤ヘルニア、脳動脈瘤、脳腫瘍などでみられる。

(4) 動眼神経（第Ⅲ）・滑車神経（第Ⅳ）・外転神経（第Ⅵ）

①眼瞼および眼球の観察

眼瞼下垂、眼球突出、陥没、斜視（内斜視、外斜視）、眼振、左右対称性を観察する。

②外眼筋運動

【必要物品】　ペン

1）対象者の眼前30〜60cmに何か指標（検者の指やペン先）を置き、見つめてもらう。

2）頭を動かさず眼だけで追うように指示を出し、指標をゆっくりと左右、上下に動かす。6方向（H型）に指標を順に動かし眼球の動きをみる。

中央から①右、②右上方、③右下方、④（中央にもどし）左、⑤左上方、⑥左下方（図34）、中央に戻す。

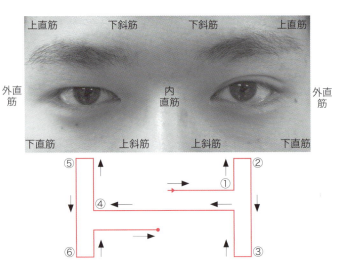

図34　外眼筋機能

3）検者は、6方向のそれぞれ動かした先で指を止め、眼振の有無をみる（図35）。

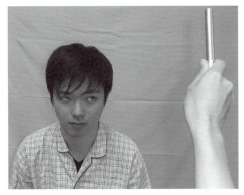

図35　外眼筋運動の検査

■所見

正常：両眼ともスムーズに6方向で指標を追え、眼振はみられない。

異常：偏位、眼振、複視、上方・下方・内側への注視障害がみられる。

- 眼球が上耳鼻側、下耳側、鼻側水平方向へ動かない場合は動眼神経の異常、下鼻側方向へ動かない場合は滑車神経の異常、耳側方向へ動かない場合は外転神経の異常を疑う。
- 眼振のある場合、末梢前庭路・脳幹・小脳の異常を疑う。

(5) 三叉神経（第Ⅴ）

【必要物品】コットン、清潔なシリンジ（5mL程度）

①顔面の知覚検査

1）対象者に両眼を閉じてもらう。
2）対象者の片側の額、頬、顎をコットンで軽く触れ、どこに触れているかを答えてもらう。
3）両側で実施し、知覚の有無や左右差をみる（図36）。

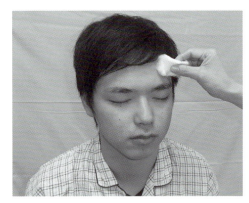

図36　顔面の知覚検査

■所見

正常：三叉神経領域における知覚があり、左右対称である。

異常：感覚障害がみられる。

②咬筋、側頭筋の運動検査

1）対象者に歯を食いしばってもらい、左右の頬部（咬筋）・側頭部（側頭筋）を順に触れ、筋収縮の程度を触診する（図37）。
2）口をすぼめる・口をすぼめて横へ動かす運動を指示し、運動の可否を観察する。
3）左右差や麻痺がないかをみる。

■所見

正常：咬筋・側頭筋が左右対称にしっかりと収縮する。
　　　口をすぼめる・口をすぼめて横へ動かす運動ができる。
異常：咬筋・側頭筋の収縮が減退・消失し、左右差や下顎の偏位が認められる。

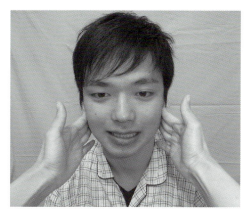

図37　咬筋、側頭筋の触診

③角膜反射

1）対象者に上を見上げてもらう（図38）。
2）シリンジに空気を入れ、角膜に吹き付ける。
3）反射的に閉眼するかどうか、両側で確認する。

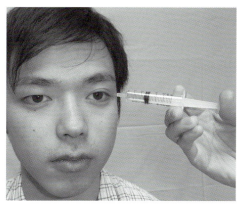

図38　角膜反射の確認

④睫毛反射

1）対象者の睫毛に軽く触れる。
2）反射的に閉眼しようとするかどうか、両側で確認する。

■所見

正常：左右とも、それぞれ閉眼すれば正常。
異常：一側の反射の減弱や両側の消失。
- 両側性の減弱ないし喪失は、三叉神経第1枝の麻痺を疑う。
- 昏睡や脳幹の障害では両側性に消失する。

（6）　顔面神経（第Ⅶ）

【必要物品】　砂糖水または塩水

①顔面筋の運動検査

1）安静時や会話時に両側の顔面の状態を観察する。特に、鼻唇溝の深さ、口角の高さをみる。
2）両目を見開いたり、額にしわが寄るよう上を向いてもらう（図39）。

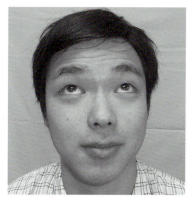

図39　顔面筋の運動（額にしわが寄るよう上を向く）

3）両目をかたく閉じてもらう（図40）。

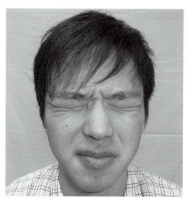

図40　顔面筋の運動（両目をかたく閉じる）

4）両頬を膨らませてもらう（図41）。口角が挙上するように「いー」と言ってもらう。
5）額のしわ、閉眼時の睫毛の長さに左右差がないか確認する。

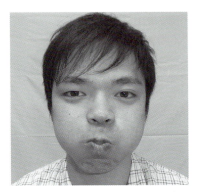
図41　顔面筋の運動（両頬を膨らませる）

■所見
正常：顔面筋の運動が左右対称にできる。
異常：顔面筋の運動が左右対称にできない。
- 頬の膨らましや閉眼が完全にできない。
- 麻痺側は鼻唇溝が浅く、口角が下がっており、額のしわが少なく、閉眼時の睫毛が長く見える。

②味覚試験
1）舌の前側2／3に砂糖水や塩水をのせ（図42）、味を答えてもらう。左右それぞれ行う。

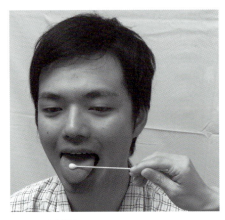
図42　味覚試験

■所見
正常：味を答えることができ、左右差がない。
異常：味を答えることができない、左右差がある。

（7）内耳神経（第Ⅷ）
【必要物品】音叉（512Hz、1024Hz）、打腱器、秒針付き時計

①聴力検査
1）対象者のやや斜め後ろに立ち、片方ずつ検査を行う。
2）対象者の耳から30〜60cmほど離れたところから囁く（口元が見えると話し出したときがわかるため、視野に入らないまたは視野を遮る）（図43）。

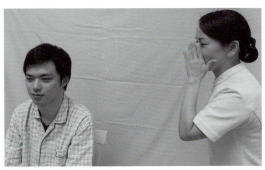
図43　聴力検査

3）聞き取れた言葉を繰り返してもらう。指をすりあわせる音が聞こえるかを確認してもよい。
4）聞き取れない場合は、近づいて同様に行う。

■所見
正常：左右差や聴力の低下はみられない。
異常：聴力低下がみられる。リンネテスト・ウェーバーテストを実施し、伝音性難聴か感音性難聴かを判断する。

②リンネテスト（骨伝導と空気伝導の比較）
1）対象者に音が聞こえなくなったら、合図を出してもらうよう依頼する。
2）打腱器で叩く、あるいは手根部に打ち付けて

音叉を振動させる。
3）振動させた音叉を対象者の乳様突起に当て（図44）（骨伝導：感音性難聴をみる）、振動音が聞こえなくなったらすぐに耳元に音叉をもっていく（空気伝導：伝音性難聴をみる）。音叉の振動部の先端を結ぶ軸が両側の外耳道を結ぶ軸と一直線になるように構えて測定する（図45）。
4）音が聞こえなくなるまでの時間を乳様突起と耳元でそれぞれはかる。

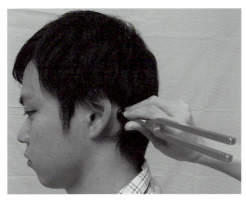

図44　リンネテスト（乳様突起）

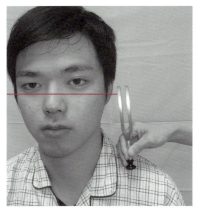

図45　リンネテスト（耳元）

■所見
正常：骨伝導よりも空気伝導が2倍以上長く聞こえる（空気伝導＞骨伝導）。リンネ陽性。
異常：伝音性難聴では、骨伝導と空気伝導が同じか、骨伝導が空気伝導より長く聞こえる（骨伝導＝空気伝導または骨伝導＞空気伝導）。
・感音性難聴では、空気伝導、骨伝導どちらも短い。
・異常の場合はリンネ陰性と評価する。

③ウェーバーテスト（骨伝導の左右差の比較）
1）打腱器で叩く、あるいは手根部に打ち付けて音叉を振動させる。
2）振動させた音叉を対象者の頭頂部あるいは額の中央に置く（図46）。
3）両耳で聞こえるか、左右で聞こえ方に偏りがないか確認する。

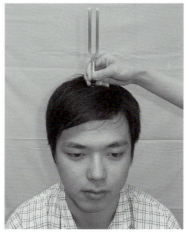

図46　ウェーバーテスト

■所見
正常：両側同じように聞こえて左右差なし（ウェーバー陰性）。
　　　※左右に差がないと判断が難しい。
異常：片側の伝音性難聴では患側に偏り、感音性難聴では健側に偏る。
・伝音性難聴では、患側の耳で外から入ってくる音が遮断されるので、患側でよく響く。
・感音性難聴では、患側の耳は空気伝導、骨伝導ともに聞こえにくくなっているので、健側でよく聞こえる。
・異常の場合はウェーバー陽性と評価する。

表6 難聴の種類と病態

種類	病態と特徴	主な原因
伝音性難聴	外耳〜中耳の障害（低音が聞こえにくい）	外耳炎、中耳炎、耳硬化症など
感音性難聴	内耳−蝸牛−感覚中枢の間の障害（高音が聞こえにくい、骨伝導の障害）	メニエール病、突発性難聴、老人性難聴、音響外傷など

※2つが合わさった混合性難聴もある

(8) 舌咽神経（第Ⅸ）、迷走神経（第Ⅹ）

【必要物品】懐中電灯またはペンライト、舌圧子、秒針付き時計、飲料水

①発声確認

1) 問診や会話の際に対象者の声を聞き、嗄声、鼻声の有無を確認する。
2) 「あー」と声を出してもらい（図47）、懐中電灯で口腔内を照らし、軟口蓋、口蓋垂、咽頭後壁の動きをみる（図48）。

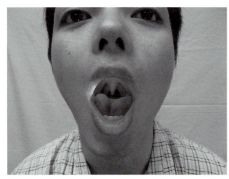

図47　発声確認

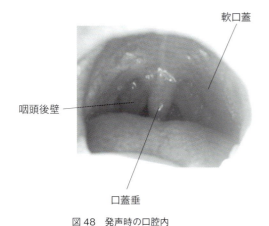

図48　発声時の口腔内

■所見

正常：嗄声や鼻声はない。発声時、軟口蓋は対称性に挙上し、口蓋垂は正中に位置する。また、咽頭後壁は左右とも同じように動く。

異常：声帯麻痺により嗄声、口蓋麻痺により鼻声がみられる。

- 神経障害による咽頭筋麻痺がある場合、麻痺側の口蓋垂や咽頭後壁が健側にカーテンのように引っ張られるカーテン徴候がみられる。

②嚥下テストー反復唾液嚥下テスト（RSST）

1) 対象者に座位で、リラックスしてもらう。
2) 検者の示指を対象者の舌骨に、中指を甲状軟骨に当てる（図49、50）。
3) 対象者に「できるだけ何回も飲み込んでください」と空嚥下を指示する。
4) 30秒間で何回嚥下できるかを数える。
5) 甲状軟骨が指を十分に乗り越えた場合のみ、1回と数える。

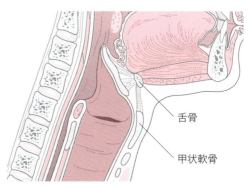

図49　舌骨と甲状軟骨の位置

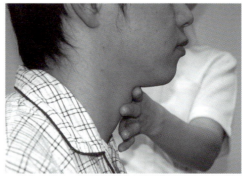

図50　嚥下テスト

■所見
正常：30秒間で3回以上の嚥下がみられる。
異常：30秒間で3回できなければ嚥下障害が疑われる。
- 嚥下障害がある場合は、嚥下の繰り返し間隔が延長する傾向がある。

③咽頭反射（催吐反射）
　対象者にあらかじめ、のどの奥に触れることを伝えてから、綿棒や舌圧子で咽頭後壁に触れ、咽頭筋の収縮をみる（図51）。

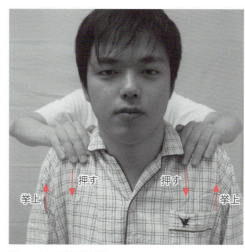

図52　上部僧帽筋試験

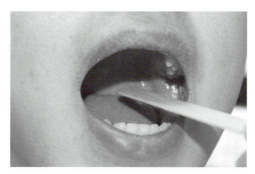

図51　咽頭反射検査

②胸鎖乳突筋試験
1）検者の手を対象者の頬に当て、検者が正中に向かって押す力に抵抗して顔を横に向けてもらう（図53）。
2）顔の向きと反対側の胸鎖乳突筋の筋力の強さと左右差をみる。

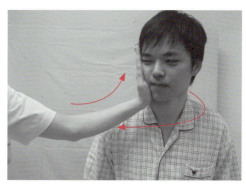

図53　胸鎖乳突筋試験

■所見
正常：咽頭反射が両側で認められる。
異常：一側性に咽頭反射の低下が認められる場合、反射が低下している側の舌咽神経、迷走神経の麻痺が疑われる。

(9) 副神経（第XI）
①上部僧帽筋試験
1）対象者に立位で、肩の力を抜いて上肢を体幹の横に下げてもらい、両指先が大腿のどの位置にあるかを左右で比較する。
2）検者の両手で対象者の両肩を上から下に向かって押し、その力に抵抗して両肩を挙上してもらう（図52）。
3）筋力の強さと左右差をみる。

■所見
正常：僧帽筋や胸鎖乳突筋の筋力低下がなく、左右差がみられない。
異常：僧帽筋が麻痺している場合は、体幹の横に下げた上肢の指先が健側よりも下に下がっている。肩が垂れ下がり、肩甲骨が下方外側に偏位する。
　　　胸鎖乳突筋が両側性に障害されている場合、仰臥位から頭部を挙上させるのが困難となる。

(10) 舌下神経（第XII）

①舌の位置と運動

1) 対象者に口を大きく開けてもらい、舌の萎縮や線維束性収縮（細かい震え）の有無をみる。
2) 舌を前方に大きく突き出してもらい、舌の偏位の有無をみる（図54）。

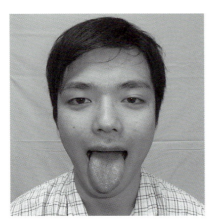

図54　舌の位置の確認

3) 舌を左右に動かしてもらい、動きの対称性をみる。
4) 検者は対象者の片方の頬に手掌を当て、対象者に頬の内側から舌で押してもらうように指示する。舌で押す力と左右差をみる。
5) 筋力の強さと左右差をみる。

■所見

正常：舌をまっすぐ中央に出せる。舌の偏位や萎縮、不随意運動はみられない。
　　　左右対称に動かすことができ、頬に当てた検者の手掌を左右同じ強さで押し返すことができる。
異常：舌を前方に大きく突き出してもらったときに、明らかに偏位している側が障害側であり、障害側では、舌で押す力が健側よりも弱い。
　　　線維束性収縮は舌を口腔内に引っ込めて静止状態にしても持続する。

- 舌をまったく外に出すことができない場合は、両側麻痺か失行である。

②発声確認

舌を動かすような発声（ラ行）をしてもらい、発音を確認する。

■所見

正常：発音は明瞭。
異常：不明瞭な発音がある。

- 舌萎縮や線維束性収縮は、筋萎縮性側索硬化症やポリオでみられる。
- 片側性の大脳皮質の病変では、舌は健側に偏位する。

⑤ アセスメントの実際：脊髄損傷で完全麻痺と診断された Bさんの日常生活行動を支援する

A　事例の概要

　Bさんは68歳の専業主婦。会社員の夫との二人暮らし。2人の息子はいずれも結婚して家庭をもっている。週に1回程度、近所に住んでいる次男夫婦の孫の面倒をみたり、家事を手伝いに行っていた。趣味は水泳で、週2回のペースで10年間続けている。

　Bさんは、夕飯の買物に行く途中、近所の交差点で乗用車と接触する交通事故に遭い、第1腰髄レベルで脊髄を損傷し、完全麻痺と診断された。受傷後、手術も終えて状態が落ち着いたため、集中治療室から転棟してきた。「おトイレに行きたいって感じがしないの。だいぶ慣れてきたけど、お通じもお小水もいつも看護師さんたちにやってもらって申し訳ないわ」、「リハビリを頑張って、少しでも自分でできるようにしなくちゃいけないわね」、「入院が長くなってしまって。家事をこのまま夫1人にまかせておくのも心配。毎日お見舞いに来てくれるんだけど、もう70歳だしね、体調を崩したりしないかしら。次男のお嫁さんがときどき様子をみに行ってくれているみたいなんだけど」と心配そうに話す。

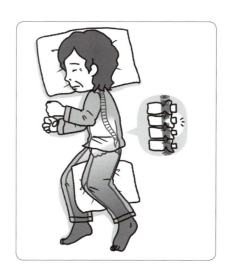

B　Bさんの「恒常性維持のための調節機構―神経性調節」のアセスメント結果

　Bさんの場合、第1腰髄（L1）が損傷された完全麻痺のため、L1領域以下の神経伝達がうまくいかず、アセスメントの結果からも運動麻痺、感覚麻痺を起こしていることがわかっている。身体的側面では、下肢に関しては麻痺があり立位や歩行は行えず、自力での排泄行動は困難となっている。脊髄損傷によって、主に下半身は、受容器で刺激を受け、神経で伝達し、効果器で発現するという恒常性維持のための神経性調節によるシステムが機能しなくなっている。しかし、認知機能や脳神経に異常はみられず、コミュニケーションに支障はなく、上肢の運動機能、感覚機能についても問題がない。心理的側面に関しては本人の性格や、家族の支えにより、今のところ落ち込みやうつ症状もみられていない。できなくなってしまったことばかりに目を向けるのではなく、Bさんのもっている健康な機能を活用しながら、日常生活行動を支えていくことが重要である。

			Bさんのアセスメント結果	結果から言えること
心理的側面	問診		・精神疾患の既往なし。温和でほがらかな性格。 ・家族によると、なるようにしかならないという楽天的な面ももっている。	・精神疾患による症状は今のところ認められないが、身体が思うように動かないこと、ボディイメージの変化、社会的役割が今までどおり果たせなくなることによって、不安や気分の落ち込み、うつ症状などが表出してくることが考えられる。 ・入院前のほがらかで楽天的な性格特性を生かし、前向きに治療やリハビリに取り組んでいける可能性がある。
社会的側面			・68歳、女性、専業主婦。 ・70歳の夫との二人暮らし。息子が2人。家は2階建ての一軒家。 ○─□ 68　70 │ ┌─┴─┐ □　□ 35　33 ・趣味は水泳で、週2回通っていた。 ・夫は定年退職後、将棋や碁などの趣味を楽しんでいる。妻の面倒は自分が元気なうちはできるだけ自分がやりたいと話す。	・入院以前は母親役割を十分に遂行し、趣味などを楽しんで生活していた。機能障害により今後役割が変化する可能性がある。 ・家族からのサポート、特に夫からの援助を受けることができる強みをもっている。
身体的側面	問診・視診	自律神経	・尿意、便意は消失している。異常発汗、発汗障害なし。	・脊髄の損傷により、尿意、便意が消失しているため、便意、尿意を催したタイミングで排泄できず、不快感をともなっていることが予想される。トイレに行くという生活行動がおびやかされている。
	検査	脳	・68歳、老年期。意識レベルは清明。長谷川式30点、MMSE30点で、認知障害や不穏などはみられず。 ・CT検査で脳に異常なし。	・意識レベルは清明であり、認知機能も正常のため、脳幹から大脳に障害を示唆する症状は認められない。 ・脳に損傷はなく、下半身の麻痺は脊髄損傷によるものと考えられる。
		脊髄（反射）	・橈骨筋腱、上腕二、三頭筋腱の深部腱反射は2+で正常。 ・膝蓋腱反射、アキレス腱の深部腱反射は消失している。 ・腹壁反射は臍より上で認められるが、臍より下では認められず。 ・肛門反射なし。 ・病的反射なし。 ・CT上で第1腰髄付近の脊髄損傷を認める。	・上肢は腱反射の異常がなく、運動機能は保たれていると考えられる。臍から下の下半身に関しては、表在性反射が消失し、脊髄レベル以下での障害が認められる。
		小脳	・指鼻指試験、急速回内回外運動での動きはスムーズであった。かかとすね試験は下肢の麻痺により実施不可。	・意図的な運動がスムーズに実施でき、小脳機能に問題なし。
		感覚神経	・見る、聞く、におうの機能に問題なし。 ・触覚、痛覚において、L1領域支配以下の感覚消失がみられた。左右差なし。 ・胸骨、手指での振動覚は保たれており、左右差なし。内踝での振動覚は消失。 ・立体認知、書画感覚、臍より上の二点識別覚は問題なし。	・上肢の感覚機能は保たれており、見る、聞く、話すなどのコミュニケーションに問題はない。 ・下肢の触覚や痛覚、振動覚などの感覚消失がみられているため、知覚障害による二次的な障害（痛覚消失による褥瘡の発生等）を予防する必要がある。
		12脳神経	・脳神経検査は異常なし。	・12脳神経機能に問題はなく、見る、聞く、話すといったコミュニケーション、食べるに関する味覚や嗅覚、表情による感情の表出等は正常に行えると判断できる。
		骨格筋・内臓	・上肢MMTは左右ともに5、下肢は弛緩性麻痺が認められ、MMTは左右ともに0であった。 ・横隔膜の可動域は4cmであり、左右差みられず。その他呼吸補助筋の動きもスムーズ。 ・尿意、便意は消失し、尿閉、便秘が認められる。肛門括約筋の随意収縮不可。 ・入院前の排尿は1日7～8回。排便は毎日。	・上肢に麻痺や筋力低下はみられず。下肢は麻痺による筋力低下あり。 ・呼吸筋の麻痺や運動障害、呼吸不全徴候は認められず、「息をする」に問題なし。 ・排泄のコントロールが不可能な状態である。

C ヘルスアセスメントを生かした看護目標と看護ケア

　Bさんの場合、第1腰髄（L1）が損傷された完全麻痺のため、L1領域以下の神経伝達がうまくいかず、アセスメントの結果からも運動麻痺、感覚麻痺を起こしていることがわかっている。日常生活行動の視点からみると、Bさんは自力で「息をする」ことはでき、自分で「食べる」ことも可能である。しかし、「トイレに行く」、「動く」、「お風呂に入る」などについては、今のBさんが一人で行うことは難しいことが予測される。健常な機能を見極め、日常生活行動を支えることが必要である。

> **看護目標：精神的に安定した状態で、日常生活行動の再獲得に向けたリハビリテーションに取り組める**
> **小目標：**　1）トイレ移動動作や自己導尿技術の習得に関心を示す
> 　　　　　　2）長時間の同一姿勢による皮膚の圧迫を避けることができる
> 　　　　　　3）上肢の機能や座位での体幹保持能力を活用し、介助を受けて入浴ができる
> 　　　　　　4）ボディイメージの変化に対する感情を表出できる

1) トイレ移動動作や自己導尿技術の習得に関心を示す

　腰髄以下では、自律神経および体性運動神経が、腸管や膀胱（および生殖器）に関連した働きを担っている。交感神経により腸管の運動抑制、膀胱の弛緩が、副交感神経により排便促進、膀胱収縮が行われる。さらに仙髄から出ている陰部神経（体性運動神経）が、随意筋である尿道括約筋と外肛門括約筋を調節することで、尿や便をがまんしたり、意図的に排出することができる。Bさんの場合、腰髄を損傷したことでこれらの機能が失われてしまい、尿意、便意を感じなくなり、意図的な排泄もできなくなった。さらに、下肢を動かすこともできないため、トイレへの移動も一人で行えるようになるまでは訓練が必要である。しかし、障害があるのは下半身のみで上半身の機能は健常なため、今後この強みを生かしてトイレ移動動作や自己導尿技術の習得を進めることにより、Bさん自身で「トイレに行く」ことができるよう援助していく必要がある。

2) 長時間の同一姿勢による皮膚の圧迫を避けることができる

　第1腰髄の損傷では、殿部以下の皮膚感覚は減弱または消失している可能性があり、Bさんにも皮膚感覚の消失がみられた。このため、長時間の同一姿勢による圧迫に気づけず、褥瘡を発生する危険があるが、上肢の機能を生かし、圧迫されていないかを確認したり、圧迫を解除するために体の位置をずらしたりすることが可能なため、褥瘡になりやすい部位や具体的な予防方法について、一つひとつBさんと確認していくことが有用であると言える。

3) 上肢の機能や座位での体幹保持能力を活用し、介助を受けて入浴ができる

　「トイレに行く」と同様に、下肢の麻痺によって一人で入浴動作を遂行するのは困難になったと考えられる。しかし、これも介護用品や福祉機器を取り入れて、Bさんの強みである上肢の機能や座位での体幹保持能力を活用することで可能となる。脊髄損傷の患者では自律神経障害も起こりやすいため、血

圧調節や障害部位以下の発汗調節や体温調節などがうまくいかないことが多い。入浴時には、血圧の低下にも十分注意する必要があることをBさんや家族に伝えて、事故を未然に防ぐ必要がある。

4）ボディイメージの変化に対する感情を表出できる

Bさんは突然の事故により足の自由を奪われてしまっただけでなく、日常生活にも他者の手を借りなくてはいけなくなった。脳にダメージは受けておらず、情報を判断、処理する能力や認知機能は正常なため、自己に対するボディイメージの変化によって、はかりしれない失望感や無力感を感じていることが考えられる。Bさんの不安や思いを受け止めるとともに、同様にショックを受けている家族への精神的サポートも必要であると考えられる。幸い、Bさんの上半身の機能は保たれており、回復後に家事や趣味の水泳をすることも十分可能である。理学療法士と協働してリハビリテーションを進め、入院中の一時点だけではなく退院後の生活も見据えながら、QOLの向上につなげていくことが大切である。

引用文献

1) 日本摂食・嚥下リハビリテーション学会医療検討委員会（2011）：摂食・嚥下障害の評価（簡易版），日本摂食嚥下リハ会誌　15（1）：p.96-101.
　http://www.jsdr.or.jp/wp-content/uploads/file/doc/VF15-1-p96-101.pdf (2016-7-10)

参考文献

・田崎義昭，斎藤佳雄著，坂井文彦改訂（2016）：ベッドサイドの神経の診かた　改訂18版，南山堂．
・日野原重明（2006）：フィジカルアセスメント　ナースに必要な診断の知識と技術　第4版，医学書院．
・リン.S.ビックリー，ピーター.G.シラギ，リチャード.M.ホフマン／有岡宏子，井部俊子，山内豊明　日本語版監修（2022）：ベイツ診察法　第3版，メディカル・サイエンス・インターナショナル．
・三鬼達人（2013）：今日からできる！摂食・嚥下・口腔ケア，照林社，p.49．
・エレインN.マリーブ／林正健二，小田切陽一ほか訳（2005）：人体の構造と機能　第2版，医学書院，p.225．
・バーバラ・ハーリヒ／尾岸恵三子，片桐康雄ほか監訳（2008）：ヒューマンボディ　原著第3版，エルゼビアジャパン，p.215．

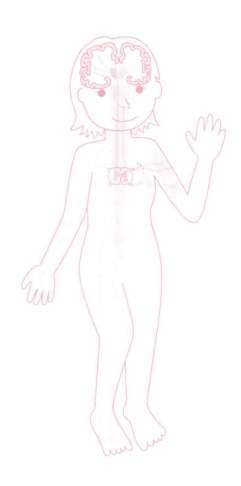

3 | 恒常性維持のための調節機構 —液性調節

① ひとが生きていくための「恒常性維持のための調節機構 —液性調節」とは？

　液性調節とは、ホルモンによって内部環境の恒常性を保つしくみである。ホルモンは、内分泌細胞によって生成、分泌され、周囲の毛細血管から血液中に入り、体内の物流システムを使って、遠隔の標的細胞や標的器官に情報を伝えている。液性調節の中枢は視床下部にあり、主に下垂体を介して甲状腺、副腎、卵巣、精巣にホルモンを放出し、恒常性を維持している。

　ホルモンが過剰になったり、不足したりすることのないように、常にフィードバック機構によって血中のホルモン量が調節されている。このフィードバック機構では、血中のホルモン量が上昇し過剰になってくると、その標的細胞をもつ甲状腺や下垂体から、刺激ホルモンの放出を止めるように信号が送られる。その信号を受け取った視床下部からは抑制ホルモンが放出され、ホルモンの分泌が抑制される。

反対に血中のホルモン量が減少し不足してくると、刺激ホルモンが放出され、ホルモンの分泌が促進される。

　恒常性はさまざまなホルモンによって維持されているが、全てが常に一定の血中濃度に保たれているわけではなく、コルチゾールや成長ホルモンなどのように日内変動するものや、エストロゲンやプロゲステロンのように一定の周期をもってそのホルモン量が調節されているものもある。私たちが営んでいる「動く」、「おしっこをする」、「うんちをする」などの日常生活行動は、これらのホルモンによっても影響を受け、支えられている。

　日常生活行動をアセスメントする際は、必要なホルモンについてもアセスメントしていく必要がある。

　本書では、各日常生活行動の項に、関係するホルモンについても示した。

②「恒常性維持のための調節機構―液性調節」を構成する「からだ」の機能

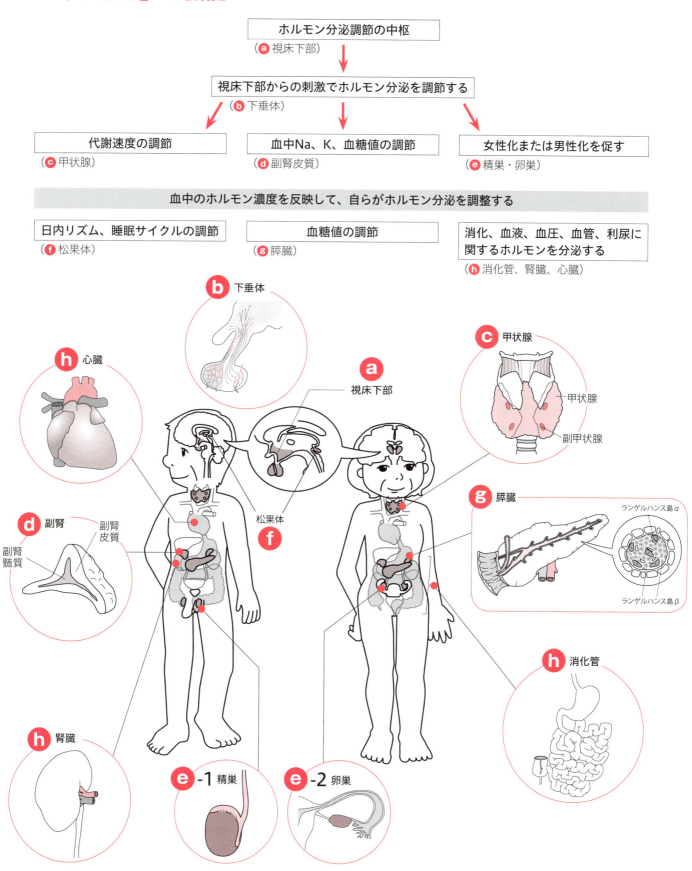

3 日常生活行動とそれを遂行するためのからだの機能のアセスメント

1 息をする

① ひとが生き、生活するための「息をする」とは？

「息をする」ことは、日常生活のなかで意識されずに行われる行動であり、睡眠中も無意識に行われている。一方、自分の意思で止めたり、リズムを調節したりすることも可能である。

からだを構成する細胞は、酸素を燃焼すること（酸化）でエネルギーをつくり出し、それによってさまざまな代謝活動を行うことができる。また、酸化の結果生じた二酸化炭素は、血液の水素イオン濃度（pH）を左右するため、体内にため込まずに排出しなければならない。したがって「息をする」とは、単に鼻から息を吐いたり吸ったりするという行為だけを指すのではなく、必要な酸素を細胞に取り入れて、細胞内で酸化してエネルギーをつくり出すこと、そして、その結果できた二酸化炭素をからだの外に排出することなのである。

日常生活行動「息をする」のアセスメントでは、①呼吸中枢のある延髄、②呼吸運動を行う肋骨・呼吸筋（呼吸をするときに収縮する筋肉）、③鼻腔から肺までの空気の通り道、④血液と細胞との間でのガス交換、という4つの視点で情報を収集していく必要がある。また、緊張や不安によって呼吸が粗くなったり、息苦しさの自覚が死を連想させたりと、「息をする」は心理的側面と大きくかかわる。加えて、息苦しさから活動を制限せざるを得ない状況では、日常生活や職業生活などの社会生活にも影響が及ぶ。よって、身体的側面のみならず心理的・社会的側面のアセスメントから対象者の「息をする」という生活行動を多角的に分析し、必要な看護援助を導き出すことが重要である。

② 日常生活行動「息をする」を構成する「からだ」の機能

ⓐ 脳へからだの情報が伝わる
（脳、神経、受容器：恒常性維持のための調節機構－神経性調節）
↓
ⓑ 脳が指令を出す
（脳、神経：恒常性維持のための調節機構－神経性調節）
↓
ⓒ 横隔膜などの筋肉が収縮する
（横隔膜、外肋間筋、呼吸補助筋）
↓
ⓓ 空気が上気道、下気道を通って肺に入る
（鼻腔・副鼻腔・咽頭・喉頭・気管）
↓
ⓔ 肺胞でのガス交換：外呼吸（肺、血液）
↓
ⓕ からだの外へ空気が排出される
（横隔膜、外肋間筋、内肋間筋、呼吸補助筋、胸郭、鼻腔、口腔、咽頭、喉頭、気管、肺）
↓
ⓖ 酸素が全身を巡って細胞との間でガス交換を行う：内呼吸（血液）

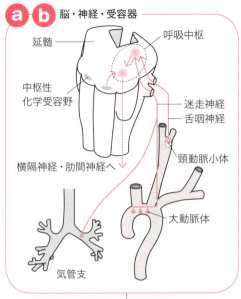

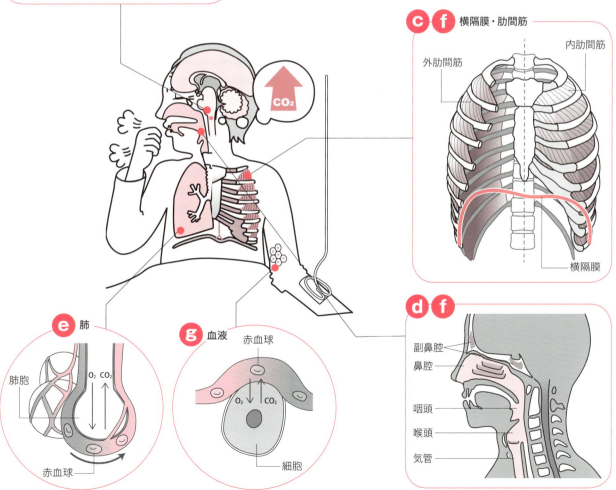

③ 日常生活行動「息をする」のアセスメントに関連する情報

		アセスメントするからだの部位とアセスメント内容
心理的側面		・心理状態：「息をする」に関する不安、ストレス、自尊心の低下 ・価値・信条：健康に対する考え方、入院・治療に対する考え方 ・精神疾患の既往
社会的側面	問診	・生活・環境：生活習慣、趣味、職業、居住環境、学校・職場環境 ・家族背景：家族構成、家族関係、家族の支援体制、家族の価値観 ・経済的状況：本人および家族の経済的状況、社会資源の活用状況
身体的側面		鼻・副鼻腔・咽頭：・鼻汁、鼻閉感、顔面痛、咽頭痛
		喉頭：・嗄声
		気管・肺・胸郭：・呼吸困難、咳嗽、喀痰、喀血、胸痛、ブリンクマン指数（喫煙の有無、本数、期間）
	視診	脳・神経：・呼吸の数・リズム・深さ・型、異常呼吸の有無
		鼻：・外鼻の形状、鼻糞、鼻汁、分泌物、鼻腔粘膜の発赤・腫脹、鼻中隔の発赤・腫脹・穿孔
		咽頭：・咽頭粘膜の発赤・腫脹、口蓋扁桃の発赤・腫脹
		肺・胸郭：・胸郭の皮膚の状態、形状（前後径と横径比）、動き、肋間の異常な陥没、呼吸補助筋の収縮
		ガス交換：・チアノーゼ、ばち状指
	触診	鼻・副鼻腔：・鼻骨・鼻中隔の左右対称性、外鼻の圧痛・腫瘤・結節 ・上顎洞の圧痛・叩打痛、前頭洞の圧痛・叩打痛 ・鼻腔の開通性
		気管・肺・胸郭：・気管の位置、左右対称性 ・胸郭拡張、声音振盪音、皮下気腫、圧痛
	打診	肺・胸郭：・横隔膜の濁音界、横隔膜可動域 ・肺野の状態
	聴診	喉頭：・嗄声、声質の変化
		気管・肺・胸郭：・呼吸音（正常呼吸音・異常呼吸音・副雑音）
	検査	肺・胸郭：・呼吸機能検査：%肺活量（％VC）、1秒率（FEV1%）
		ガス交換：・経皮的動脈血酸素飽和度（SpO_2）、動脈血酸素分圧（PaO_2）、動脈血二酸化炭素分圧（$PaCO_2$）、pH、ヘモグロビン（血色素量）

④ アセスメントの手順

1 問診

アセスメントで得たい情報

主訴

普段意識をすることなく行っている「息をする」ことについての本人の訴え

心理的側面

- 心理状態：「息をする」に関する不安、ストレス、自尊心の低下
- 価値・信条：健康に対する考え方、入院・治療に対する考え方
- 精神疾患の既往

社会的側面

- 生活・環境：生活習慣、趣味、職業、居住環境、学校・職場環境
- 家族背景：家族構成、家族関係、家族の支援体制、家族の価値観
- 経済的状況：本人および家族の経済的状況、社会資源の活用状況

身体的側面

鼻・副鼻腔・咽頭	・鼻汁、鼻閉感、顔面痛、咽頭痛
喉頭	・嗄声
気管・肺・胸郭	・呼吸困難、咳嗽、喀痰、喀血、胸痛、ブリンクマン指数（喫煙の有無、本数、期間）

アセスメントの手順・所見

(1) 鼻・副鼻腔・咽頭

■所見
- 感冒、アレルギーなどで鼻粘膜に炎症が起こると鼻汁、鼻閉感がみられる。
- 副鼻腔炎では、膿性鼻汁、顔面痛がみられる。
- 感冒、咽頭炎では咽頭痛がみられる。

(2) 喉頭

- 嗄声とは声のかすれのことで、急な発症は急性ウイルス性喉頭炎が原因のことが多い。食道がんや肺がんなどによる反回神経麻痺でも嗄声を生じる。

(3) 気管・肺・胸郭

- 呼吸困難は、「息苦しい」、「息が切れる」、「空気が入らない感じ」などさまざまな表現がなされる。呼吸困難の程度を区分することは、疾患の程度および経過を観察する上で重要である。一般的には、客観的評価尺度であるフレッチャー・ヒュージョーンズの分類（表1）、主観的評価尺度である修正版Borgスケール（図1）が用いられる。

表1　フレッチャー・ヒュージョーンズの分類

I度	同年齢の健常者と同様の労作ができ、歩行、階段の昇降も健常者なみにできる
II度	同年齢の健常者と同様に労作ができるが、坂、階段の昇降は健常者なみにできない
III度	平地でも健常者なみには歩けないが、自分のペースなら1マイル（1.6km）以上歩ける
IV度	休みながらでなければ50ヤード（46m）以上歩けない
V度	会話、着物の着脱でも息切れがする。息切れのため、外出できない

Fletcher, C. M. (1952)：The clinical diagnosis of pulmonary emphysema; an experimental study. Proc R Soc Med, 45(9): 577-584.
Hugh-Jones, P., Lambert, A. V. (1952)：A simple standard exercise test and its use for measuring exertion dyspnoea. Br Med J, 1: 65-71. より作成.

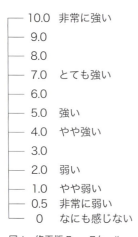

図1　修正版 Borg スケール

Borg, GA. (1982): Psychophysical bases of perceived exertion. Medicine and Science in Sports and Exercise, 14: 377-381. より作成．

- 咳嗽の持続期間は原因疾患の鑑別に有用である。急性咳嗽（3週間未満）は呼吸器感染症が原因のことが多く、慢性咳嗽（8週間以上）は慢性閉塞性肺疾患（COPD）やアレルギー性疾患など非感染性疾患のことが多い。
- 気管内分泌物の増加によって喀痰がみられる。疾患により喀痰の性状には特徴がある。
- 下気道からの出血を喀血といい、気管支拡張症、肺結核、肺がんなどの疾患でみられる。
- 胸膜炎や気胸などで胸痛がみられる。胸痛の原因はさまざまで、循環器疾患、消化器疾患でも起こる。
- 1日の喫煙本数に喫煙年数を乗じた値をブリンクマン指数といい、喫煙が原因となる疾患のリスク評価に用いられる。400 以上になると肺がん発生の危険性が増すとされる。

2　視診

アセスメントで得たい情報

脳・神経	・呼吸の数・リズム・深さ・型、異常呼吸の有無 ※「バイタルサインズ」（p.25～26）参照
鼻	・外鼻の形状、皮膚の状態、鼻糞、鼻汁、分泌物、鼻腔粘膜の発赤・腫脹、鼻中隔の発赤・腫脹・穿孔
咽頭	・咽頭粘膜の発赤・腫脹 口蓋扁桃の発赤・腫脹 ※「食べる」（p.137）参照
肺・胸郭	・胸郭の皮膚の状態、形状（前後径と横径比）、動き、肋間の異常な陥没、呼吸補助筋の収縮
ガス交換	・チアノーゼ、ばち状指

アセスメントの手順・所見

(1) 脳

「バイタルサインズ」の 2 呼吸（p.26 ～ 27）参照。

(2) 鼻

①外鼻の視診

鼻の形状を観察する。その後、鼻の先端をやさしく押して鼻孔を広げ、外鼻孔、鼻前庭を観察する（図2）。

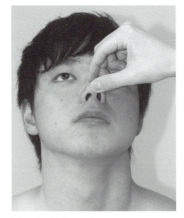

図2　外鼻孔の視診

②鼻鏡による視診

1）鼻鏡（図3左）のスペキュラムのサイズを選択する。
2）対象者が急に動いて鼻腔粘膜を傷つけること

がないように、鼻鏡を持つ手を対象者の頬に固定し、やさしく挿入する。
3）対象者の頭部を少し後ろに傾けて、下鼻甲介から中鼻甲介、鼻中隔と順番に観察していく（図3右）。

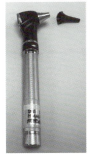
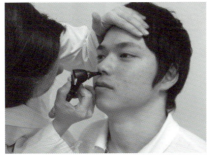

図3　鼻鏡①（左）による視診

4）図4上のタイプの鼻鏡を用いる場合は、ペンライト（図4下）で光を当てながら観察する（図5）。

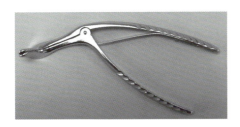
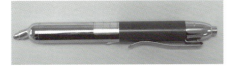

図4　鼻鏡②（上）とペンライト（下）

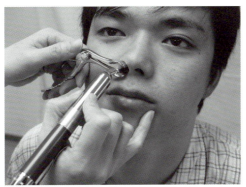

図5　鼻鏡②とペンライトによる視診

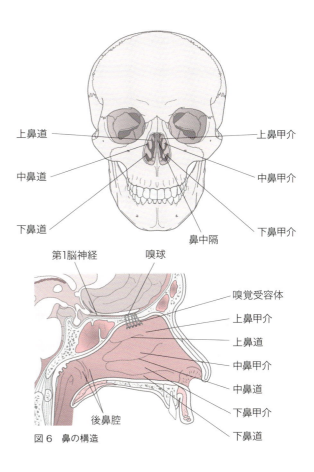

図6　鼻の構造

■所見
- 外鼻：鼻中隔は正中に位置する（図6）。外鼻孔の大きさは左右対称。腫脹や変形はない。
- 鼻腔：鼻汁・鼻出血がない。下鼻甲介～中鼻甲介はピンク色で発赤、腫脹はない。
鼻中隔はピンク色で炎症、穿孔、潰瘍などはない。

（3）咽頭
「食べる」2 視診（p.137）参照。

（4）肺・胸郭

■所見
- 正常では、皮膚に病変や傷がなく、鎖骨・肋骨・肩甲骨はほぼ左右対称である。
- 前後径と横径（図7）の比は正常では約1：2である。前後径は加齢、COPDで増大し、ビア樽状胸という胸郭の変形を呈する。

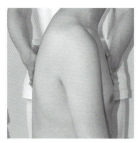
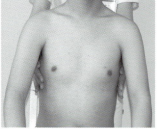

図7　胸郭の前後径と横径

- 吸気時にはスムーズに、左右対称に胸郭が挙上する。片側の胸郭の挙上が遅い場合や、挙上の程度が弱い場合は、無気肺、気道の狭窄などが考えられる。
- 吸気時の肋間の異常な陥没は、肺の弾性低下、気道狭窄などでみられる。また、頸髄損傷などで肋間筋の張力がなくなった場合にも、肋間の陥没がみられる。
- 努力呼吸とは、呼吸補助筋を用いた呼吸のことをいい、吸気時に胸鎖乳突筋や僧帽筋、呼気時に内肋間筋や腹筋が用いられる。重度の低酸素血症や喘息などのときにみられる。また、奇異呼吸（吸気時の腹部の内側への動き）は呼吸筋の疲労や衰弱を示す。

(5)ガス交換

■所見
- 全身の皮膚や粘膜のチアノーゼは、低酸素血症の徴候である。酸素を離した還元ヘモグロビン濃度が5g/dL以上になったときに、皮膚や粘膜が青紫色になる。貧血症では出にくく、多血症では出やすい。
- ばち状指（図8）は、肺がんや心疾患など慢性的な低酸素血症でみられる。各指の末節が丸く膨らみ、後爪郭と爪甲の角度は180°以上になる。

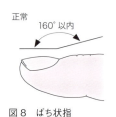
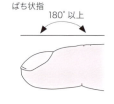

図8　ばち状指

3　触診

アセスメントで得たい情報

鼻・副鼻腔	・鼻骨・鼻中隔の左右対称性、外鼻の圧痛・腫瘤・結節 ・鼻腔の開通性 ・上顎洞・前頭洞の圧痛・叩打痛
気管・肺・胸郭	・気管の位置、左右対称性 ・胸郭拡張、声音振盪音、皮下気腫、圧痛

アセスメントの手順・所見

(1)鼻・副鼻腔

①外鼻の触診

鼻根（鼻の付け根）から鼻尖（鼻の先端）にかけて、軽く触診する（図9）。

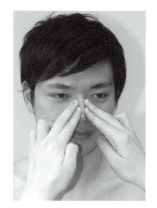

図9　外鼻の触診

②鼻腔の開通性の検査

鼻翼を片側ずつ押さえて、対象者に口を閉じたまま鼻呼吸をしてもらう（図10）。

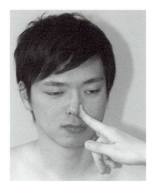

図10　鼻腔の開通性の検査

③上顎洞の触診

母指を対象者の頬骨の下縁に当て、下から押し上げるように圧迫する（図11）。

触診と同じ部位を、利き手の第2、3指の先で叩く。

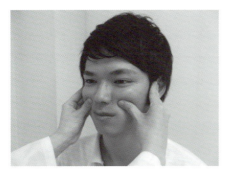

図11　上顎洞の触診

④前頭洞の触診

両母指を眉毛の下に当て、下から上に押し上げる。眼球を圧迫しないように注意する（図12）。

触診と同じ部位を、利き手の第2、3指の先で叩く。

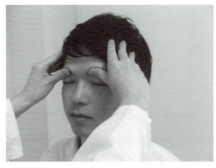

図12　前頭洞の触診

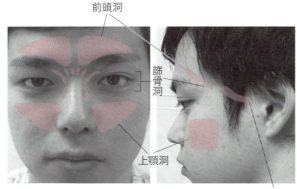

図13　副鼻腔の位置

■所見
- 鼻：正常では鼻骨、鼻中隔はしっかりしており、触診時の痛みはない。
- 副鼻腔：圧痛・叩打痛がある場合は、炎症を示唆する。
- 鼻腔の開通性：正常では、容易に呼吸ができ、異常な空気の通過音がない。

（2）気管・肺・胸郭

①気管の位置、左右対称性

正中位置からの偏位がないか気管を触診する。両母指を気管と胸鎖乳突筋との間に入れ、気管の位置、左右対称性を上からたどりながら確認する（図14）。

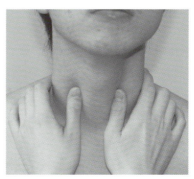

図14　気管の触診

■所見
- 気管が正中から偏位している場合は、呼吸障害をまねく恐れがある。
- 大量の胸水、気胸では気管が健側に偏位し、無気肺では患側に偏位する。

②胸郭拡張：胸郭の広がりを確認する方法

1）前胸部と背部で触診する。
2）前胸部では、両母指を肋骨弓に沿うように置き、両母指を内側に寄せ、皮膚に軽くたるみをもたせる（図15左）。
3）背部では、第10肋骨付近に両母指を置き、両母指を内側に寄せ、皮膚に軽くたるみをもたせる（図16左）。
4）対象者に深呼吸をしてもらい、両母指間の距

離、左右差を観察する（図15、16右）。

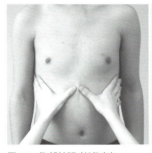
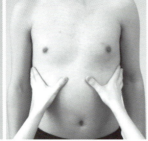

図15　胸郭拡張（前胸部）

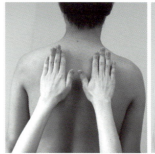
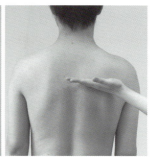

図17　声音振盪音の確認

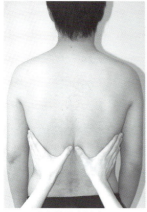
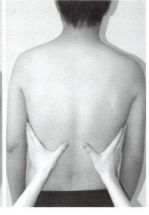

図16　胸郭拡張（背部）

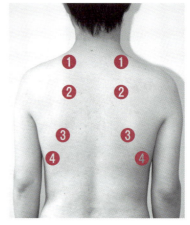

図18　声音振盪音の診察部位

■所見
- 正常では左右対称性に左右の母指が約3cm開く。肺炎や胸膜炎などでは拡張が制限され、片側に限局した病変であれば左右非対称となる。

③声音振盪音：対象者の発声による胸壁の振動（振盪音）を触れることで、内部の状態を推察する方法
1）手掌側の指の付け根、または尺骨側の表面を対象者の皮膚に置く（図17、18）。
2）対象者には「ひとーつ」または「ninety-nine」などの単語を繰り返し言ってもらい、振盪音の大きさ、左右差をみる。

■所見
- 正常では左右対称、上部で強く下部にいくほど弱くなる。炎症のある部位では強く触れ、肺気腫、気胸、胸水貯留では触れが弱くなる。

④皮下気腫の触診
　指腹全体を対象者の皮膚に押し当て、胸郭全体を触診する（図19）。皮下気腫は鎖骨上窩で触知できることが多く、ブツブツと泡がつぶれたような捻髪音、雪を握ったときのような握雪感を感じる。

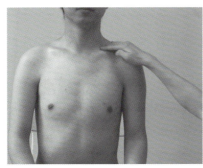
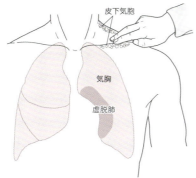

図19 皮下気腫の触診

■所見
- 皮下気腫とは、空気が皮下組織に貯留したもので、気胸、肺切除後などにみられる。

4 打診

アセスメントで得たい情報

| 肺・胸郭 | ・横隔膜の濁音界
・横隔膜可動域
・肺野の状態 |

アセスメントの手順・所見

(1) 肺・胸郭

①横隔膜の濁音界の確認

1) 対象者に普通に呼吸をしてもらう。
2) 肩甲骨のやや下付近から下方に向かって打診して、共鳴音から濁音に変わったところを横隔膜の位置と推定する。

②横隔膜可動域の測定（図19）

1) 対象者にしっかり息を吐き出したところで止めてもらい、肩甲骨線上を上から打診して、共鳴音から濁音に変わったところに付箋などで印をつける（図20上）。
2) 対象者に大きく息を吸って止めてもらい、最初の印より下方へ打診し、濁音に変わったところで印をつける（図20中）。
3) 2つの距離を定規で測定し、横隔膜の可動域とする（図20下）。

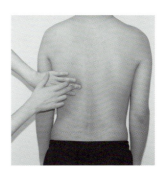
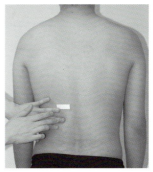
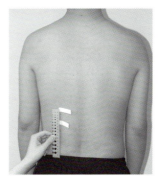

図20 横隔膜可動域の測定

■所見
- 横隔膜の濁音界：安静呼吸時、横隔膜の位置は第10肋骨付近であり、左右差はない。濁音界の異常な上昇は、胸水貯留、無気肺、横隔神経麻痺にともなう横隔膜の挙上を示唆する。
- 横隔膜可動域：正常では3～5cm、左右差はない。

③肺野の状態

1）上から下へ、左右対称に打診する（図21）。骨の上は濁音になるため、できるだけ肋間に指を密着させる。
2）前胸部では鎖骨上窩、鎖骨下部、鎖骨中線を順に下にくだり、第5肋間付近は前腋窩線上を打診する。
3）背部も同様に左右対称に行うが、肩甲骨の上を避けて行う。

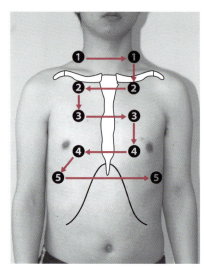
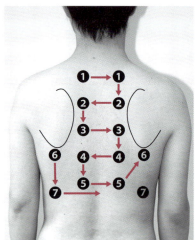

図21　打診・聴診の位置と順序

■所見
- 正常では、肺野全体で共鳴音が聴かれる。
- 濁音が聴かれる場合は、炎症、胸水貯留、腫瘍などの存在が考えられる。

5　聴診

アセスメントで得たい情報

喉頭	・嗄声、声質の変化
気管・肺・胸郭	・呼吸音（正常呼吸音、異常呼吸音、副雑音）

アセスメントの手順・所見

(1) 喉頭

■所見

嗄声は、喉頭炎、喉頭がん、反回神経麻痺によって引き起こされることが多い。

(2) 気管・肺・胸郭

気管・肺・胸郭のアセスメントでは、それらの正常な位置を理解しておくことが重要である（表2、図23）。

①呼吸音の聴取

1）上から下へ、左右対称に聴診する（図21）。
2）聴診器は膜面を用い、肋骨上は避け肋間に密着させる。
3）対象者には口を開けた状態で深呼吸をするよう説明し、1ヵ所で吸気と呼気の両方の呼吸音を確認する。
4）前面の聴診は座位または仰臥位、後面の聴診は座位または側臥位で行う。

■所見
- 正常呼吸音は、気管呼吸音、気管支呼吸音、気管支肺胞呼吸音、肺胞呼吸音の4つがあり、図22の部位で聴取できる。

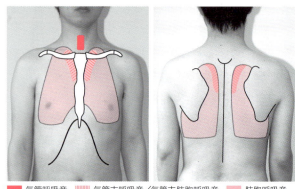

■ 気管呼吸音　|||| 気管支呼吸音／気管支肺胞呼吸音　■ 肺胞呼吸音
図22　呼吸音の聴取部位

表2 気管・肺の正常な位置

	前面	後面	側面
気管分岐部	胸骨角	第4胸椎棘突起	
上部（肺尖部）	鎖骨上	第7頸椎棘突起	
下部（肺底部）	鎖骨中線と第6肋骨の交点	第10胸椎棘突起 肩甲骨線と第10肋骨の交点	前腋窩線と第7肋骨の交点 中腋窩線と第8肋骨の交点
水平裂（上葉と中葉の境界）	鎖骨中線と第4肋骨の交点		第4肋骨
斜裂（上葉と下葉の境界）	鎖骨中線と第6肋骨の交点	第3胸椎棘突起	第3胸椎棘突起と第6肋骨とを結ぶ線

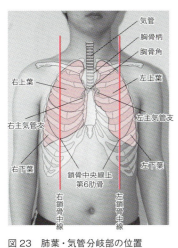
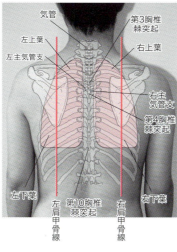
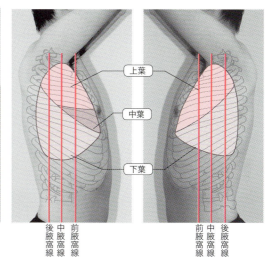

図23　肺葉・気管分岐部の位置

1　気管呼吸音
頸部の太い気管の部位で聴取。強い「ヒューヒュー」といった音で、呼気と吸気のあいだに少しの休息期がある。吸気：呼気＝1：1

2　気管支呼吸音
胸骨上部の両縁で聴取。気管呼吸音より弱いが、肺胞呼吸音よりも強く聴かれる。吸気：呼気＝2：3

3　気管支肺胞呼吸音
胸骨に近い肺野で聴取。肺胞呼吸音よりやや高めの音。吸気：呼気＝1：1

4　肺胞呼吸音
肺野全体で聴取。弱く、低い音。吸気：呼気＝3：1

- 呼吸音の異常には、①呼吸音の減弱・消失、②呼吸音の増強、③呼気延長、④気管支呼吸音化、⑤副雑音がある。

①呼吸音の減弱・消失は、無気肺などで換気が低下・消失した場合や、気胸・胸水などで呼吸音が胸壁まで伝わりにくい場合にみられる。

②呼吸音の増強は、過換気症候群で換気量が増大した場合や、対側の気管支閉塞により代償的に健側の換気量が増大した場合などに聴かれる。

③呼気延長は、気管支喘息や慢性閉塞性肺疾患（COPD）などで末梢の気道が狭窄・閉塞している場合に、空気を呼出することができないため呼気が延長して聴かれる。

④気管支呼吸音化とは、肺胞呼吸音が聴かれるはずの部位で、気管支呼吸音や気管支肺胞呼吸音が聴かれることである。肺炎などの炎症により含気量が低下し、音の伝導性がよくなることで、気管や気管分岐部からの音が肺野に伝わりやすくなるために生じる。

⑤副雑音は異常な音であり、これらが聴こえる場合は何らかの異常を考える。
副雑音には、連続性副雑音であるいびき音（ロ

≪連続性副雑音≫

異常音	低調性連続性副雑音 (いびき音、rhonchi)	高調性連続性副雑音 (笛声音、wheeze)
性状	「グーグー」「ボーボー」	「ヒューヒュー」
原因/病態	 咽頭から気管支までの比較的太い気道に狭窄がある。	 細い気管支に狭窄がある。
タイミング	呼気で聴こえるが 吸気でも聴こえる 	息を吐いて気道が狭くなった呼気終末に聴こえやすい
疾患	COPD、気道異物	気管支喘息

≪断続性副雑音≫

異常音	細かい断続性副雑音 (捻髪音、fine crackles)	粗い断続性副雑音 (水泡音、coarse crackles)
性状	「パリパリ」「パチパチ」	「ブツブツ」
原因/病態	 呼気時に虚脱した肺胞が、吸気時に再開放することで生じる音	 比較的細い気管支や末梢気管支に流動性の強い液体があり、そこを空気が通過するときに破裂する音
タイミング	吸気終末に聴こえやすい 	吸気のはじめから聴こえる
疾患	肺線維症、間質性肺炎	肺水腫、肺炎、気管支拡張症、慢性気管支炎

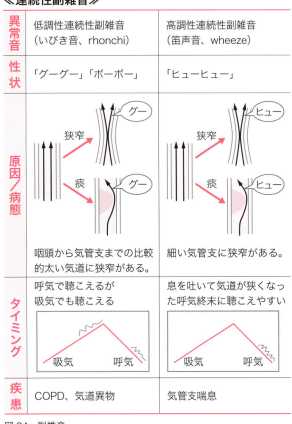

図 24　副雑音
高橋仁美，佐藤一洋編 (2013). フィジカルアセスメント徹底ガイド　呼吸．p.54 ～ 55 中山書店を参考に作成.

ンカイ)、笛音（ウイーズ)、断続性副雑音である水泡音（コースクラックル)、捻髪音（ファインクラックル）がある（図24)。

6 検査

アセスメントで得たい情報

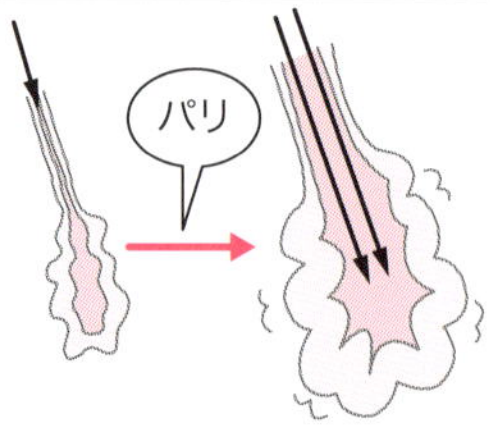

肺・胸郭	・呼吸機能検査： %肺活量（% VC)、1秒率（FEV1%)
ガス交換	・経皮的動脈血酸素飽和度（SpO_2)、動脈血酸素分圧（PaO_2)、動脈血二酸化炭素分圧（$PaCO_2$)、pH、ヘモグロビン（血色素量)

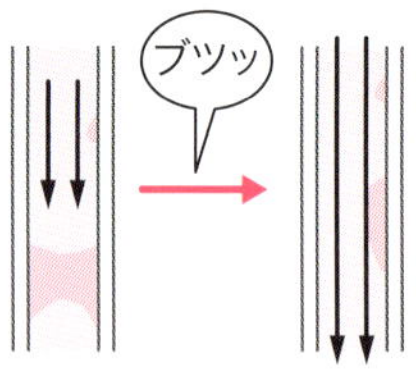

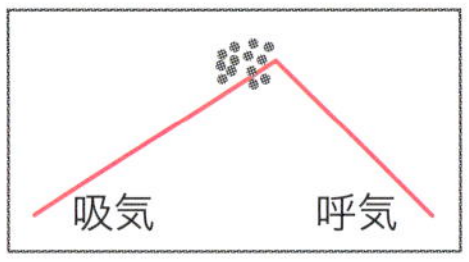

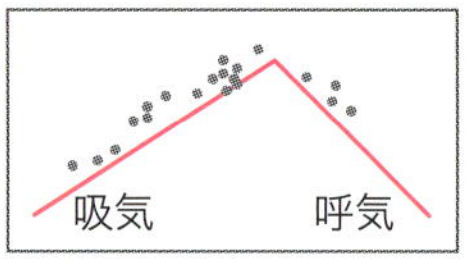

アセスメントの手順・所見

(1) 肺・胸郭

■所見

%肺活量と１秒率から、換気機能が評価される。肺が固く、空気が入らないものを拘束性障害、気道が狭窄するなど、空気が出ていかないものを閉塞性障害という（図25)。

項目	基準値
%肺活量（% VC)	80%以上
1秒率（FEV1%)	70%以上

図 25　肺活量と１秒率

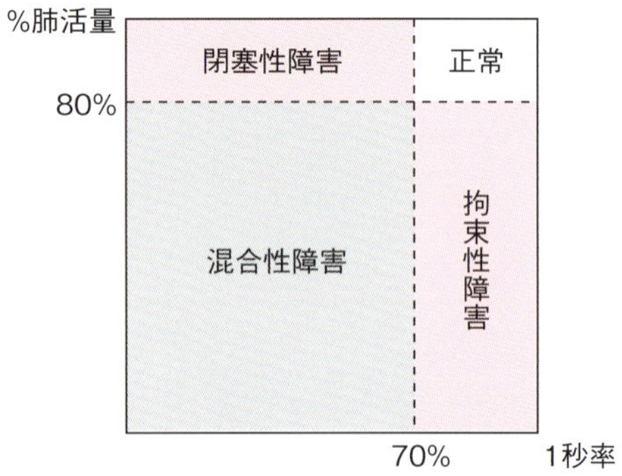

(2) ガス交換

各項目の基準値はp.241「検査値基準範囲一覧」を参照。

■所見

- p.25で述べたとおり、動脈血酸素飽和度とは、動脈血中のヘモグロビンが酸素と結合している割合である。パルスオキシメータ（p.26）で経皮的に測定したもの（SpO_2）と動脈血採血により得られる（SaO_2）とを区別する。酸素飽和度を酸素の運搬状況の指標にする際は、貧血がないことが前提条件となる。
- 動脈血酸素分圧（PaO_2）は血中に溶解している酸素の圧力のことで、ガス交換機能の指標である。PaO_2が60Torr以下（低酸素血症）であれば呼吸不全と診断される。
- 動脈血二酸化炭素分圧（$PaCO_2$）は血中に溶解している二酸化炭素の圧力のことで、換気の指標である。45Torr以上であれば肺胞低換気を、35Torr以下であれば過換気状態を示す。
- pH7.35未満をアシドーシス、pH7.45より高値をアルカローシスという。

⑤ アセスメントの実際：肺気腫、肺炎のため、日常生活動作時に呼吸苦が出てしまうCさんの「息をする」を支援する

A 事例の概要

　元新聞記者のCさんは、78歳の男性。多忙な仕事からくるストレスの解消や、原稿執筆中の息抜きのため、たばこを1日40本吸うヘビースモーカーで、60歳の定年まで40年間この生活を続けてきた。定年後は、たばこの本数を20本に減量したものの、8年前に風邪をこじらせて肺炎に罹り、2週間の入院を経験したことをきっかけに禁煙している。また、肺気腫と診断され、半年前より在宅酸素療法を開始している。経鼻で1L/minの酸素吸入をしており、夜間は2L/min、活動時は3L/minの指示が出ている。

　妻と一軒家で二人暮らし。一人息子は独立し、近所で嫁と孫の3人で生活している。食事の準備など、家事全般は妻が担っている。趣味は釣りで、徒歩10分程度のところにある川まで、週に2日ほど通うのが楽しみである。

　Cさんは、1週間前より、倦怠感と食欲不振が続き、2日前から咳込むようになった。胸部レントゲン上、肺炎と診断されて入院。意識レベルは清明。安静時の呼吸困難感はないが、労作時にやや息苦しいと訴えることがある。食事は全粥食が出されており、痰を出したり、ため息をついたりしながら、休み休み食べている。このため食事に時間がかかり、「疲れたからもういいや」と残すことが多い。話好きだが、会話の最中にも息切れがみられる。排尿回数は1日8回程度で、自力でトイレに行っている。入浴は大好きで、呼吸が苦しくなるにもかかわらず、家では1日おきに入っていた。入浴時や、週3回のリハビリテーション時にはSpO_2値が89%まで低下し、口をすぼめている様子がみられる。

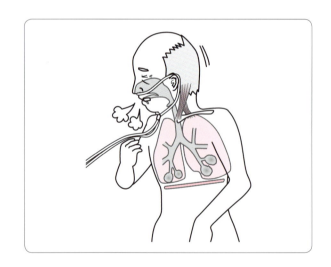

B　Cさんの「息をする」のアセスメント結果

		Cさんのアセスメント結果	結果から言えること
心理的側面	問診	・精神面の既往歴なし。 ・話好きで外向的だが、入院後は発語が少ない。 ・食事は休み休みで、残すことが多い。 ・呼吸困難感からくる不安徴候などはみられない。 ・妻の話によると、何でも意欲的に取り組む性格とのこと。	・社交的で、何事にも意欲的に取り組む性格であるが、労作時の呼吸困難感により、人との交流や食事などの日常生活が制限されている。 ・入院前の生活では、呼吸困難があるなかでも、家族のサポートを受けながら、生活を楽しんでいたことがうかがえる。
社会的側面		・78歳、男性、元新聞記者。 ・家族は妻との二人暮らし。妻はとても協力的である。自宅でも、妻が在宅酸素療法の管理などを手伝っている。 ・趣味は釣りで、徒歩10分程度のところにある川まで週2日ほど通うのが楽しみである。 （家系図：78歳男性、74歳女性／50歳男性、50歳女性／17歳女性） ・労作時の呼吸困難がある。 ・フレッチャー・ヒュージョーンズの分類Ⅴ度。	
身体的側面	視診	・呼吸状態：22回/分、リズムは規則的、深さはやや浅い、胸腹式呼吸。	・呼吸回数はやや多いものの、規則的なリズムで換気量を維持できている。
		・鼻：外鼻、鼻腔内部に形態の異常なし。透明な鼻汁が少量みられる。鼻腔内はやや乾燥がみられ、両鼻中隔に発赤あり。 ・鼻閉なし。	・鼻腔内の乾燥、鼻中隔の発赤は、鼻からの酸素療法による影響と考えられる。
		・咽頭：咽頭部はやや発赤、腫脹あり。痰をともなう湿性咳嗽あり。粘稠度のある黄白色の痰が中等量あり、自己喀痰している。	・咽頭の炎症を疑う所見はない。 ・咳嗽により痰を喀出できている。痰の貯留は気道閉塞、ガス交換障害につながる可能性がある。
		・胸郭：ビア樽状胸郭、前後径：横径＝1：1。 ・呼吸筋・呼吸補助筋：労作にともなって呼吸困難、息切れが出現し、斜角筋、胸鎖乳突筋の動きが認められる。胸鎖乳突筋やや肥厚あり。 ・爪床、口唇チアノーゼなし。中等度のばち状指を認める。	・肺気腫により肺胞内に空気がとどまる過膨張の状態であり、この状態が長年続いたことによって、ビア樽状胸郭を呈している。呼吸時の胸郭の拡張はほとんどみられず、呼吸補助筋の緊張状態が続いていると考えられる。
	触診	・副鼻腔：前頭洞、上顎洞ともに叩打痛、圧痛なし。 ・胸郭：胸郭の拡張は左右対称であるが、ほとんどみられず。声音振盪音は全体にやや減弱しているが、左下肺野のみ亢進している。	・副鼻腔の炎症を疑う所見はない。 ・肺気腫により胸郭運動の制限がある。声音振盪音の結果から、左下肺野の炎症が疑われる。
	打診	・横隔膜：通常呼吸時の濁音界は第11肋骨付近。可動域は2cm。 ・肺：両側上肺野で過共鳴音、左下肺野で濁音が聴かれる。	・肺気腫による肺の過膨張により、横隔膜の低下と可動域の制限を認める。また、両側上肺野の過共鳴音、左下肺野の濁音は、肺気腫および肺炎所見と矛盾しない。
	聴診	・呼吸音：左下肺野で水泡音が聴取される。全体的に呼吸音の減弱あり。	・肺の含気量増加にともない呼吸音が減弱している。また、肺炎所見を認める左下肺野に水泡音が聴取され、分泌物の貯留が疑われる。
	検査	・胸部レントゲン：左下肺野に浸潤影あり。横隔膜の低下と肺の膨張が認められる。 ・SpO_2 93〜95％、PaO_2 65Torr、$PaCO_2$ 55Torr、pH 7.37、ヘモグロビン（血色素量）9.8g/dL	・肺気腫による肺の過膨張により、胸部レントゲン上で横隔膜の低下が認められている。血液ガス検査からは、換気、拡散の障害によるPaO_2低下、$PaCO_2$上昇が認められる。

Cさんには、肺気腫と肺炎による換気機能および拡散機能の低下が認められ、労作時の呼吸困難が出現しやすい状態となっている。また、肺の過膨張により胸郭と横隔膜の動きが制限され、呼吸補助筋を使用した努力呼吸が認められる。さらに、空気の通り道である鼻腔内は、酸素吸入による影響で乾燥し、発赤を認めている。以上より、「息をする」に必要なからだの機能のなかでも、Cさんには「呼吸筋の収縮・弛緩による空気の出し入れ」、「空気の通り道である鼻腔」に焦点を当てて、看護援助を考えていく必要がある。

　腹式呼吸や口すぼめ呼吸は1回換気量を増加させる。また、ストレッチ体操は胸郭可動域の拡張と、呼吸筋の柔軟性を保つことにつながり、これらを取り入れることで効率のよい呼吸運動を目指すことができる。さらに、空気の通り道である鼻腔の障害は「息をする」に大きく影響を及ぼすため、鼻腔のケアも重要である。労作時の呼吸困難による日常生活の制限がCさんのADL、QOLを低下させないよう、呼吸困難感が緩和し、意欲的にリハビリテーションに取り組めるよう支援していくことが必要である。

C　ヘルスアセスメントを生かした看護目標と看護ケア

看護目標：呼吸困難感が緩和し、自宅で日常生活を送ることに支障がない身体活動を維持できる
　小目標：1）呼吸困難が増強せずに日常生活動作を行える
　　　　　2）呼吸筋の柔軟性を保ち、効果的な呼吸ができる
　　　　　3）経鼻酸素吸入による鼻腔の乾燥、鼻中隔の発赤が悪化しない
　　　　　4）ADL低下予防のために、意欲的にリハビリテーションに取り組むことができる

1）呼吸困難が増強せずに日常生活動作を行える

　細胞内では酸素と栄養素が反応することによってエネルギーを放出し、その結果、二酸化炭素がつくられるという物質の代謝が行われるため、活動時には多くの酸素を必要とする。食事・トイレ・歩行・入浴・リハビリテーションなどの日常生活動作の際には、必要なエネルギーを確保するために呼吸運動も活発になる。

　Cさんの場合、肺気腫と肺炎による換気機能および拡散機能低下により、呼吸困難が出現しやすい状態になっているため、ガス交換が十分に行われているかを、爪床や口唇の色、呼吸回数やSpO$_2$モニターなどで継続的に観察する必要がある。また、呼吸困難を引き起こさないためにも、1日のなかに日常生活動作がどのように組み込まれているかを確認し、それらが連続しないよう、活動量の配分を考えながらリハビリテーションや入浴の時間を調整することが大切である。

2）呼吸筋の柔軟性を保ち、効果的な呼吸ができる

　Cさんは、長期間の喫煙によって引き起こされた末梢気道の慢性的な炎症により、肺胞や細気管支の弾性が低下し、肺胞内に空気がとどまってしまった過膨張の状態となっている。この状態が長年続いたことによって、ビア樽状胸郭を呈しており、呼吸時の胸郭の拡張はほとんどみられない。また、呼吸にともなった斜角筋、胸鎖乳突筋の動きが認められ、胸鎖乳突筋もやや肥厚しており、

呼吸筋の緊張が続いていることが想定される。

以上より、Cさんが効果的な呼吸の方法を身につけ、継続して実践できるような看護ケアが必要である。具体的な看護活動としては、①口すぼめ呼吸や腹式呼吸の実施、②呼吸筋である横隔膜・肋間筋、呼吸補助筋である胸鎖乳突筋・斜角筋をやわらかくするストレッチ体操を取り入れることなどが挙げられる。

3）経鼻酸素吸入による鼻腔の乾燥、鼻中隔の発赤が悪化しない

空気の通り道である鼻腔のトラブルは、Cさんの苦痛につながるとともに、酸素療法継続の妨げとなる可能性がある。①カニューレを細いもの、やわらかい材質のものに変える、②カニューレが当たる部分にワセリンなどの皮膚保護剤を塗って保護する、③症状がひどい場合には、耳鼻科受診を勧めることなどが看護活動として挙げられる。

現在、鼻閉はみられていないが、鼻閉によって口呼吸となり、必要な酸素が取り込まれない可能性もあるため、鼻腔の観察は重要である。

4）ADL低下予防のために、意欲的にリハビリテーションに取り組むことができる

慢性閉塞性肺疾患（肺気腫）に加え、肺炎を発症したCさんだが、もともと釣りが趣味で、週に2日は近くの川まで酸素ボンベを携えながら歩いて通っていた。CさんのADL、QOLを低下させないよう、呼吸状態を常に観察しながらリハビリテーションを続け、筋力を維持していくことが必要である。特に、下肢の筋力維持は、労作時の呼吸困難感を軽減させるためにも欠かせない。

また、入浴が好きだというCさんの要望を取り入れることは、闘病意欲の向上に有用と考えられる。Cさんの希望を取り入れながら、退院後の生活を見据えた調整を行っていくことが大切である。

参考文献
- リン.S.ビックリー, ピーター.G.シラギ, リチャード.M.ホフマン／有岡宏子, 井部俊子, 山内豊明 日本語版監修 (2022)：ベイツ診察法 第3版, メディカル・サイエンス・インターナショナル.
- 日野原重明編 (2006)：フィジカルアセスメント ナースに必要な診断の知識と技術 第4版, 医学書院.
- 菱沼典子 (2017)：看護 形態機能学 生活行動からみるからだ 第4版, 日本看護協会出版会.
- 宮本顕二 (2008)：MRC息切れスケールをめぐる混乱 いったいどのMRC息切れスケールを使えばよいのか?, 日本呼吸器学会雑誌, 46(8), p.593-600.
- 坂井建雄, 河原克雅編 (2012)：カラー図解 人体の正常構造と機能 全10巻縮刷版 第2版, 日本医事新報社.
- 横山美樹 (2009)：はじめてのフィジカルアセスメント, メヂカルフレンド社.

2 | 動く

① ひとが生活するための「動く」とは？

　ひとが日常生活を営む上で、「動く」能力は欠かすことができないものである。「食べる」、「トイレに行く」、「お風呂に入る」といった日常生活行動を遂行するためには、基本的な姿勢を保ち、「動く」ことが必要となる。「動く」ことができなければ、日常生活行動は非常に制限されたものになる。

　ひとが「動く」ためには、脳からの指令があり、その情報が神経を介して伝達され、筋肉が収縮・弛緩し、さらにそれに合わせて正常に骨と関節が動かなければならない。したがって、筋骨格系のみではなく、脳神経系も含めたヘルスアセスメントから、対象者の「動く」を評価する必要がある。また、「動く」の機能の障害は、対象者とその家族の心理、生活に大きな影響を及ぼす。それと同時に、対象者・家族の認識、環境、生活様式などが、対象者の「動く」の機能に影響を与える。対象者の心理的側面、社会的側面も含めたヘルスアセスメントから、対象者の「動く」に必要な看護援助を導き出すことが重要である。

② 日常生活行動「動く」を構成する「からだ」の機能

ⓐ 脳が指令を出す（大脳皮質、大脳基底核、小脳）
　↓
ⓑ 脳からの指令が筋肉に伝わる（脊髄、運動神経）
　↓
ⓒ 筋肉が収縮・弛緩する（骨格筋）
　↓
ⓓ 骨と関節が動く（骨、関節）

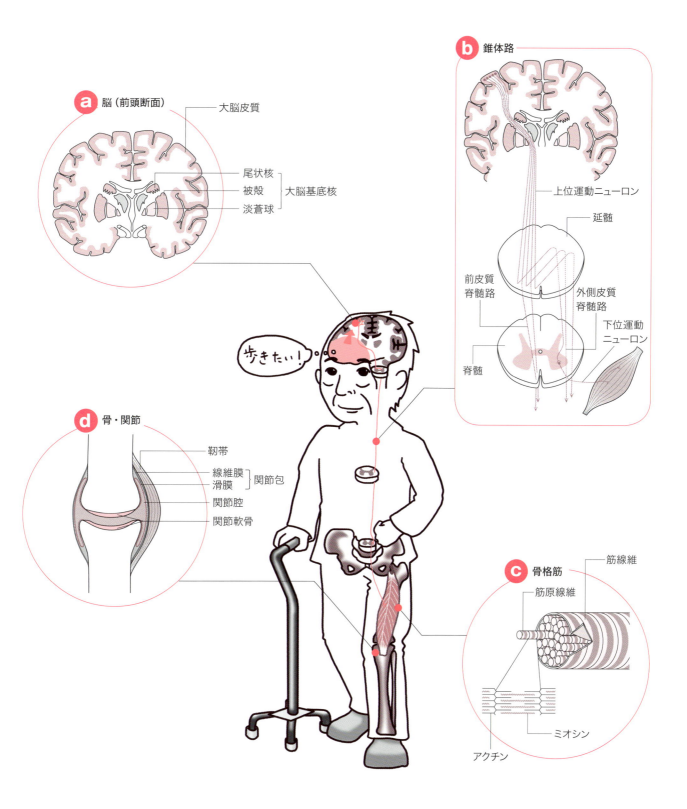

③ 日常生活行動「動く」のアセスメントに関連する情報

			アセスメントするからだの部位とアセスメント内容		
心理的側面	問診		・心理状態：動くことに関する意欲、不安、ストレス、自尊心の低下 ・価値・信条：運動・休息することへの考え方 ・精神疾患の既往		
社会的側面			・生活・環境：動くことが必要になる生活習慣や趣味、活動の多い職業か、バリアフリーや階段の多さ・坂道があるなどの居住環境、学校・職場環境 ・家族背景：家族構成、家族関係、家族の支援体制、運動・休息に対する家族の価値観 ・経済的状況：経済的状況、社会資源の活用状況		
身体的側面		脳・脊髄、末梢神経	意識レベル	・Glasgow Coma Scale（GCS）、Japan Coma Scale（JCS）	
			認知機能	・改訂長谷川式簡易知能評価スケール（HDS-R） ・Mini Mental State Examination（MMSE）	
			・運動麻痺、不随意運動		
		筋肉・骨・関節	・筋肉の痛み、筋力低下の有無、関節の痛み、動かしにくさ、骨粗鬆症や骨折の既往		
	視診	筋肉	・筋肉のつき具合、左右対称性、筋萎縮、四肢の太さ		
		関節	・関節の形・変形、左右対称性、皮膚色、腫脹		
		骨格・姿勢	・脊柱の状態：彎曲の状態、左右対称性、脊椎の突出・陥没		
			・四肢の状態・姿勢：四肢の長さ、両下肢の骨格の変形、股関節・骨盤の左右対称性		
		歩行	・歩行状態：歩行姿勢、歩行の安定性、身体の揺れ、歩幅、跛行		
	触診	筋肉	・固縮・痙縮・弛緩、萎縮		
		関節	・関節の形・変形、左右対称性、圧痛・腫脹・熱感		
		骨格・姿勢	・脊柱の状態：左右対称性、脊椎の突出・陥没、圧痛		
	検査	中枢神経、末梢神経	画像診断結果	・CT、MRI	
			小脳機能	・指鼻指試験、指鼻試験、急速回内回外試験、かかとすね試験	
			平衡機能	・ロンベルグ試験	
			脊髄	・深部腱反射、表在性反射、病的反射	
			感覚神経	・表在知覚、深部知覚、複合知覚	
		筋肉	筋力	・バレー徴候（上肢・下肢）、握力測定、徒手筋力テスト（manual muscle test: MMT）	
			血液検査	・総蛋白、アルブミン、ヘモグロビン（血色素量）、カルシウム	
		骨	・骨密度		
		関節	・関節可動域測定		
			・Bulgeサインの確認（関節液の貯留）		

④ アセスメントの手順

1 問診

主訴

「動く」ことに対して、日ごろ感じていること、困ったこと、苦痛に思っていることはないか。

心理的側面

- 心理状態：動くことに関する意欲、不安、ストレス、自尊心の低下
- 価値・信条：運動・休息することへの考え方
- 精神疾患の既往

社会的側面

- 生活・環境：動くことが必要になる生活習慣や趣味、活動の多い職業か、バリアフリーや階段の多さ・坂道があるなどの居住環境、学校・職場環境
- 家族背景：家族構成、家族関係、家族の支援体制、運動・休息に対する家族の価値観
- 経済的状況：社会資源の活用状況

身体的側面

アセスメントで得たい情報

脳・脊髄、末梢神経	意識レベル	・Glasgow Coma Scale（GCS）、Japan Coma Scale（JCS）
	認知機能	・改訂長谷川式簡易知能評価スケール（HDS-R） ・Mini Mental State Examination（MMSE）
	・運動麻痺、不随意運動	
筋肉・骨・関節	・筋肉の痛み、筋力低下の有無、関節の痛み、動かしにくさ、骨粗鬆症や骨折の既往	

アセスメントの手順・所見

(1) 脳・脊髄、末梢神経

■所見
- 意識レベルの低下は、動くための指令を出す中枢である大脳の機能低下を示唆する。また、記銘力や判断力の低下、行動を計画し実行する能力の低下など、認知機能の低下は目的にみあった行動を安全にとることに影響する。
- 運動麻痺とは随意的な運動ができない状態であり、脳出血や脳梗塞など上位運動ニューロン（錐体路）の障害によるものと、糖尿病など下位運動ニューロンの障害によるものとがある。
- 不随意運動とは意思とは関係なく生じる筋収縮で、規則的に出現する振戦、非規則的に出現するジスキネジアなどがある。主に、大脳基底核や小脳に問題があるときにみられる。

(2) 筋肉・骨・関節

■所見
- 筋肉の痛みは、運動後や筋炎などでみられる。
- 一つの関節に限局した関節痛（単関節痛）は、感染、痛風、変形性関節症、外傷などでみられる。複数の関節痛（多発性関節痛）は、関節リウマチ、全身性エリテマトーデスなどで生じる。

2 視診

アセスメントで得たい情報

筋肉	・筋肉のつき具合、左右対称性、筋萎縮、四肢の太さ
関節	・関節の形・変形の有無、左右対称性、皮膚色、腫脹
骨格・姿勢	・脊柱の状態：彎曲の状態、左右対称性、脊椎の突出・陥没 ・四肢の状態・姿勢：四肢の長さ、両下肢の骨格の変形、股関節・骨盤の左右対称性
歩行	・歩行状態：歩行姿勢、歩行の安定性、身体の揺れ、歩幅、跛行

アセスメントの手順・所見

(1) 筋肉

1）対象者に上半身を露出してもらい、上肢・体幹の筋肉を視診する。まず、左右の同じ部位で比較し、異常がみられた場合は、その周囲筋肉と比べる。
2）次に、下肢を露出してもらい、筋肉を視診する。

■所見
- 正常では、筋肉のつき具合は左右対称である。
- 筋萎縮では、筋肉が弛緩して平らになり、垂れ下がっている。
- 筋萎縮には、下位運動ニューロンの障害による神経原性筋萎縮と、筋自体の障害による筋原性筋萎縮、長期臥床などによる廃用性筋萎縮がある。神経原性筋萎縮は遠位筋が萎縮し、筋萎縮性側索硬化症などでみられる。筋原性筋萎縮は近位筋が萎縮し、進行性筋ジストロフィーや多発性筋炎などにより生じる。

(2) 関節

■所見
- 正常では左右対称で変形はない。また、皮膚の変色はない。
- 関節・骨の変形は、骨折や脱臼を疑う。

(3) 骨格・姿勢

①脊柱の視診

［側面から］
1）対象者には服を脱いでもらうか、体型にぴったりした洋服に着替えてもらう。
2）直立位を側面から観察し、彎曲の状態を観察する。

［背面から］
1）検者は対象者の背後に立ち、脊椎の偏位の有無を視診する。また、両肩の高さ、両肩甲骨の高さ、ウエストラインの左右差を視診する。
2）次に、対象者に腰を曲げ前屈してもらい、前傾姿勢時の両肩の高さに左右差がないかを視診する（図1）。

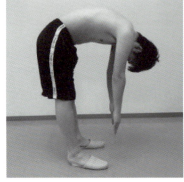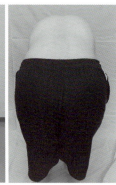

図1　前傾姿勢での側彎の確認

②四肢長の測定

1）上肢長：肩峰外側端から橈骨茎状突起までの距離を測定する（図2）。
2）下肢長：上前腸骨棘から足関節内果までの距離を測定する（図3）。

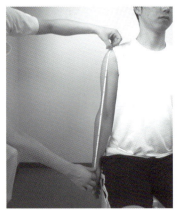

図2　上肢長の測定

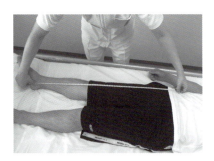

図3　下肢長の測定

■所見
- 正常では、脊柱には生理的彎曲（頸部は前彎、胸部は後彎、腰部は前彎）がある。脊柱は正中位にあり、椎骨の突出や陥没はない。四肢の長さに左右差はない。乳幼児の膝は生理的に内反（O脚）しているが、歩行開始後より徐々に外反し、成人では約4°の外反（X脚）を示す。
- 側面からの観察で、凹背は前彎症、円背は後彎症を疑う（図4）。
- 背面からの観察で、外側方向に変異がある場合は側彎症を疑う。前屈したときに背部の高さが左右で違う場合も側彎症を疑う。
- 骨折や脱臼などにより、四肢長に2cm以上の左右差を生じると、跛行などの歩行障害の原因となる。
- 立位時、両足底の床への着き方が異なる（下肢長不同）場合は、股関節や姿勢のねじれ、側彎症が生じている可能性がある。

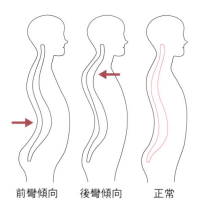

図4 脊柱の前彎・後彎
小野田千枝子ほか（2008）:実践！フィジカル・アセスメント―看護者としての基礎技術―改訂第3版, 金原出版, p.127, 一部改変.

(4) 歩行
1) 対象者に裸足で床を歩いてもらい、歩行の姿勢、安定性、身体の揺れ、歩隔、歩幅、跛行の有無などを観察する。
2) 次に方向を転換してもらい、そのスムーズさを観察する。

■所見
- 歩行の状態を観察することで、下肢の筋力、関節可動域、運動調節能力、姿勢保持能力を評価することができる。
- 正常では、大きな身体の動揺はなく、バランスよくまっすぐ歩ける。歩幅は一定で左右の足の出方は同様である。
- 歩行の異常は、錐体路障害、小脳・錐体外路系の障害、筋肉の障害などにより生じる。

3 触診

アセスメントで得たい情報

筋肉	・固縮・痙縮・弛緩、萎縮
関節	・関節の形・変形、左右対称性、圧痛・腫脹・熱感
骨格・姿勢	・脊柱の状態：左右対称性、脊椎の突出・陥没、圧痛

アセスメントの手順・所見

(1) 筋肉
1) 肘関節（屈曲・伸展、回内・回外）、手関節（屈曲・伸展）、膝関節（屈曲・伸展）、足関節（屈曲・伸展）を他動的に動かして、その抵抗から筋緊張をみる。
2) 対象者に、力を抜いて手（足）を動かそうとしないよう伝え、検者が対象者の手（足）を動かす（図5）。

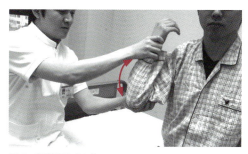

図5 筋緊張のみかた

■所見
- 正常では、骨格筋はたえず収縮した状態にあり、筋緊張（筋トーヌス）は適度に保たれている。筋緊張低下や筋萎縮がある場合はやわらかい。
- 他動運動に対し、常に抵抗がある場合を固縮という。また、急激な他動運動に抵抗を示すが、あるところまで動かすと急に抵抗が減じる場合を痙縮という（折りたたみナイフ現象）。筋緊張の低下では、抵抗が減弱または消失している。
- 上位運動ニューロンの障害では、筋伸張反射が過剰に働き、筋トーヌスは亢進する（固縮、痙縮）。下位運動ニューロンの障害では、筋トーヌスは低下（弛緩）し、筋は著明に萎縮する。

(2) 関節

■所見
- 正常では、左右対称で変形はない。また、皮膚の変色、圧痛・腫脹・熱感はない。
- 関節の圧痛、腫脹、熱感がある場合は、関節リウマチ、関節炎などを疑う。足の母指に発赤、熱感、疼痛がある場合は痛風の可能性がある。
- 関節・骨の変形は、骨折や脱臼を疑う。

(3) 骨格・姿勢

脊柱の両側を母指で押しながら、頸椎から順に触診する。

■所見
- 正常では脊柱は左右対称であり、椎骨の突出・陥没、圧痛はない。
- 圧痛は、骨折、関節炎を示唆する。

4 検査

アセスメントで得たい情報

中枢神経、末梢神経	画像診断結果	・CT、MRI
	小脳機能	・指鼻指試験、指鼻試験、急速回内回外試験、かかとすね試験 ・ロンベルグ試験（平衡機能）
	脊髄	・深部腱反射、表在性反射、病的反射
	感覚神経	・表在知覚、深部知覚、複合知覚
筋肉	筋力	・バレー徴候（上肢・下肢） ・握力測定 ・徒手筋力テスト（manual muscle test：MMT）
	血液検査	・総蛋白、アルブミン、ヘモグロビン（血色素量）、カルシウム
骨		・骨密度
関節		・関節可動域測定 ・Bulgeサインの確認（関節液の貯留）

アセスメントの手順・所見

(1) 中枢神経、末梢神経
- CTやMRIの画像上で、覚醒や認知を悪化させる診断がないか確認する。
- 小脳機能、平衡機能、反射、感覚機能のアセスメントは、恒常性維持のための調節機構―神経性調節（p.66～74）参照。

(2) 筋肉

①上肢のバレー徴候
1) 対象者に手のひらを上に向けて肘を伸ばし、まっすぐ前に上げてもらう（図6左）。
2) この姿勢を20秒程度保持するよう伝え、腕が下がってこないか、手のひらを上に向けたままでいられるかを観察する。

■所見
- 正常では上肢を保持できるが、錐体路障害や上肢の筋力低下があると、腕が回内しながら下降してくる（図6右、バレー徴候陽性）。

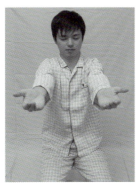
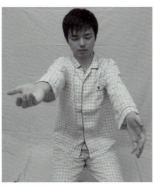

図6　上肢のバレー徴候の観察（右：バレー徴候陽性）

②下肢のバレー徴候
1）対象者に腹臥位で両膝関節を約45°屈曲してもらう（図7上）。
2）この姿勢を20秒程度保持するよう伝え、下肢が下がってこないかを観察する（図7下）。

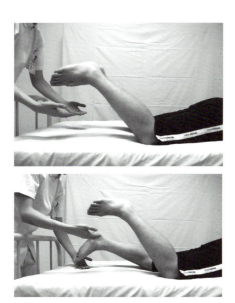

図7　下肢のバレー徴候の観察（下：バレー徴候陽性）

■所見
- 正常では下肢を保持できるが、錐体路障害や下肢の筋力低下があると下腿が下降してくる（図7下、バレー徴候陽性）。

③握力測定
1）検者の2本の指（図8）を対象者に握ってもらう。
2）握られた指を引っ張り、抜けないかを左右で確認する（図9）。

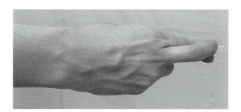

図8　握力測定時の検者の手

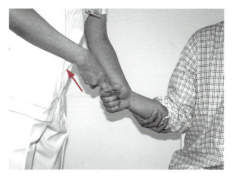

図9　握力測定

■所見
- 正常な握力があれば、検者の指が抜けることはない。

④徒手筋力テスト（manual muscle test：MMT）
1）検査する部位に合わせて、対象者に適した姿勢をとってもらう。必要時、テスト部位を露出させて筋収縮をみやすくする。
2）抵抗は、検査する筋や筋群の運動方向と正反対で、関節の遠位端に徐々に加える。
3）代償動作を防止するために、テスト部位の関節よりも中枢側の関節を固定する。固定が不十分だと代償動作が起こり、正確性を欠くことになる。

表1　徒手筋力テスト（manual muscle test: MMT）

数的スコア	質的スコア	評価基準
5	Normal（N）	強い抵抗に抗して完全に動かせる
4	Good（G）	いくらかの抵抗に抗して完全に動かせる
3	Fair（F）	重力に抗して完全に動かせる
2	Poor（P）	重力の影響を排除すれば完全に動かせる
1	Trace（T）	筋の収縮は認めるが関節は動かない
0	Zero（Z）	筋の収縮がまったく認められない

→ :検者が力を加える方向
→ :対象者が抵抗して力を加える方向

[三角筋]

対象者に肩関節外転90°を保持してもらう。検者は、上腕骨遠位部を把持し、肩関節内転の方向に抵抗をかける（図10）。

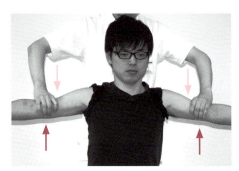

図10　三角筋の筋力テスト

[上腕二頭筋]

対象者に肘関節を最大屈曲で保持してもらう。検者は前腕遠位部を把持し下方に抵抗をかける。代償動作を防止するために、検査側の肩関節の前上面をもう一方の手で固定する（図11）。

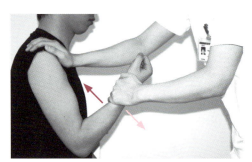

図11　上腕二頭筋の筋力テスト

[上腕三頭筋]

腹臥位の状態で肘関節をまっすぐ伸ばしてもらう。検者は前腕遠位部を把持し、肘関節屈曲の方向に抵抗をかける。代償動作を防止するために、検査側の肘関節をもう一方の手で把持し固定する（図12）。対象者が腹臥位をとれない場合は、座位で実施することもある（図13）。

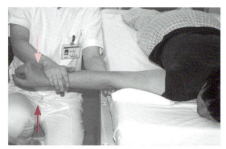

図12　上腕三頭筋の筋力テスト（腹臥位）

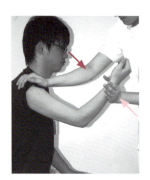

図13　上腕三頭筋の筋力テスト（座位）

[中殿筋]

検査側を上にした側臥位の状態で、股関節を外転保持してもらう（図14）。検者は大腿遠位部外側を把持し、下方へ抵抗を加える（図15）。対象者が側臥位をとれない場合は、座位で実施することもある（図16）。

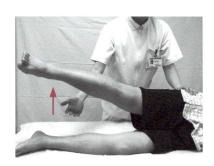

図14　中殿筋の筋力テスト（側臥位：抵抗なし）

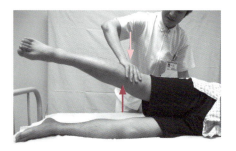

図15　中殿筋の筋力テスト（側臥位：抵抗あり）

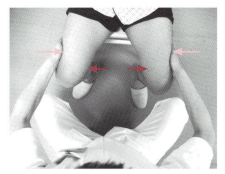

図16 中殿筋の筋力テスト（座位）

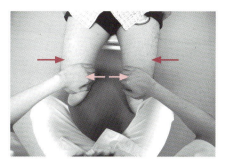

図19 股関節の内転筋群の筋力テスト（座位）

［股関節の内転筋群］

　検査側を下にした側臥位の状態で、股関節を内転保持してもらう（図17）。検者は、大腿遠位部内側を把持し、下方へ抵抗を加える。非検査側の股関節が約25°外転位となるよう下肢を固定する（図18）。対象者が側臥位をとれない場合は、座位で実施することもある（図19）。

［大腿四頭筋］

　体幹を後方傾斜し、両上肢を体幹後方の座面に置いた姿勢で、膝関節を0°伸展保持してもらう。検者は下腿遠位部を把持し、下方へ抵抗を加える（図20）。

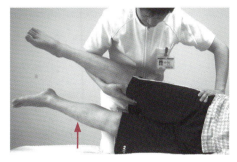

図17 股関節の内転筋群の筋力テスト（側臥位：抵抗なし）

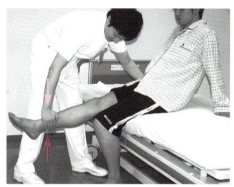

図20 大腿四頭筋の筋力テスト

［大腿二頭筋］

　腹臥位の状態で、膝関節を約90°屈曲保持してもらう。検者は下腿遠位部を把持し、下方へ抵抗を加える（図21）。

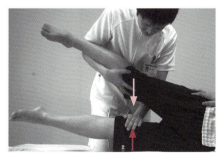

図18 股関節の内転筋群の筋力テスト（側臥位：抵抗あり）

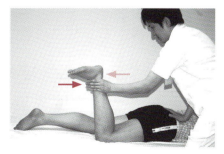

図21 大腿二頭筋の筋力テスト

［腓腹筋］

検査側の膝関節伸展位でつま先立ちをしてもらい（図22）、1～9回できるものをMMT3、25回以上できるものをMMT5とする。

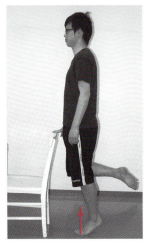

図22　腓腹筋の筋力テスト

⑤血液検査

各項目の基準値は、p.241の「検査値基準範囲一覧」を参照。

■所見
- 低栄養状態が続くと、蛋白質の不足により骨格筋の筋肉量減少、筋力低下を生じる。
- 低カルシウム血症では、テタニー（体幹、四肢の筋収縮）がみられる。

(3) 骨

■所見
- 骨密度は若年成人平均値（YAM; young adult mean）と比較し、70％以下または－2.5SD（Standard Deviation; 標準偏差）以下の場合は骨粗鬆症と診断される。また、骨密度が－2.5SDより大きく－1.0SD未満の場合を骨量減少とする。
※YAM：腰椎では20～44歳、大腿骨近位部では20～29歳。

(4) 関節

①関節可動域測定

関節が可動可能な角度の範囲を関節可動域（ROM; range of motion、図24）という。

1) 対象者に測定目的、方法をわかりやすく説明する。検者が見本を見せて、同じようにしてもらってもよい。
2) 正確な角度が必要な場合は、角度計（図23）を用いて測定する。

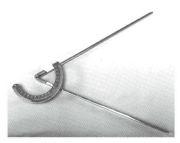

図23　角度計

3) 関節の基本肢位を「基本軸」、運動後の肢位を「移動軸」とし、基本軸と移動軸の交点を角度計の中心に合わせ、関節の最大可動域を測定する。測定値は5°刻みで表記する。
4) 原則として、他動運動による角度を測定するが、自動運動との角度差の有無も検討する。
5) 近位関節部位を固定し、代償動作を防止する。
6) 角度を測定するだけでなく、対象者の表情、関節運動の抵抗感や疼痛を確認する。
7) 測定結果は、参考可動域、左右差、年齢、性、測定肢位、測定方法を考慮しアセスメントする。

■所見
- 関節可動域の制限がある場合は、関節の炎症や拘縮、筋肉の萎縮などが考えられる。

図24 関節可動域の一例

部位名	運動方向	参考可動域角度	基本軸	移動軸	測定肢位および注意点	参考図	
肩 shoulder (肩甲帯の動きを含む)	屈曲（前方挙上）forward flexion	180	肩峰を通る床への垂直線（立位または座位）	上腕骨	前腕は中間位とする。体幹が動かないように固定する。脊柱が前後屈しないように注意する。	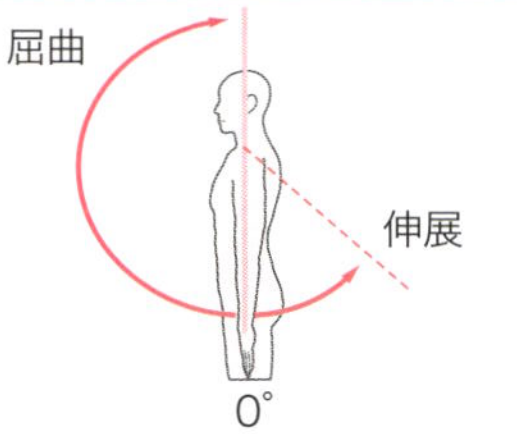	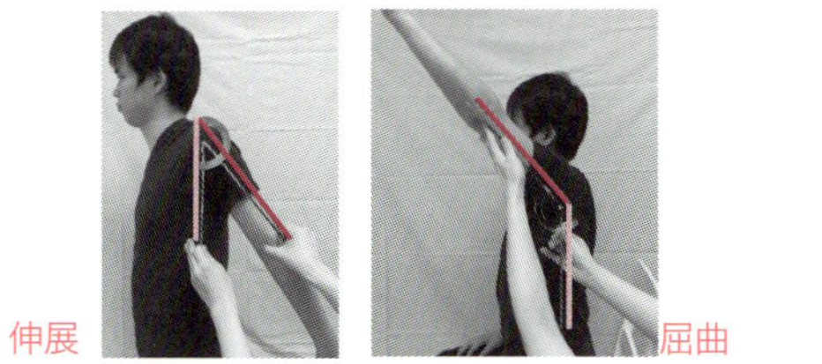
	伸展（後方挙上）backward extension	50					
	外転（側方挙上）abduction	180	肩峰を通る床への垂直線（立位または座位）	上腕骨	体幹の側屈が起こらないように90°以上になったら前腕を回外することを原則とする。	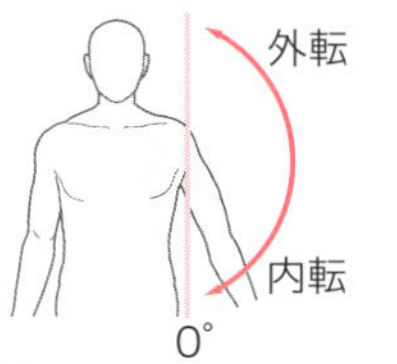	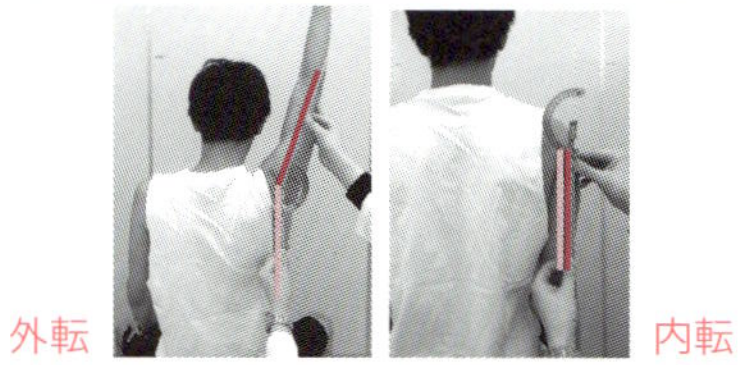
	内転 adduction	0					
	外旋 external rotation	60	肘を通る前額面への垂直線	尺骨	上腕を体幹に接して、肘関節を前方90°に屈曲した肢位で行う。前腕は回内外中間位とする。	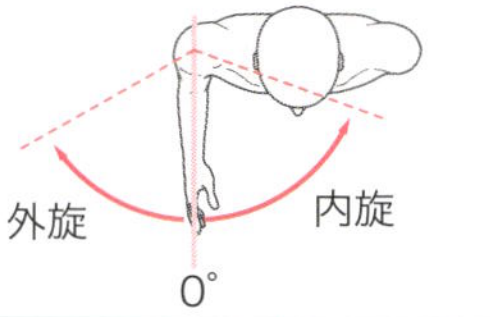	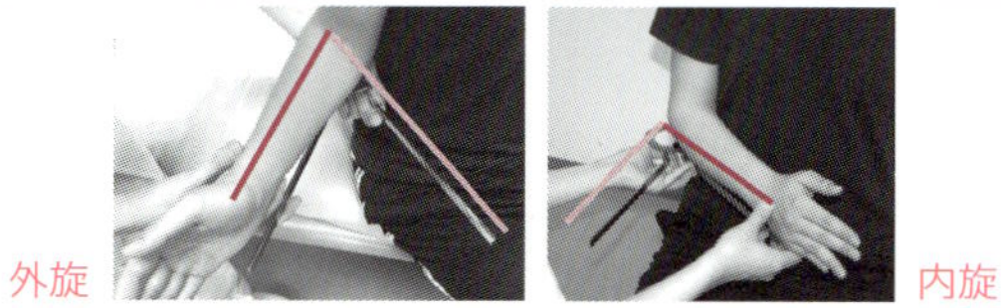
	内旋 internal rotation	80					
肘 elbow	屈曲 flexion	145	上腕骨	橈骨	前腕は回外位とする。	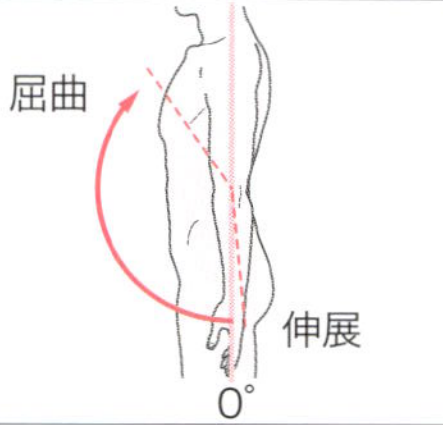	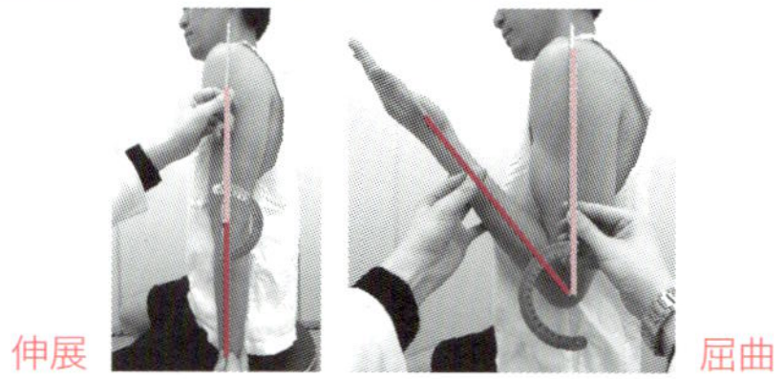
	伸展 extension	5					
手 wrist	屈曲（掌屈）flexion (palmar flexion)	90	橈骨	第2中手骨	前腕は中間位とする。	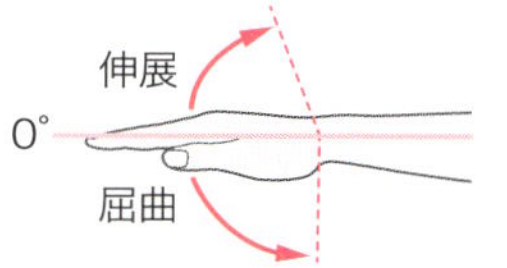	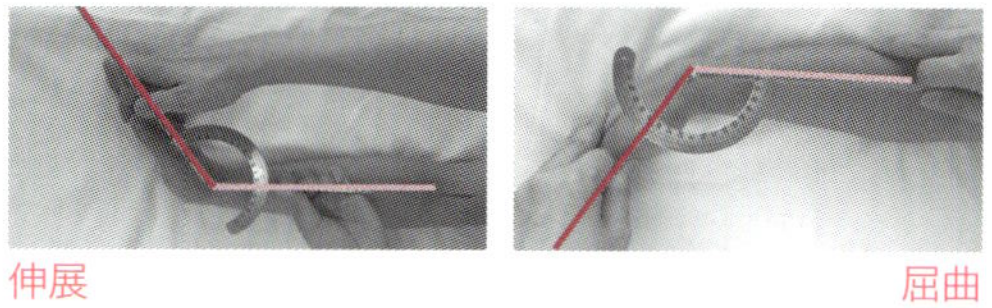
	伸展（背屈）extension (dorsiflexion)	70					
	橈屈 radial deviation	25	前腕の中央線	第3中手骨	前腕を回内位で行う。	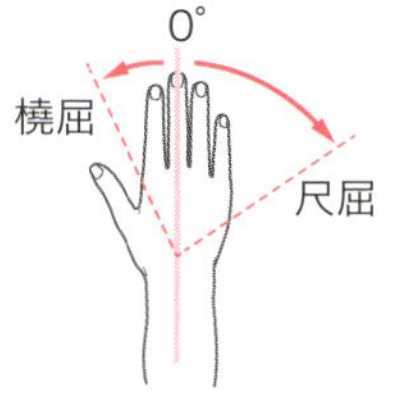	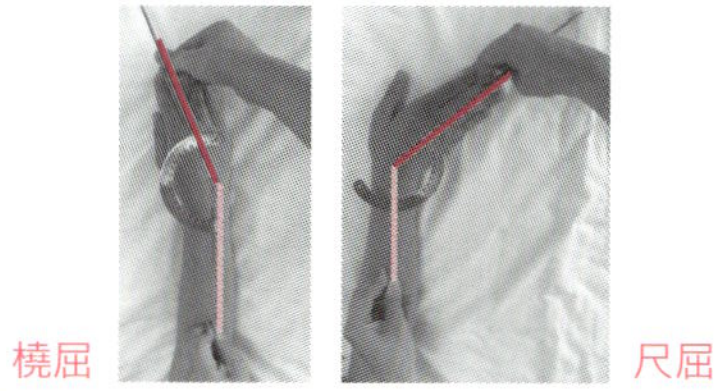
	尺屈 ulnar deviation	55					

図 24 つづき

部位名	運動方向	参考可動域角度	基本軸	移動軸	測定肢位および注意点	参考図	
股 hip	屈曲 flexion	125	体幹と平行な線	大腿骨（大転子と大腿骨外顆の中心を結ぶ線）	骨盤と脊柱を十分に固定する。 屈曲は背臥位、膝屈曲位で行う。 伸展は腹臥位、膝伸展位で行う。	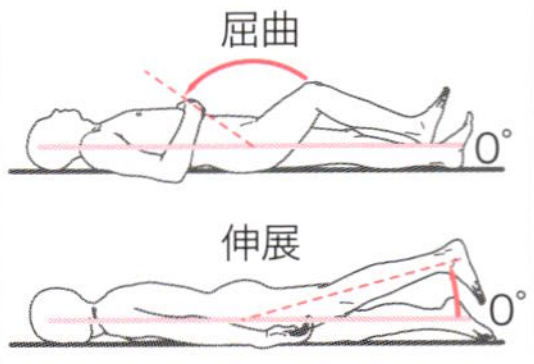	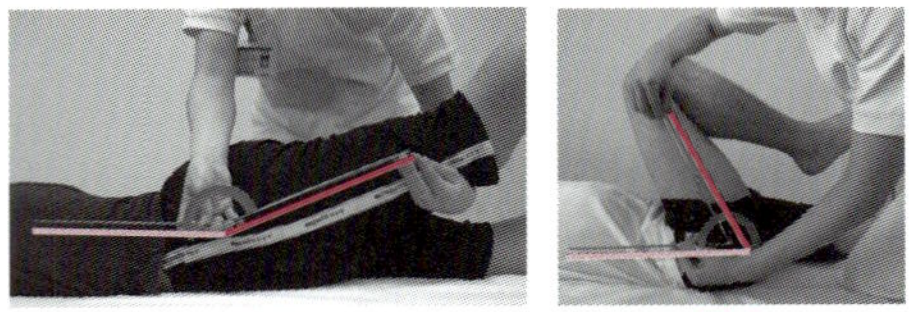 伸展　屈曲
	伸展 extension	15					
	外転 abduction	45	両側の上前腸骨棘を結ぶ線への垂直線	大腿中央線（上前腸骨棘より膝蓋骨中心を結ぶ線）	背臥位で骨盤を固定する。 下肢は外旋しないようにする。 内転の場合は、反対側の下肢を屈曲挙上してその下を通して内転させる。	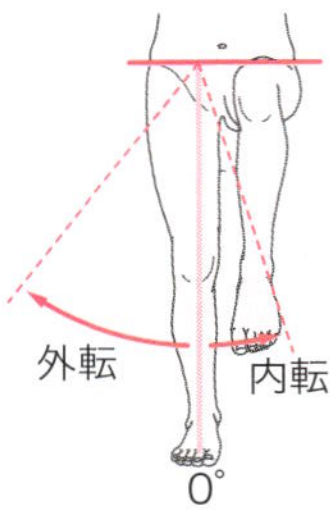	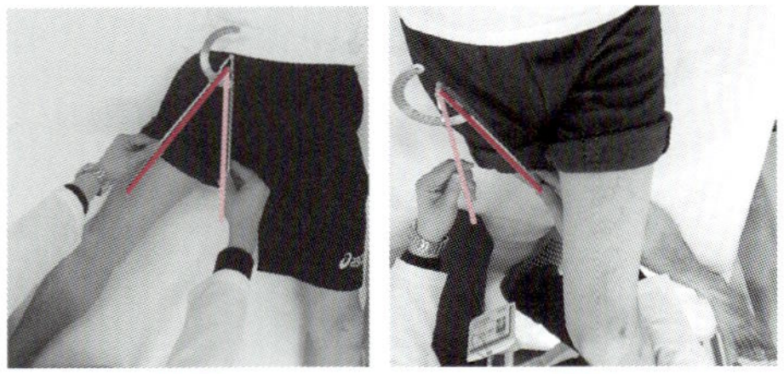 外転　内転
	内転 adduction	20					
	外旋 external rotation	45	膝蓋骨より下ろした垂直線	下腿中央線（膝蓋骨中心より足関節内外果中央を結ぶ線）	背臥位で、股関節と膝関節を90° 屈曲位にして行う。 骨盤の代償を少なくする。	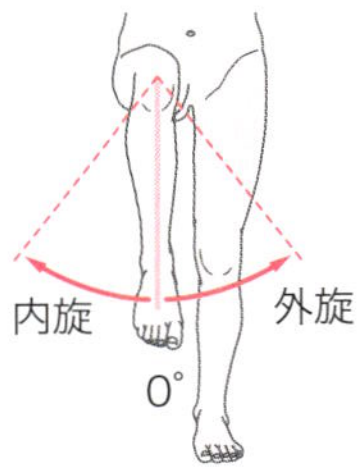	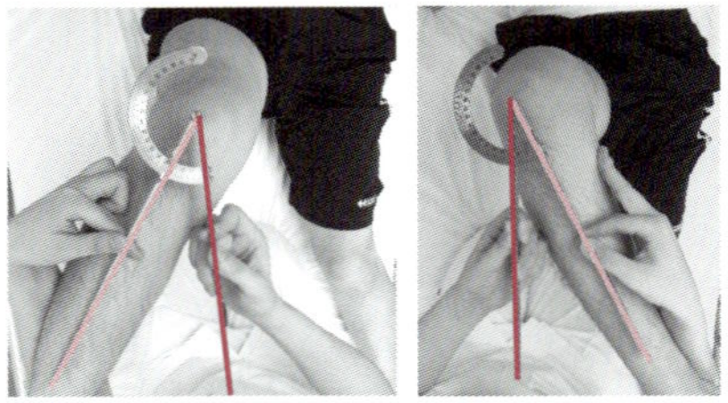 内旋　外旋
	内旋 internal rotation	45					
膝 knee	屈曲 flexion	130	大腿骨	腓骨（腓骨頭と外果を結ぶ線）	屈曲は股関節を屈曲位で行う。	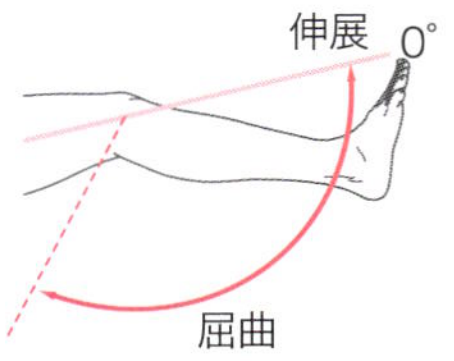	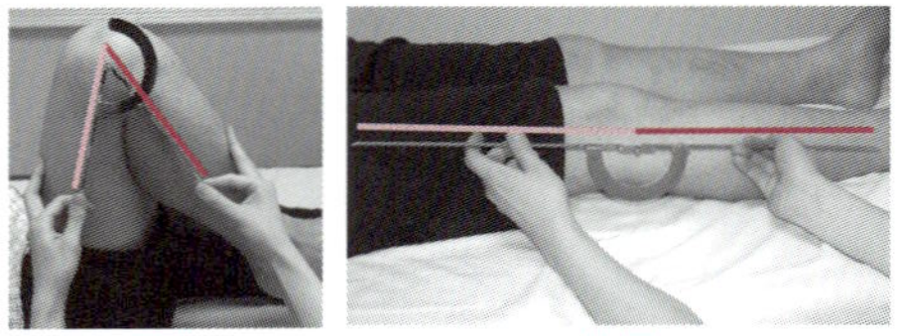 屈曲　伸展
	伸展 extension	0					
足 ankle	屈曲（底屈） flexion (plantar flexion)	45	腓骨への垂直線	第5中足骨	膝関節を屈曲位で行う	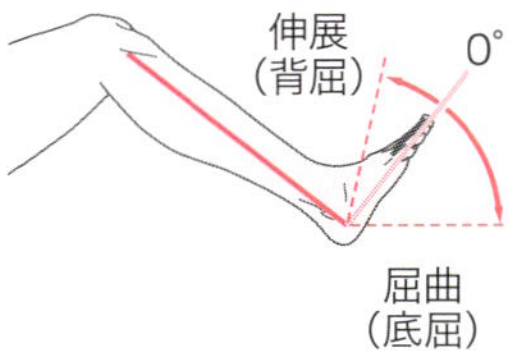	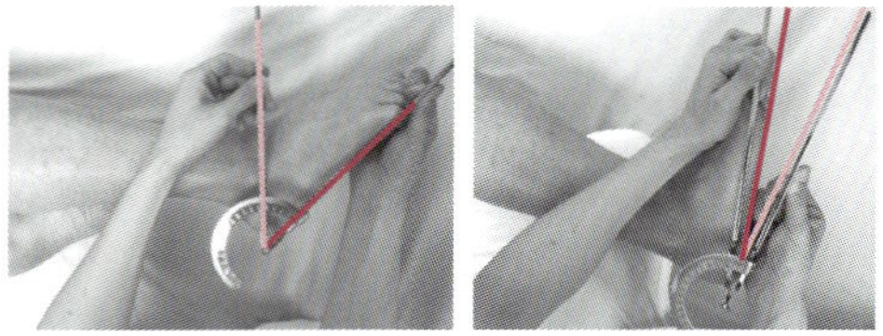 屈曲（底屈）　伸展（背屈）
	伸展（背屈） extension (dorsiflexion)	20					

日本整形外科学会，日本リハビリテーション医学会作成（一部抜粋）

② Bulge サインの確認

1）対象者は仰臥位になり、膝を十分に伸展する。
2）検者は片手を膝蓋上嚢部に置き、関節液を下方へ移動させる。
3）膝の内側面を下向きになで、外側表面に関節液を押し出す（図25左）。
4）膝蓋骨外側面をやさしくなでるかまたは押すと、関節液があれば液の波動やふくらみが内側に確認できる（図25右）。

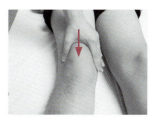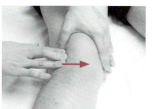

図25　Bulge サインの確認

■所見

- 関節液の貯留がある場合、膝蓋骨内側に液の波動やふくらみが認識できるようになる（Bulge 徴候陽性）。関節滲出液は、関節リウマチ、変形性膝関節症、痛風、外傷などの多くの関節疾患で生じうる。

⑤ アセスメントの実際：右被殻出血後遺症のため、左片麻痺があるDさんの「動く」を支援する

A 事例の概要

　Dさんは54歳の男性。証券会社に勤務し、部長として部下を束ねる立場にあった。外向的な性格で週末はゴルフやジョギングをし、ときどきフルマラソン大会にも参加していたが、2ヵ月前に会社で突然倒れ、病院に搬送された。検査の結果、右被殻出血と診断され、血腫除去術が施行された。手術後、左片麻痺を認めるものの、経過は順調で、毎日、理学療法室で機能訓練を行っている。しかし、以前の自分と違い、思うように動けないことに落ち込んでおり、「もうだめだ。仕事もできないし、家計も支えられない。生きていたって仕方がない」とつぶやいている。

　食事は左手で食器が持てないことから、滑り止め付きの食器を卓上に置き、右手で箸を使って摂取しているが、食欲がなく、毎食半分程度残している。夜間の排泄は、ベッドからトイレまでの移動がまだ不安定で転倒の危険が大きいことから、ベッド上で行っている。昼間は自分で移動しトイレで排泄しているが、排便時は衣類の着脱が難しいことから、看護師が介助している。

　歩行は、右手で杖を使うことで可能である。しかし、Dさんは「入院前より筋肉が落ちてきているし、こんなんじゃ、家に帰っても迷惑をかけるだけだ。妻も娘もきっと迷惑に違いない」と悲しそうにしている。

　大学生と高校生の娘、妻との4人暮らしで、妻は現在、パートで働きながら生計を立て、1週間に1度の割合で面会に来ている。

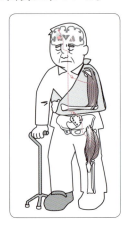

B Dさんの「動く」のアセスメント結果

　Dさんは、脳出血による後遺症で左片麻痺となり、すべての日常生活行動の基盤となる「動く」の機能が障害されている。急性期の治療を乗り越え回復期にある現在、セルフケア能力の拡大、社会復帰に向けてDさんの「動く」を支援していくことが重要である。

　Dさんは、入院、手術による活動量低下によるものと思われる右半身（非麻痺側）の筋力低下を認めている。また、左上下肢（麻痺側）には痙縮が認められ、関節可動域の低下もある。歩行は痙性片麻痺歩行であり、骨盤のゆがみと筋緊張によると考えられる腰痛が出現している。以上より、「動く」に必要なからだの機能のなかでも、「筋肉が収縮・弛緩する」、「骨と関節が動く」に焦点を当てて、心理的・社会的な支援とともに看護援助を組み立てていく必要がある。

		Dさんのアセスメント結果	結果から言えること
心理的側面		・「もうだめだ。仕事もできないし、家計も支えられない。生きていたって仕方がない」、「入院前より筋肉が落ちてきているし、こんなんじゃ、家に帰っても迷惑をかけるだけだ。妻も娘もきっと迷惑に違いない」との言動がある。 ・精神面の既往歴なし。外向的な性格。	・回復期にある現在、自分でできることを増やしたいとリハビリテーションに意欲的に取り組む一方、思うように動かないことへのいらだち、社会復帰への不安、家族に対する申し訳なさを感じている。
社会的側面	問診	・54歳、男性、証券会社（デスクワーク）で部長をしている。勤続年数30年以上。 ・趣味はゴルフ、ジョギング。マラソン大会にも出場していた。 ・妻は週6日のパート勤務。娘2人の世話と家計に不安を抱いている。Dさんに早く回復してもらい、仕事に復帰してほしいと願っている。自宅介護は現時点では困難なため、転院を希望している。 ■86 脳梗塞　●66 乳がん □62　□60　□54　○50 　　　　　　□20　○17	・一家の大黒柱として家族を支え、勤務先では部長の役割を担うDさんにとって、「動く」ことはすべての生活の基盤であった。脳出血による身体機能の変化は、経済状況、役割関係など、社会的側面にも大きな影響を及ぼしている。
身体的側面	視診	・意識レベル：GCS E4V5M6、HDS-R 26点。 ・リハビリテーションを開始してから、軽度の腰痛がある。30分以上の歩行で腰痛の悪化あり。 ・関節：変形なし。 ・脊柱：正中位、生理的彎曲。 ・姿勢：骨盤の歪みあり。 ・歩行：患肢を引きずり、足が外側から回って前に出るような歩行（痙性片麻痺歩行）。	・意識レベル、認知機能に問題はない。 ・骨盤の歪みがみられ、腰痛はそれによるものと推測できる。痙性片麻痺歩行により、特定の筋肉に負荷がかかり、長時間の歩行で腰痛が出現している可能性がある。
	触診	・筋肉：左上下肢の痙縮。左上下肢の主要筋肉（上腕二頭筋、上腕三頭筋、大腿四頭筋、腓腹筋）の軽度萎縮。	・左上下肢は廃用性の筋萎縮、上位運動ニューロン（錐体路）障害による痙縮が認められる。
	検査	・CT結果：入院当初CT画像にて、右被殻に出血巣（高吸収域）あり。現在は、同部位に血腫（低吸収域）を認める。 ・深部腱反射：右上下肢2+、左上下肢3+。 ・病的反射：バビンスキー反射　右（−）、左（+） ・感覚機能：表在感覚鈍麻、深部感覚鈍麻 ・MMT（右/左）：上腕二頭筋4/2、左上腕三頭筋4/2、左大腿四頭筋4/2、左腓腹筋4/2 ・血液検査：総蛋白5.8g/dL、アルブミン3.0g/dL、ヘモグロビン（血色素量）12g/dL ・関節可動域：健側の右上下肢の関節可動域は制限なし。左肩屈曲150°／伸展30°／外転150°／内転0°／外旋45°／内旋60°、肘関節屈曲110°／伸展−10°、股関節屈曲100°／伸展0°／外転30°／内転10°／外旋30°／内旋30°	・上位運動ニューロン（錐体路）障害による左上下肢の反射亢進、病的反射、感覚鈍麻が認められる。 ・麻痺側だけでなく、非麻痺側である右上下肢にも軽度の筋力低下が認められる。 ・血液データ上、栄養状態の低下があり、活動量と栄養摂取量のバランスに問題がある可能性がある。 ・麻痺側である左上下肢の関節可動域制限がある。

C ヘルスアセスメントを生かした看護目標と看護ケア

> **看護目標：セルフケア能力の拡大に向けて、意欲的にリハビリテーションに取り組むことができる**
> **小目標：** 1）右上下肢の筋力、左上下肢の関節可動域が改善する
> 　　　　　2）活動に必要なエネルギーを摂取できる
> 　　　　　3）骨盤の歪みによる腰痛が軽減する
> 　　　　　4）リハビリテーションへの意欲を維持できる

1）右上下肢の筋力、左上下肢の関節可動域が改善する

Dさんには、麻痺による自動運動消失が原因と考えられる左上下肢の関節可動域制限と、非麻痺側である右上下肢の主要筋肉の筋力低下が認められる。この状態が続くと、左上下肢の関節の拘縮、右上下肢の筋力低下が進み、基本動作（座位・立位・歩行）や姿勢保持が難しくなる可能性がある。

片麻痺患者の場合、非麻痺側の過度な運動は、麻痺側の筋緊張を亢進させることがある。よって、食事や排泄などの生活行動にともなう基本動作（寝返り、起き上がり、座位、立位、歩行）を繰り返すなかで、非麻痺側の筋力維持、向上を目指すことが重要である。また、左上下肢の関節可動域については、看護師による他動運動に加え、歯磨き、うがいを両手で行ったり、食事の際に麻痺側上肢で食器を押さえるなどの補助的動作を促して、維持、向上を目指していくことも可能である。

2）活動に必要なエネルギーを摂取できる

血液検査の結果から、軽度の低栄養と判断でき、両上下肢の筋力低下は栄養面からの影響も考えられる。Dさんは食欲低下によって食事摂取が進まないなかで、理学療法室での機能訓練、病棟でのトイレ歩行に取り組むなど、活動量と栄養摂取量とのバランスが保たれていない可能性がある。

セルフケア能力、QOLを高めるためには、Dさんの活動量を把握し、それに見合うだけの栄養が摂れるよう、管理を行うことが重要となる。蛋白質や糖質の豊富な食事内容を栄養士に相談したり、経口栄養剤の併用について検討していくこと、また、Dさんがおいしく食事を楽しめるよう、食欲低下の原因をアセスメントし、対策を講じることも重要な看護ケアとなる。

3）骨盤の歪みによる腰痛が軽減する

リハビリテーションを開始してから腰痛が始まり、長時間の歩行で悪化する状態である。これは、姿勢のアセスメントでみられた骨盤の歪み、歩行時の痙性片麻痺歩行が原因である可能性がある。

骨盤の歪みを悪化させないため、ベッド上で臥床している際の姿勢を整えること、座位、立位時に正しい姿勢をとれるようDさんとともに確認する作業が必要となる。また、片麻痺の患者は麻痺側の下肢を振り出す歩行となりやすく、特定の筋肉に負荷がかかることで、その部位に痛みが生じやすい。理学療法士とも相談し、歩行訓練、ストレッチなどを行い、腰痛の軽減に努めることが重要である。

4）リハビリテーションへの意欲を維持できる

急性期治療を乗り越え回復期にあるDさんは、現在、思うように動けないことへのいらだち、社会復帰への不安、家族に対する申し訳なさを感じている。そのようななかでも、毎日リハビリテーションに取り組むことができているのはDさんの強み

である。Dさんの努力を認め、できていることに目を向けられるよう支援することが、リハビリテーションへの意欲を維持するために大切である。また、1週間に1度面会に来る妻に必ず声をかけ、家庭の状況、今後への思いを確認すると同時に、Dさん・家族・医療者が目標を共有できるよう、話し合いの場を設定することも重要な看護ケアとなる。

参考文献
- リン.S.ビックリー, ピーター.G.シラギ, リチャード.M.ホフマン／有岡宏子, 井部俊子, 山内豊明 日本語版監修 (2022)：ベイツ診察法 第3版, メディカル・サイエンス・インターナショナル.
- 福田修監修 (2010)：PT・OTのための測定評価DVD Series1 ROM測定 第2版, 三輪書店.
- 福田修監修 (2008)：PT・OTのための測定評価DVD Series3 MMT－頭部・頸部・上肢, 三輪書店.
- 福田修監修 (2008)：PT・OTのための測定評価DVD Series4 MMT－体幹・下肢, 三輪書店.
- 菱沼典子 (2017)：看護 形態機能学 生活行動からみるからだ 第4版, 日本看護協会出版会.
- 清村紀子, 工藤二郎編 (2014)：根拠と急変対応からみたフィジカルアセスメント, 医学書院.
- 日本整形外科学会, 日本リハビリテーション医学会 (1995)：関節可動域表示ならびに測定法, リハビリテーション医学, 32（4）, p.207-217.
- 日本骨代謝学会, 日本骨粗鬆症学会合同, 原発性骨粗鬆症診断基準改訂検討委員会(2013)：原発性骨粗鬆症の診断基準 (2012年度改訂版), Osteoporosis Japan, 21(1), p.9-21.
- 田崎義昭, 斎藤佳雄著, 坂井文彦改訂 (2016)：ベッドサイドの神経の診かた 改訂18版, 南山堂.

3 食べる

① ひとが生活するための「食べる」とは？

「食べる」ことは、生きるための最も自然な栄養補給法である。同時に、食べる時間や回数、儀式を重んじたり、幼少期を過ぎると自律を求められたり、また一方で、他者といっしょに食べることで交流が深まるなど社会的側面ももっている。「食べることが生きがい」、「別腹」と言うように、ひとの楽しみや快にもつながる心理的側面も備えている。

ひとにとって「食べる」とは、栄養補給のみの単元的ではなく、心理的、社会的側面が多元、複層的に関係しながら日々営まれる日常生活行動である。

日常生活行動「食べる」は、食べ物を胃で消化し、腸で吸収しからだに栄養を補給するだけではない。以下に述べるように身体的側面の機能だけでも非常に多元的である。

空腹を感じると食欲が湧く。これは血中のブドウ糖濃度の低下が視床下部に伝えられ、さらに大脳皮質に伝わり、空腹と食欲を認知したということである。

食べ物を見てにおいを嗅ぐと、海馬でその情報が味や硬さなどの記憶と統合され、扁桃体によって「おいしそう」などの価値・判断がされる。

食卓に座り、箸やスプーンを巧みに使い、食べ物を口に運ぶときには、骨と筋肉、脳と神経が機能し、日常生活行動「動く」の機能（前項参照）を使って、「食べる」ための姿勢をとり、口へと食べ物を運搬する。

また、口の開け方を食べ物に合わせることも、日常生活行動「食べる」を成立させる重要な要素である。口唇の準備は、脳神経の第Ⅶ神経（顔面神経）が支配している。

歯で食べ物を嚙み砕き、砕いた食べ物を耳下腺や顎下腺、舌下腺で分泌される唾液と混ぜて飲み込み（嚥下）、胃に送り届けている。胃に送り込む過程で、舌と口蓋や咽頭にある味覚と鼻の嗅覚で情報を得て、神経（顔面神経、舌咽神経、迷走神経）と脳を介して味わっている。

その後、胃で消化され、小腸で栄養が吸収され、上下腸間膜静脈、門脈へと流れ、肝臓で吸収され、糖やアミノ酸が貯蔵されていく。それ以外の消化物は、小腸から大腸に送られ、肛門から便として排出される。

本書では、『看護 形態機能学』に従い、肝臓で貯蔵されるまでを、日常生活行動「食べる」の身体的側面ととらえている[1]。なお、大腸からの機能は、「うんちをする」の枠組みに譲っている。

このように「食べる」は身体的側面だけでも、身体の形態と機能が複雑に絡み合って成り立っている。これに社会的、心理的側面が加わることで、ひとにとって「食べる」という意味の重みが増していく。経管栄養で栄養補給が行われている患者に本項で示したヘルスアセスメントを用いると、社会的・心理的側面の重要性が理解でき、患者にとって最善な看護援助を導くことが可能になる。

② 日常生活行動「食べる」を構成する「からだ」の機能

a 空腹を感じる
（ブドウ糖の血中濃度、視床下部、大脳皮質）
↓
b 食べ物を見て、においを嗅ぐ
（眼球、視神経、鼻腔、嗅神経）
↓
c 食べ物を判断する（海馬、扁桃体）
↓
d 食べ物を入れるための口の準備
（骨、筋肉、脳、神経、耳下腺、顎下腺、舌下腺）
↓
e 箸またはスプーン、皿などを持ち、食べ物を口に運ぶ
（骨、筋肉、脳、神経）
↓
f 食べ物を口に含み、噛む
（下顎骨、咀嚼筋、歯、耳下腺、顎下腺、舌下腺）
↓
g 味わう（舌、口蓋、咽頭、顔面神経、舌咽神経、迷走神経）
↓
h 飲み込む
（舌、舌下神経、舌咽神経、迷走神経、軟口蓋、喉頭蓋）
↓
i 消化する（胃、胃腺、胃液）
↓
j 栄養を吸収する（小腸、上下腸間膜静脈、門脈）
↓
k 栄養を蓄える（肝臓）

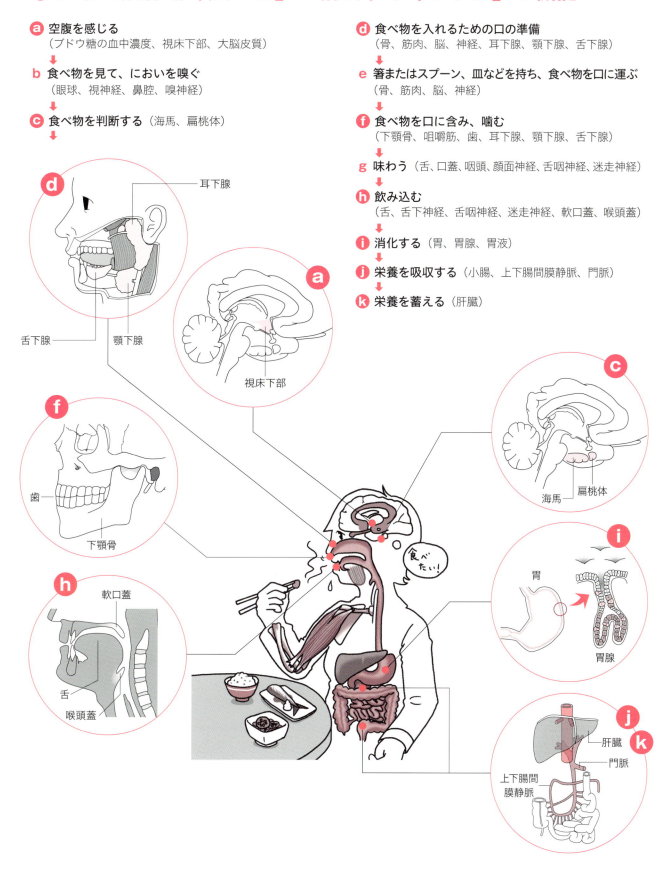

③ 日常生活行動「食べる」のアセスメントに関連する情報

		アセスメントするからだの部位とアセスメント内容		
心理的側面		・現在、食欲はあるか ・「食べる」ことを楽しい、生きていく上で必要と感じているか ・社交的な性格か ・拒食症、躁鬱病など精神疾患の既往や現病歴の有無		
社会的側面	問診	・食物の好み：食物の好き嫌い、薄味志向等 ・食事時のこだわり・価値観：食事を大切に思う気持ち、食器や時間、話しながらの食事、インスタント食品への印象等 ・食事時のスタイル：和洋式、人数など食事時の雰囲気の好み、外食が多いか等 ・食事の支度：誰が支度するのか、中食の頻度、外食の頻度など ・家族歴：高血圧、糖尿病など「食べる」に影響する家族性疾患 ・既往歴：胃潰瘍などの消化器系の疾患や手術歴など ・職業歴：食事時間が規則的に取れる職業か ・家族構成：食事の支度の援助が受けられる体制か ・家族の価値観：対象者の「食べる」ことに対する家族の考え方 ・趣味：料理やお菓子づくり、野菜ソムリエなど、「食べる」ことに関する趣味をもっているか		
身体的側面		歯・歯肉	・咬み合わせや咀嚼時の違和感、歯痛、食事や歯磨き時の出血、疼痛など	
		口唇や口腔内	・唇や口のなかの痛みなど	
		腹部	・張りや痛み	
		「食べる」に関連する「動く」の機能	・関節の痛み、筋力の低下、手先の動きの障害	
		嚥下機能	・飲み込みやすさ、食事時にむせ込みなどないか	
	視診	歯・歯肉	・う歯の状態、歯の変色、義歯の使用・状態、噛み合わせ・咀嚼の状態 ・歯肉の変形、出血・炎症	
		口唇・口唇周辺	・色・形状・乾燥・腫瘤・腫脹・亀裂・かさぶた・炎症・硬結・膿疱、口輪筋・咬筋の動き	
		口腔・舌	・口腔内の耳下腺管（ステンセン管）、顎下腺管（ワルトン管）の異常 ・口腔粘膜；口内炎、粘膜損傷や炎症 ・舌の色・運動性・位置、腫脹や炎症、舌苔	
		咽頭	・咽頭粘膜の発赤、腫脹、口蓋の色や形状、口蓋垂の位置、軟口蓋の左右対称性、扁桃腺の位置、咽頭壁の異常	
		腹部の外観	・腹部の形状、左右対称性、発疹・腫瘤、臍の位置・腹部の皮膚色・状態	
		皮膚・粘膜・爪	皮膚	・皮膚のしわ、弾力性の低下、落屑；乾燥
			眼瞼結膜	・眼瞼結膜の蒼白
			口腔粘膜	・口腔粘膜の蒼白
			爪	・爪半月の状態、爪甲の色、スプーン爪・さかむけ（ささくれ）

		アセスメントするからだの部位とアセスメント内容			
身体的側面	聴診	腹部	・腸内音の状態		
	打診	腹部	腹部内臓器（胃・小腸・大腸・肝臓・脾臓）	・腹部内臓器の位置 ・肝臓の大きさ ・脾臓の位置・大きさ ・肝臓・脾臓の炎症	
	触診	腹部	腹部の腫瘤・便塊	・腹部の腫瘤等の有無、下腹部の便塊の状況	
			肝臓、脾臓、胆嚢の大きさ・状態	・肝臓・脾臓の形状・圧痛 ・胆嚢の位置・大きさ・形状・圧痛	
			腹水・炎症	・高度の腹水の有無、腹膜炎の有無（反跳痛の有無）	
			虫垂炎	・圧痛、虫垂炎の有無	
	検査	脳	・脳に関する画像診断の結果		
		「食べる」に関連する「動く」の機能	・「食べる」動作ができるかどうかの確認		
		栄養状態	血液検査	生化学	・総蛋白、アルブミン、トランスサイレチン、総リンパ球数、トランスフェリン、コリンエステラーゼ、総コレステロール、LDL-C、HDL-C、血糖値、HbA1c
				電解質	・カルシウム、ナトリウム、リン、カリウム、クロール、鉄
			体格検査	・BMI（body mass index）；体重（kg）/身長（m)^2 ・皮下脂肪厚；上腕三頭筋部皮下脂肪厚（TSF；triceps skin fold）、上腕周囲長（AC；arm circumference）、上腕筋囲（AMC；arm muscle circumference）	
			水分（体液：浮腫・脱水）	・ツルゴールの観察 ・浮腫の観察	
			スクリーニング	・栄養スクリーニングテスト（The Nutrition Screening Initiative）	
		嚥下機能	唾液や水分などの摂取中のむせ込みの有無	・反復唾液嚥下テスト ・水飲みテスト	

④ アセスメントの手順

1 問診

主訴

日ごろ行っている「食べる」の行動に関する対象者本人の訴えを聴く

心理的側面

- 現在、食欲はあるか
- 「食べる」ことを楽しい、生きていく上で必要と感じているか
- 社交的な性格か
- 拒食症、躁鬱病など精神疾患の既往や現病歴の有無

社会的側面

- 食物の好み：食物の好き嫌い、薄味志向等
- 食事時のこだわり・価値観：食事を大切に思う気持ち、食器や時間、話しながらの食事、インスタント食品への印象等
- 食事時のスタイル：和洋式、人数など食事時の雰囲気の好み、外食が多いか等
- 食事の支度：誰が支度するのか、中食の頻度、外食の頻度など
- 家族歴：高血圧、糖尿病など「食べる」に影響する家族性疾患
- 既往歴：胃潰瘍などの消化器系の疾患や手術歴など
- 職業歴：食事時間が規則的に取れる職業か
- 家族構成：食事の支度の援助が受けられる体制か
- 家族の価値観：対象者の「食べる」ことに対する家族の考え方
- 趣味：料理やお菓子づくり、野菜ソムリエなど、「食べる」ことに関する趣味をもっているか

身体的側面

アセスメントで得たい情報

歯・歯肉	・咬み合わせや咀嚼時の違和感、歯痛、食事や歯磨き時の出血、疼痛など
口唇や口腔内	・唇や口のなかの痛みなど
腹部	・張りや痛み
「食べる」に関連する「動く」の機能	・関節の痛み、筋力の低下、手先の動きの障害
嚥下機能	・飲み込みやすさ、食事時にむせ込みなどないか

2 視診

アセスメントで得たい情報

歯・歯肉		・う歯の状態、歯の変色、義歯の使用・状態、噛み合わせ・咀嚼の状態 ・歯肉の変形、出血・炎症
口唇・口唇周辺		・色・形状・乾燥・腫瘤・腫脹・亀裂、かさぶた・炎症・硬結・膿疱、口輪筋・咬筋の動き
口腔・舌		・口腔内の耳下腺管（ステンセン管）、顎下腺管（ワルトン管）の異常 ・口腔粘膜；口内炎、粘膜損傷や炎症 ・舌の色・運動性・位置、腫脹や炎症、舌苔
咽頭		・咽頭粘膜の発赤、腫脹、口蓋の色や形状、口蓋垂の位置、軟口蓋の左右対称性、扁桃腺の位置、咽頭壁の異常
腹部の外観		・腹部の形状、左右対称性、発疹・腫瘤、臍の位置・腹部の皮膚色・状態
皮膚・粘膜・爪	皮膚	・皮膚のしわ、弾力性の低下、落屑；乾燥
	眼瞼結膜	・眼瞼結膜の蒼白
	口腔粘膜	・口腔粘膜の蒼白
	爪	・爪半月の状態、爪甲の色、スプーン爪 ・さかむけ（ささくれ）

アセスメントの手順・所見

(1) 歯・歯肉

1）検者は、手洗いをした清潔な手に手袋を装着し、対象者に図1のように歯を噛み合わせた状態で口を開いてもらう。歯や義歯、歯肉の

異常を視診する。次に図2のように「あ〜」と声を出すように開口してもらい、舌圧子を用いて、奥の歯や義歯の視診、口腔内の歯肉等を視診する。

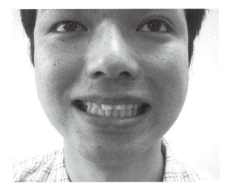

図1 歯の視診

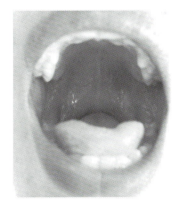

図2 「あ〜」と口を開けてもらい、舌圧子で口腔内を視診する

2）視診後、歯肉に沿うようにして触診し、歯肉の変形、出血や圧痛の確認を行う（図3）。

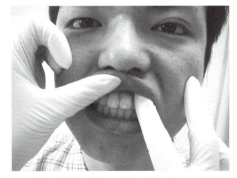

図3 手袋を装着した手で、歯肉に沿うようにして触診する

■所見
- 上下32本の歯（図4）が揃っていない、義歯で補えていない場合は、そのことによって「食べる」に支障がないかを噛み合わせ・咀嚼の状態を観察して確認する。

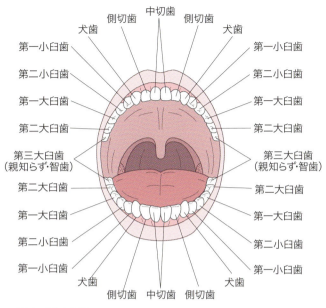

図4 32本の歯

- 義歯を使用している場合、義歯下の粘膜を視診した際に、明赤色の水腫性粘膜を認める場合、義歯性口内炎を示唆する。潰瘍や肉芽組織を認めることもあり、その所見によって「食べる」に支障がないか問診していく必要がある。
- 正常な歯肉はピンク色か淡赤色であり、歯にしっかりと付着している。歯肉が鮮紅色で肥大、萎縮している場合、歯間乳頭（図5）の変形、食事時の出血や悪臭、膿、疼痛などを認めた場合は歯肉炎や歯周病を疑う。

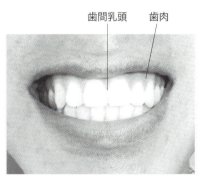

図5 歯肉と歯間乳頭

(2) 口唇・口唇周辺（図6）

■所見

- 口唇：日本人では通常、ピンク色か淡赤色。ショックや貧血の場合は、口唇周囲が蒼白になる。低酸素症や悪寒でチアノーゼを呈する。一酸化炭素中毒、アスピリン中毒によるアシドーシス、またはケトアシドーシスで口唇が鮮紅色になる。
- 口唇周辺：口角の亀裂、紅斑、かさぶた、炎症があるときは口角炎を疑う。口唇周囲に硬結、膿疱を認めた場合はヘルペスを疑う。口唇が閉じられない、口すぼめができない所見があれば、顔面神経麻痺・障害を疑う。

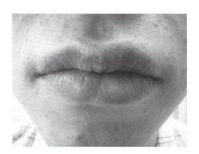

図6　口唇と口唇周辺

(3) 口腔・舌

1）検者は、手洗いをした清潔な手に手袋を装着し、対象者に舌を突き出してもらい、舌圧子、懐中電灯を用いて、舌の視診を行う（図7）。舌を突き出した状態で、左右上下に舌を動かしてもらい、舌下神経障害もアセスメントする（図8）。

2）次に、口腔内に舌を戻してもらい、口腔内の耳下腺管を舌圧子と懐中電灯を用いて視診する（耳下腺管は、頬部内側で上顎第二大臼歯の付近に開口している。顎下腺管は、舌小帯の両側に舌下腺とともに開口している）。さらに口腔粘膜を視診し、損傷や口内炎の有無を確認する。

3）舌を上に挙げてもらい、舌の腹側面（舌下面）の舌小帯の異常や腹側面の腫脹や炎症の有無を視診する。また顎下腺管を視診する（図9）。

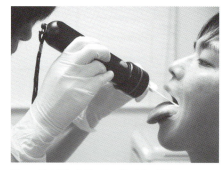

図7　懐中電灯を用いた口腔・舌の視診

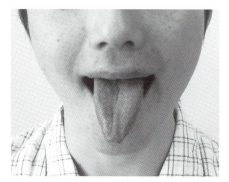

図8　舌を突き出した状態で左右上下に動かしてもらう

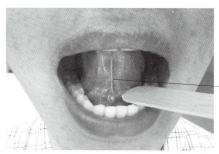

図9　舌を挙上した上での口腔・舌の視診

■所見

- 正常な口腔粘膜は、ピンク色で平滑、湿潤性をもっている。
- 正常な舌は、やや鈍い紅色で、湿潤している。前方の表面は、少しザラザラとしており、舌乳頭と舌正中溝を認める。後方表面は平滑で軽度の凹凸がある。舌の動きや位置が異常の場合は、舌下神経障害が疑われる。舌の腹側面は、ピンク色、平滑で、舌小帯と房状のひだの間には静脈が見える。

(4) 咽頭

1) 検者は、手洗いをした清潔な手に手袋を装着し、舌圧子、懐中電灯を用いて、対象者に開口してもらい、口腔内を視診する。
2) 咽頭反射とは、舌根部、咽頭部後壁、口蓋扁桃部などの刺激により誘発される反射のことである。口腔内を視診していると、舌圧子が舌根部に触れることがあるが、その際に咽頭反射が認められない場合は、舌咽・迷走神経障害を疑う。しかし咽頭反射の誘発は対象者にとって不快であるため、あえて舌根部に舌圧子を移動し、反射を誘発する必要はない。

■所見
- 口蓋は、ドーム状の形状をしており、前方が横走するひだで、白色に近いピンク色である。後方はピンク色をしている。硬い隆起が正中になく偏位している場合は、腫瘍等を疑う。
- 口蓋垂は正中に残ったままで、軟口蓋が左右対称に上方に動く（図10）。偏位する場合は、舌咽神経や迷走神経障害を疑う。
- 扁桃腺や咽頭壁に発赤や腫脹があれば、感染を疑う。
- 咽頭反射の低下があれば、舌咽神経、迷走神経障害を疑う。

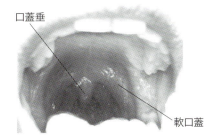

図10　口蓋垂と軟口蓋

(5) 腹部の外観

1) 腹部を臍部を中心にして、臍部を通る水平線と垂直線で4つの区分に分け、腹部全体を視診する（図11）。

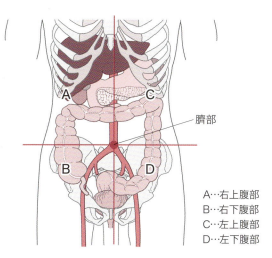

A…右上腹部
B…右下腹部
C…左上腹部
D…左下腹部

図11　腹部の4区分

2) 腹部全体の視診は、上からの観察のみでなく、腹壁を横から観察する（図12）。不自然な凸凹、左右非対称などがわかりやすい。

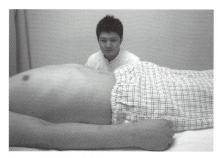

図12　腹壁を横から視診

3) 臍は、上から視診することで、腹部の中央に位置するか、色調や炎症の有無が判断できる。
4) 腹部大動脈の拍動および腸蠕動運動については、上および横からの視診を行う。

■所見
- 通常、腹部の形状は、平坦か円形。皮膚の表面は1色でなだらかで平坦。
- 臍が偏位している場合は、腫瘍やヘルニアの可能性もある。
- 腫瘤がある場合は、ヘルニア、肝肥大、女性の場合は妊娠、子宮などの生殖器の腫瘍などが考えられる。
- 腹水や腫瘤では、臍が外側に反転、肥満では陥没、

ヘルニアでは外側に反転する。
- 正常では、腹部大動脈の拍動は観察できない。動脈性の拍動が規則性に認められる場合は、腹部大動脈瘤の可能性がある。または膨隆性の振動を認める場合は、腸閉塞の疑いがある。しばしば大動脈の部位に軽い腸蠕動が認められることもある。
- 舟状腹（腹部の陥凹）は栄養不良を疑う。

(6) 皮膚・粘膜・爪

①皮膚

皮膚の視診は、視診しやすい四肢から開始してよいが、四肢の皮膚に乾燥や弾力性の低下を認めた場合は、全身の皮膚の状態も視診するようにする。低栄養の場合は、皮膚の乾燥や弾力性の低下が認められる。

■所見
- 皮膚は弾力がありみずみずしいのが好ましいが、高齢になるにつれて弾力性が低下し、乾燥傾向になる。乾燥がひどく、しわや落屑が多い場合は脱水の可能性もあることから、血液検査と併用して判断する。

②眼瞼結膜

1）検者は、手洗いをした清潔な手に手袋を装着する。
2）検者の両手母指で、対象者の両方の下眼瞼を下げ、眼瞼結膜の色を視診する（図13）。

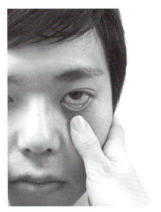

図13　眼瞼結膜の視診

③口腔粘膜

検者は、手洗いをした清潔な手に手袋を装着し、舌圧子を用いて口腔粘膜を視診する。

またビタミン不足などで口内炎も出現することから、その有無も視診する。

■所見

眼瞼結膜や口腔粘膜は淡いピンク色で光沢がある。蒼白を認める場合は、貧血や血流障害の可能性があり、血液検査と併用して判断する。

④爪

一般的に爪の各部位の名称は図14であるが、特に爪半月、爪甲、後爪郭の状態を視診する。

■所見
- 正常な爪の色はピンク色でツヤがあり、爪半月はよく発達していて綺麗な白かピンク色を呈する。爪が白すぎる場合、爪半月が灰色や黒ずんでいる場合は貧血の可能性もあり、爪に縦の筋を認めれば体液がアルカリや酸性に大きく傾いている可能性もある（図15）。
- さかむけ（ささくれともいう、図16）は、後爪郭の部分から低栄養時に発生する。爪半月が普段に比べ増加／減少する場合は、体調変化の表われと言われている。
- スプーン爪（図17）は、匙状爪（さじじょうづめ）、匙形爪甲（ひけいそうこう）ともいう。図のように爪の先端から内側にかけて凹んだ状態で、スプーンの形になるのが特徴である。爪が新しく生えてくる部分（爪母）の血液循環が悪いために、薄くなった爪が、外側から加わった圧力に耐え切れずに反り返る。重症の鉄欠乏性貧血が原因であることが比較的多いが、外傷で血液循環が悪くなっても起こる。爪を短く切りすぎて、指腹が受ける力を爪が支えきれなくなることで爪が反ってしまうこともある。

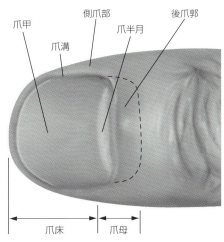

図14 爪の各部位の名称

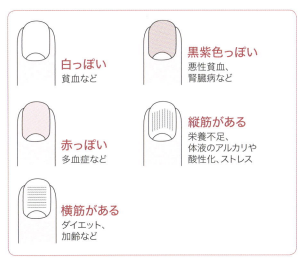

図15 爪甲の状態と疑われる疾患

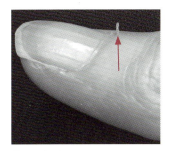

図16 さかむけ

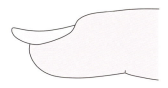

図17 スプーン爪

3 聴診

アセスメントで得たい情報

| 腹部 | ・腸内音の状態 |

アセスメントの手順・所見

1) 聴診器の腹側（膜面）を腹部のどこか1ヵ所に当てる（図18）。通常10〜20秒で腸内音が聴こえる。

　これまで腹部の4区分（図11）に従い、聴診器を当てていたが、腸内音は腹部全体に響きわたるため1ヵ所の聴取で十分である。しかし複数の部位を聴診することが患者の負担にならなければ悪いことではない。

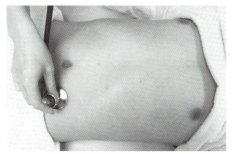

図18 腹部の聴診

■所見

- 腸内音は、一般的に腸蠕動音と呼ばれるが、腸蠕動とは、腸の筋肉運動を指している。聴診器で聴取されるのは、腸の筋肉運動と腸内を流れる内容物の音であるため、腸蠕動音というより、腸内音と呼ぶ方が妥当と考えられる。海外の文献によくみられる「Bowel Sound」も「腸内部の音」という意味であり、臨床でよく使われる表現の「グル音」の「Glub」も「ゴボゴボ音を立てる」という意味であり、筋肉運動の音のみを指しているとは言えない[2]ことも理由の一つである。

- 腸内音は通常、低音でゴボゴボというカスケード音をしている。しかし腸内の食物の存在の程度や時間帯によっても腸内音は変動する。一般的に、腸内音の亢進は、音が大きく、高調性で

駆り立てるような、チリンチリンとした音である。腸内音の低下は、音が非常に小さく、蠕動の回数が少ない状態も想定できる。腸内音の消失は、複数回聴診しても聴取できない場合に判断する。

4 打診

アセスメントで得たい情報

腹部	腹部内臓器（胃・小腸・大腸・肝臓・脾臓）	・腹部内臓器の位置 ・肝臓の大きさ ・脾臓の位置・大きさ ・肝臓・脾臓の炎症の有無

アセスメントの手順・所見

①腹部内臓器の位置

視診の腹部の4区分（図11）に従い、時計回りに打診する（図19）。腹部内臓器の位置を頭に描きながら打診を行う。

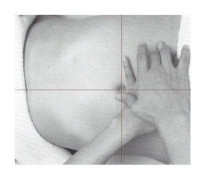

図19　腹部の打診

■所見
- 鼓音：含気量の多い胃や腸、空の膀胱、胆嚢や大動脈などの管腔の臓器で認める。
- 濁音：肝臓、脾臓、膵臓、腎臓、子宮などの中身が充実している実質臓器で認める。
- 濁音は、腹部の腫瘍や腹水でも認める場合がある。

②肝臓の大きさ

1）右鎖骨中線上で、乳頭下2横指のところから下方に向かって打診する（図20）。

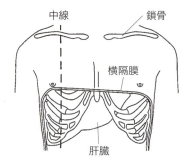

図20　横隔膜の位置

2）肺の打診では、共鳴音が聞こえるが、下方に打診を進めると共鳴音から濁音に変わる個所がある。それが肝臓の上縁にあたる。音の変わった部分に付箋などで印を付ける（図21）。

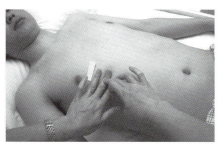

図21　肝臓の大きさ（肺からの打診）

3）次に、臍下3横指当たりから打診を始め、上方に向かって進めていくと鼓音（腸の内腔）から濁音（肝臓の下縁）に変わる。音の変わった部分に印を付ける（図22）。

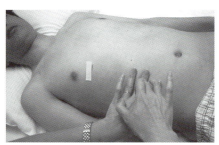

図22　肝臓の大きさ（臍下3横指からの打診）

4）2つの印の間の距離を測定し、肝臓の大きさとする（図23）。

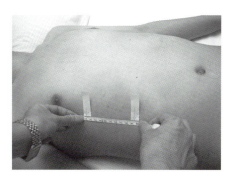

図23　肝臓の大きさの測定

■所見
- 肝臓の大きさは、正常で6〜13cm（肝臓の右側の大きさであり、男性の方が女性よりも大きいのが通常である）。正常値以上になると肝肥大も疑われる。

③脾臓の位置・大きさ

1）対象者に側臥位になってもらい、中腋窩線上第6肋骨から下方に打診していく（図24）。

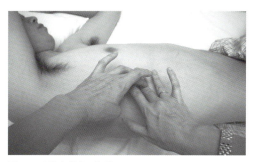

図24　中腋窩線上の打診

2）打診の際、対象者には吸気をしてもらい、吸気の状態で息を止めてもらう。
3）肺部の共鳴音から、脾臓の鼓音になるまで打診を進める（脾臓は、大腸に覆われているため鼓音となる）。

■所見
- 脾臓は通常、吸気時に前方下方に移動するため、打診時に鼓音ではなく、濁音を認める場合は脾臓の腫大を疑う。

④肝臓・脾臓の炎症

肝臓の部位、または脾臓の部位に、検者の片手の手掌を置き、もう一方の手で握り拳をつくり、その上を軽く叩く（図25）。

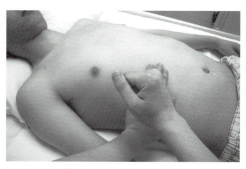

図25　肝臓の部位を叩く

■所見
- 肝臓・脾臓の位置を叩き、痛みを訴える場合は、その部位に炎症を起こしている可能性がある。

5　触診

アセスメントで得たい情報

腹部	腹部の腫瘤・便塊	・腹部の腫瘤等の有無、下腹部の便塊の状況
	肝臓、脾臓、胆嚢の大きさ・状態	・肝臓・脾臓の形状・圧痛 ・胆嚢の位置・大きさ・形状・圧痛
	腹水・炎症	・高度の腹水の有無、腹膜炎の有無（反跳痛の有無）
	虫垂炎	・圧痛、虫垂炎の有無

アセスメントの手順・所見

①腹部の腫瘤、便塊の状況

浅い触診、深い触診の手順は、第1章（p.15〜16）参照。

■所見
- 浅い触診は、腫瘤や腹筋よりも上層の異常、皮膚表面の異常を判断するのに適している。炎症部位では、硬く触れる筋性防御が認められる。正常では、腫瘤や筋性防御が認められない。
- 深い触診では、内臓付近の腫瘤や腫瘍の有無、

下腹部の便塊や膀胱の尿の緊満などが判断できる。正常では腫瘤や腫瘍等の異物は触れず、圧痛も認めない。

②-1 肝臓・胆嚢の大きさ・状態

1）検者の左手を対象者の背部の位置で、軽く持ち上げるように置く（図26）。

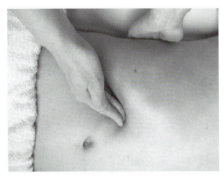

図26　肝臓・胆嚢の触診①

2）検者の右手は、肝臓の下縁がある位置にもっていき、指で下縁を触診する（図27）。

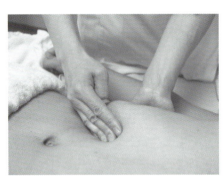

図27　肝臓・胆嚢の触診②

3）対象者の呼吸に合わせて下縁が動くため、吸気時に弾性、丸み、表面の滑らかさを確認する。正常の場合は、丸み、表面の滑らかさが確認できる。
4）胆嚢の触診は、肝臓の触診時に同時に確認できる。正常の場合は触れないが、腫大している場合は触れることがある。

■所見
- 正常では、肝臓の弾性、丸み、表面の滑らかさを触診できるが、ゴツゴツした感じや滑らかさが欠如していた場合は、腫瘍や肝硬変などを疑う。
- 胆嚢が触診できた場合は、胆嚢の腫大があり、胆嚢炎などの可能性がある。

②-2 脾臓の大きさ・状態

1）検者が対象者の右側から、左手で対象者の左側腹から背部にかけて支える（図28）。

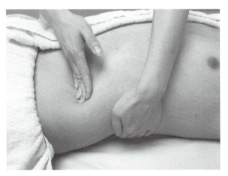

図28　脾臓の触診

2）右手の指先を脾臓付近（左肋骨下縁）に入れ、触診する。

■所見
- 脾臓は、正常の場合は触れない。触診できれば脾腫を疑う。
- 脾腫の程度は、肋骨下縁より1〜4cmで軽度、4〜8cmで中等度、8cm以上で重度となる。

③腹水・炎症

中等度以上の腹水の触診

1）腹部正中線上に検者ではない補助者の手を置く。
2）検者は片手を腹壁の側面（側腹部）に添わせ、もう一方の手は、反対側の側腹部の方から軽く叩く（図29）。

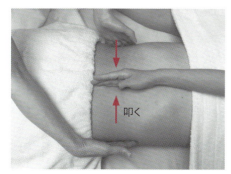

図29　腹水の触診

3）左右の側腹部をそれぞれ叩いて確認する。波動が補助者の手を超えて、反対側の側腹部まで伝わると、腹水があると判断する。

■所見
- 中等度以上の腹水があった場合、叩くと、波動が補助者の手を超えて、反対側の側腹部まで伝わってくる。

腹膜炎の有無のアセスメント

1）腹部に対して、検者の手を90°の角度に当てる（図30）。

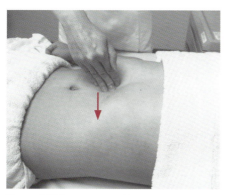

図30　腹膜炎のアセスメント①

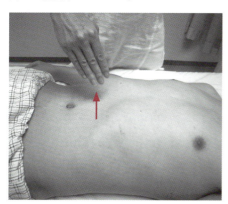

図31　腹膜炎のアセスメント②

2）痛みを感じない程度に腹部を圧迫し、素早く解除する（図31）。
3）圧迫した部位の痛み、圧迫を解除した際の痛みの有無（反跳痛または反動痛）を確認する。

■所見
- 圧迫時と圧迫を解除した際に鋭く、刺すような痛みを引き起こす場合は、腹膜炎の可能性が高い。このアセスメントは、炎症が強い場合には痛みが強く、痙攣を起こす場合もあるので、慎重に最後のアセスメントとして行う。

④虫垂炎のアセスメント

腸腰筋検査	虫垂炎の有無を確認
閉鎖孔筋検査	虫垂炎の有無を確認
マックバーニー(McBurney)の圧痛点	その部位に圧痛を認めることを「ブルンベルグ徴候」という。虫垂炎の有無を確認
ランツ(Lanz)の圧痛点	虫垂炎の有無を確認

腸腰筋検査（図32）

1）対象者に仰臥位をとってもらい、検者の手を対象者の右大腿下部前面に置く。
2）膝を伸展したまま右下肢を挙上してもらう。
3）挙上の際に検者は、軽度の抵抗を加える。対象者が下肢の挙上の際に、下腹部に痛みを感じる場合には、虫垂の炎症が疑われる。

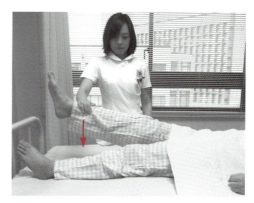

図32　腸腰筋検査

閉鎖孔筋検査（図33）

対象者に仰臥位をとってもらい、検者は膝関節、足関節を支持し、内側または外側に回旋させる。

対象者の下肢を回旋させた際に心窩部痛を認めた場合は、虫垂の穿孔や骨盤の腫瘍を疑う。

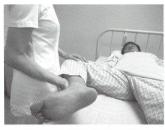
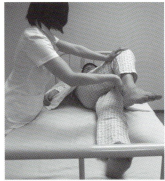

図33　閉鎖孔筋検査

マックバーニーの圧痛点、ランツの圧痛点

図34の部位を、検者の手で圧迫する。圧痛を認める場合は、虫垂炎の疑いがある。

- A　マックバーニー（McBurney）の圧痛点
  臍と上前腸骨棘を結んだ線の三分の一のところ
- B　ランツ（Lanz）の圧痛点
  左右の上前腸骨棘を結んだ線の三分の一のところ

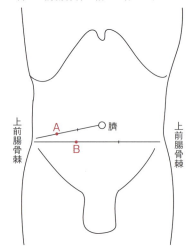

図34　マックバーニーの圧痛点、ランツの圧痛点

6　検査

アセスメントで得たい情報

脳			・脳に関する画像診断の結果
「食べる」に関連する「動く」の機能			・「食べる」動作ができるかどうかの確認
栄養状態	血液検査	生化学	・総蛋白、アルブミン、トランスサイレチン（p.241）、リンパ球、トランスフェリン（p.241）、コリンエステラーゼ、総コレステロール、LDL-C、HDL-C、血糖値、HbA1c
		電解質	・カルシウム、ナトリウム、リン、カリウム、クロール、鉄
	体格検査		・BMI（body mass index）；体重（kg）/身長（m)^2 ・皮下脂肪厚；上腕三頭筋部皮厚（TSF）、上腕周囲長（AC）、上腕筋囲（AMC）
	水分（体液：浮腫・脱水）		・ツルゴールの観察 ・浮腫の観察
	スクリーニング		・栄養スクリーニングテスト（The nutrition screening initiative）
嚥下機能	唾液や水分などの摂取中のむせ込みの有無		・反復唾液嚥下テスト ・水飲みテスト

アセスメントの手順・所見

(1) 脳

脳に関する画像診断等の検査結果の確認

CT、MRIなどの画像診断の結果を医師に尋ねる。

(2)「食べる」に関連する「動く」の機能

「食べる」動作ができるかどうかの確認

椅子、箸、コップ、茶碗、おにぎりなどの食物を用意し、実際に食べる動作を行ってもらう。

椅子に座る、箸を持つ、箸でつまむ（図35）、茶碗を持つ、おにぎりやパンをつまんで口まで運ぶ、カップを持つ（図36）。これらの動作ができるかどうかをみることで、「食べる」に関連する関節、筋力の検査は行える。

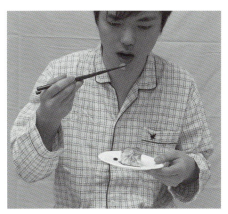

図35 箸でつまむ動作

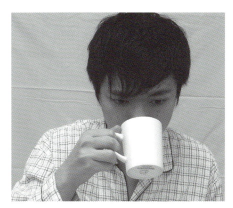

図36 カップを持つ動作

■**所見**

口まで腕を上げることができない、茶碗を持つことができないなどがあれば、意識や認知機能障害のアセスメントとともに、関節の拘縮や筋力の低下の可能性を疑う。

(3) 栄養状態

①血液検査

生化学

項目	所見
総蛋白 アルブミン （p.241参照）	総蛋白（TP）＝アルブミン（Alb）＋グロブリン（Glb）であり、血液中の蛋白総量である。肝臓でつくられるアルブミンの量は、栄養状態の主な指標となる。グロブリンは、IgGやIgM抗体などの免疫グロブリンとして作用し、炎症で増加する。よって総蛋白は、栄養指標と炎症指標の和である。 低値の場合は、アルブミンかグロブリンの低下を意味するが、ほとんどはアルブミン低下であり、栄養不足や肝機能低下、ネフローゼ症候群、甲状腺機能亢進症（バセドウ病）などで起こる。多発性骨髄腫では、高値となる。
白血球像－ リンパ球 （p.241参照）	栄養状態と相関していると言われており、栄養低下で低値を示すが、リンパ球は、免疫の働きがあることから免疫指標として使われる。
コリンエステラーゼ （p.241参照）	肝細胞でつくられる酵素で、神経伝達物質を分解する働きがある。肝硬変などの肝機能低下で産生ができなくなり、低値となる。脂肪肝などでは多量に産生され、高値となる。
総コレステロール （p.241参照）	後述のHDLコレステロールとLDLコレステロールの合算である。脂質代謝の指標と言われ、血中のコレステロールなどの脂質量が保たれていることを指す。身体に悪影響を及ぼすとされるLDLコレステロールが高値の場合には留意が必要である。
LDLコレステロール （基準範囲： 60～119 mg/dL）	悪玉コレステロールと呼ばれ、余分なコレステロールを肝臓で処理せず体内に留める働きがある。生活習慣病の原因になると言われている。高値の場合、脂質異常症、高血圧、動脈硬化、糖尿病などが疑われる。遺伝性疾患である家族性高コレステロール血症も高頻度でみられる。
HDLコレステロール （基準範囲： 40～119 mg/dL）	善玉コレステロールと呼ばれ、血管壁に付着する余分なコレステロールを除去する機能がある。脂質異常症、動脈硬化、糖尿病、肝臓疾患などで低値を示す。喫煙者も低値となる。著しく低値を示す場合は、家族性低HDLコレステロール血症の可能性もある。
血糖値 （空腹時血糖） （正常値： ＜110mg/dl）	血液内のブドウ糖の濃度。食事中の炭水化物などが消化吸収されブドウ糖となり血液に入る。このため食前と食後で変化する。低値にも注意が必要。70mg/dl以下で低血糖症状（冷汗、頻脈、手足の震え、顔面蒼白など）が現れ、50mg/dl以下では生命の危険をもたらす。
HbA1c （ヘモグロビンエーワンシー） （正常型：5.6%未満）	「糖化ヘモグロビン」とも呼ばれ、赤血球の中のヘモグロビン（Hb）という蛋白とブドウ糖が結合した物質。血糖が高い状態が続くと、赤血球の寿命である120日（4カ月）の間に少しずつ糖化ヘモグロビンになり、赤血球の寿命が尽きるまで元には戻らない。そのため赤血球の寿命のおおよそ半分の期間（2カ月間）の血糖がHbA1cの値に反映していると言える。

電解質

各項目の基準値はp.241を参照。

項目	所見
カルシウム	骨や歯の形成、神経刺激の伝達、血液凝固などの働きがある。血中濃度が低下すると、骨から血液に移動し濃度を維持しようとする。濃度は副甲状腺ホルモンや活性型ビタミンDなどで調節されており、多発性骨髄腫など骨代謝異常、副甲状腺機能亢進症の場合は、高値を示す。甲状腺機能亢進症、悪性腫瘍などの内分泌異常では低値を示す。
無機リン	骨や歯の構成成分である。また、生体内のエネルギー代謝を担うATP（adenosine triphosphate）などの構成成分として細胞内に存在している。血中リン濃度は、腎機能障害、副甲状腺機能低下症、ビタミンD過剰で増加、副甲状腺機能亢進、ビタミンD欠乏、栄養不良で低下する。
ナトリウム	体内の水分調節にかかわっている。高値のときは体内に水分を貯留させ血中濃度を下げるため、浮腫、高血圧になる。脱水症、尿崩症、糖尿病などで高値になる。低値の場合は、腎不全、ネフローゼ症候群、甲状腺機能低下症、心不全の可能性がある。利尿薬の服用でも低値を示す。
カリウム	神経や筋肉の機能を調節していることから、低値で筋力低下や筋肉痙攣などを起こす。高値では心筋の機能に影響し、不整脈などが起こる。高値の原因としては、腎不全、糖尿病、アジソン病、低値の原因は嘔吐、下痢、利尿薬の服用、摂食障害のほか、アルドステロン症、クッシング症候群などがある。
クロール	ナトリウムとともに存在していることが多く、体液やpHの調節をしている。脱水症や過換気症候群、腎不全などで高値になる。嘔吐や下痢、肺気腫、肺炎、腎障害などで低値になる。
鉄（血清鉄）	血清中に含まれる鉄分。鉄分は赤血球中のヘモグロビンの原料で、ヘモグロビンは酸素と二酸化炭素を運搬している。そのため、低値になると鉄欠乏性貧血になり、酸素不足から倦怠感や疲労感、めまい、頭痛、肩こりなどが起こる。

②体格検査

BMI (Body Mass Index) ＝ 体重（kg）／身長（m）^{2}

表1　肥満度分類

BMI	判定
＜18.5	低体重
18.5≦ ～ ＜25	普通体重
25≦ ～ ＜30	肥満（1度）
30≦ ～ ＜35	肥満（2度）
35≦ ～ ＜40	肥満（3度）
40≦	肥満（4度）

注1）ただし、肥満（BMI≧25）は、医学的に減量を要する状態とは限らない。
　　なお、標準体重（理想体重）は最も疾病の少ないBMI22を基準として、標準体重（kg）＝身長（m）^{2}×22で計算された値とする。
注2）BMI≧35を高度肥満と定義する。

日本肥満学会（2016）：肥満症診療ガイドライン2016．

皮下脂肪厚

表2　TSF, AC, AMCの基準値

TSF：上腕三頭筋部皮下脂肪厚 Triceps Skinfold（mm）	男性；11.36±5.42 女性；16.07±7.21
AC：上腕周囲長 Arm Circumference（cm）	男性；27.23±2.98 女性；25.28±3.05
AMC：上腕筋囲 Arm Muscle Circumference（cm）	男性；23.67±2.76 女性；20.25±2.56

日本栄養アセスメント研究会身体計測基準値検討委員会（2001）：日本人の新身体計測基準値より作成．

- 上腕三頭筋部皮下脂肪厚（TSF）の測定方法（図37）

1）肩峰と尺骨肘頭の長さの中間点をみつけ、その背側の皮膚をつまみ、脂肪部分を離す。
2）脂肪部分をキャリパーで3回計測し、平均をとる。

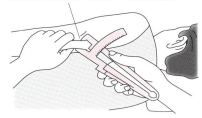

図37　上腕三頭筋部皮下脂肪厚の測定方法

皮下脂肪厚の測定では、測定器の当て方や皮膚のつまみ具合で誤差が大きく出る。測定機器の違いや測定者によっても誤差が生じることもある。同一機器を使用し、同じ検者による測定が望ましい。

- 上腕周囲長（AC）の測定方法（図38）

1）仰臥位で肘を直角に曲げて腹の上に置く。
2）メジャーで肩峰と尺骨肘頭の長さを測定し、その中間点をみつける。
3）肩峰と尺骨肘頭の長さの中間点の周囲をメジャーで計測する。
4）3回計測し、平均をとる。

- 上腕筋囲（AMC）の算出方法

上腕筋囲（cm）＝上腕周囲長（cm）－π×上腕三頭筋部皮下脂肪厚（cm）

π＝3.14

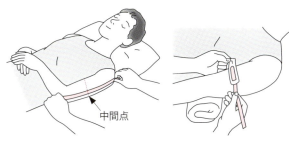

図38 上腕周囲長（AC）の測定方法

■所見
- 基準値と対象者の測定値を比べ、脂肪の消耗状態や肥満度を判定する。
- 「対象者のTSF/基準値 = 体脂肪消耗状態」と考えられることから、一般的には、「%TSF = 80〜90%：軽度、60〜80%：中等度、60%以下：高度の体脂肪消耗状態」と判断する。
- AC、AMCは筋蛋白量の消耗程度の指標となり、総合的栄養指標を計測する指標になる。上腕周囲長は筋蛋白量だけでなく皮下脂肪の要素も含まれるので、エネルギー摂取を反映する。
- 「対象者のAMC/基準値＝筋蛋白消耗状態」と考えられることから、「%AMC = 80〜90%：軽度、60〜80%：中等度、60%以下：高度の筋蛋白消耗状態」と判断する。

③水分（浮腫・脱水の検査）

p.40〜41参照。

④スクリーニング

表3 栄養スクリーニングテスト（The Nutrition Screening Initiative）

＊以下の質問項目において当てはまる項目を「はい」としてポイントを合計する。合計3〜5ポイント（中等度リスク）、6ポイント以上（高リスク）の場合、さらに他の評価を進める必要がある（特に高齢者）。

食事の種類や量を変えなければならない病気あるいは状態がある	はい＝2ポイント
1日に摂る食事は2食以下である	はい＝3ポイント
果物、野菜、乳製品をほとんど摂らない	はい＝2ポイント
ビール、蒸留酒、ワインを3杯以上ほとんど毎日飲む	はい＝2ポイント
食事を摂るのが困難なほどの歯や口腔の疾患がある	はい＝2ポイント
必要な食糧を買うお金がない	はい＝4ポイント
1人で食事することが多い	はい＝1ポイント
毎日、3種類以上の処方薬や市販薬を服用している	はい＝1ポイント
過去6ヵ月以内に、意図したわけではないが体重が4.5kg増えた（あるいは減った）	はい＝2ポイント
身体的な理由で自分自身で買い物、料理、食事がいつもできる訳ではない	はい＝2ポイント
合計	ポイント

Bickley LS, Szilagyi PG／福井次矢，井部俊子ほか日本語版監修（2015）：ベイツ診察法 第2版，メディカル・サイエンス・インターナショナル, p.138.

(4) 嚥下機能

①反復唾液嚥下テスト（p.84）

対象者に唾液を飲み込んでもらう際に、むせがないか確認する。

②水飲みテスト

30ccの水を検者がシリンジを使って対象者の口腔内に入れ、それを嚥下してもらう。その際にむせがないか確認する。

嚥下機能の口腔期、咽頭期、食道期については食物をつかって、下記所見のポイントでアセスメントを行う。

＊嚥下機能の他の検査は、医師、摂食嚥下の認定看護師、言語療法士等とともに適切に行う。

■所見
- 各テストの際にむせがみられた場合は、嚥下機能に障害があると判断する。
- 口腔期の障害：口腔内の食物残渣の有無、上を向いて嚥下しないかを確認し、異常があれば障害を疑う。
- 咽頭期の障害：飲み込めない、のどがゴロゴロする、むせやすい、咳払いが多い、上を向いて嚥下する場合は障害を疑う。
- 食道期の障害：詰まる感じ、嘔吐しやすい状況があれば、障害を疑う。

⑤ アセスメントの実際：むせ込みが増えて経管栄養を開始したEさんの「食べる」を支援する

A 事例の概要

　Eさんは89歳の女性。脱水による発熱、意識消失で1ヵ月前に入院した。多発性脳梗塞の既往歴がある。現在は点滴加療にて脱水症状は改善し、3日後に点滴は終了予定である。著明な四肢麻痺は認めないものの、歩行時はふらつきを認め、ほとんどの時間をベッド上で過ごしている。意識レベルはGCSでE3～4V5M6、JCSでⅠ-2であり、家族と面会時に笑顔で話す場面もあるが、つじつまの合わない会話もあり、面会時以外は閉眼していることが多い。排尿はおむつを使用するが、排便については便意を訴え、車いすでトイレに移動し排泄している。食事については、入院前は義歯を自分で装着し、普通食を経口摂取していた。入院後、意識が回復した段階で、経口摂取を開始したが、1週間前よりむせ込みが増え、摂取量も低下してきたことから、主治医の指示で経鼻経管栄養を開始した。Eさんは、ベッド上でテレビを見ながら、「草餅、美味しそう……」、「冷たい麦茶が飲みたい」などと呟き、口寂しそうにしている。

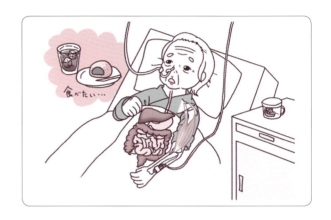

B Eさんの「食べる」のアセスメント結果

　Eさんは、若干の認知障害と見当識障害を認めるものの、現在の経管栄養での栄養補給を残念そうにしており、口から摂取できないことを「口寂しい」と感じている。嚥下の機能については、口腔期や咽頭期に障害を認めるが、食道期には問題なく、口唇、腹部、「食べる」に関連する「動く」の機能にも問題はない。これらのことから、Eさんの日常生活行動「食べる」を回復するために、口腔期と咽頭期の嚥下訓練を行い、少量でも経口摂取を行うことがEさんの精神的援助にもつながっていくと予想できる。口内炎と栄養状態の軽度な低下から、経口のみの摂取は栄養管理上、危険を潜めているが、口腔内の清潔と栄養状態の経過観察をしながら、経口摂取ができるよう嚥下訓練を積極的に進めていくことが重要と考える。また少量の食事でも、車いすやいすに移乗し、自らの手も随時使用してもらうことが、今後のEさんの「食べる」を回復させるためにも必須であろう。経口摂取訓練、ベッドからの離床などは、認知・見当識障害の進行防止にもつながっていくものと考えられる。それまでの生活における「食べる」ことを介しての社会交流も減少していることから、面会時の会話などを十分確保することで、精神的ストレスも軽減できると考える。

		Eさんのアセスメント結果	結果から言えること
心理的側面		・精神疾患の既往歴なし。外向的な性格で近所に友人も多かった。 ・食べることは長生きのために大切だと言っており、食べることに意欲的であった。 ・経管栄養食を開始してから、「草餅、美味しそう…」、「冷たい麦茶が飲みたい」といった言動があり、口寂しそうにしている。	もともと社交的な性格であり、「食べる」ことが好きだったことから、現在の経管栄養食が生きがいや意欲など心理的側面に大きく影響していると思われる。
社会的側面	問診	・89歳、女性。 ・普段から食べることは大好きだったようで、3食欠かさず自分で調理し摂取していた。 ・間食には和菓子や煎餅を好んで食べていた。近所の友人と散歩後にお茶とお菓子で休憩するのが楽しみであった。 ・嫌いな食べ物は乳製品。それ以外は問題なく食べていた。 ・外食よりは自宅で焼き魚などの和食を調理することが多かった。 （家系図：89歳女性─79歳のときに肺がんで死亡（15年前）／子：65-60夫婦（子25、23）、58-55夫婦、55-54夫婦（子21）） ・Eさんは一人暮らしだが、長女夫婦が近所に住んでいるため、何かあるとすぐに長女が駆けつけてくれていた。ほかに2人の息子が県外にいる。長女はEさんの食事が経管栄養になっていることを残念に思い、早く元気になって口から食べられるようになってほしいと懇願している。 ・Eさんは現役時代、幼稚園の教諭をしており、子どもの成長を見守ることを通して、きちんと栄養を摂ることの大切さをよく知っていた。	・「食べる」ことについては、非常に重きを置いており、ただ食物を摂取するのではなく、人との交流のなかで「食べる」ことを営んでいたことから、現在の経管栄養食は、これまでのEさんの「食べる」の形態とかけ離れており、ストレスとなる可能性が大きい。 ・長女もEさんの経管栄養について残念に感じている。長女も幼稚園の教諭であった経歴から、「食べる」ことの大切さをよく知っている。 ・現在の経管栄養での栄養補給が、Eさんの生きる意欲や楽しみも減退させる可能性が高い。
身体的側面		・家族歴：高血圧や糖尿病なし。 ・既往歴：糖尿病や高血圧はなく、入院経験もない。 ・口内炎が3箇所にあり。歯磨き時に疼痛を訴えている。 ・排便、排ガスは毎日認めている。	・高血圧や糖尿病の家族歴、既往歴もなく、甘いものや塩分の制限はなく、食事摂取ができると思われる。 ・口内炎があり、疼痛があることから、食事内容や歯磨きで困難があると考えられる。
	視診	・下の歯は、全て義歯。上歯は奥歯の一部分が義歯。それ以外の歯は自身の歯である。歯肉の変形、出血、炎症はなし。食事や歯磨き時の歯肉からの出血もなし。 ・口唇の色や形状など：異常なし。口唇周辺に硬結なども認めず。口輪筋、咬筋の動きの異常なし。 ・腹部の形状： 異常なし、平坦で臍の偏位もなし。腹部膨満感なし。 ・皮膚の状態：軽度の乾燥あり。爪の異常なし。 ・食事時の嚥下状態： 口腔内に食物残渣が認められることから、口腔期の障害あり。 嘔吐や食道での閉塞はないが、嚥下時にむせ込みがあることから咽頭期の障害あり。食道期の障害なし。	・歯肉等の変形もないことから、義歯を使用して食事することは可能である。 ・口唇や口唇周辺、口唇周辺の筋肉に異常がないことから、口を閉じたり、つぼめたりする動作に支障はない。 ・舌の動きが緩慢であることから、口腔期に障害がある可能性があり、嚥下検査とともにアセスメントする必要がある。

		Eさんのアセスメント結果	結果から言えること
身体的側面	聴診	・腸内音が腹部全体で、低音が聴取できる。	・視診では、腹部膨満もなく、排ガス・排便も認められており、腸内音、打診の鼓音、濁音から、便秘はなく、腸の動きもあると考えられる。
	打診	・下行結腸付近では濁音であるが、それ以外は鼓音が認められる。	
	触診	・肝臓の大きさ7cm、ゴツゴツした感じもなし。 ・脾臓触診できず正常。 ・腹水なし。	・肝臓や脾臓など腹部内臓器に異常はない。
	検査	・栄養状態： 総蛋白 6.0 g/dL、アルブミン 3.5 g/dL、トランスサイレチン 20 mg/dL、トランスフェリン 200 mg/dL、コリンエステラーゼ 205mg/dL、総コレステロール 115 mg/dL、カルシウム 7.0 mg/dL、リン 2.0 mg/dL、ナトリウム 12 mg/dL、カリウム 3.5mg/dL、クロール 95 mg/dL、鉄 32 mg/dL、BMI 18.0、TSF 14mm、AC 22.1cm、AMC 15cm、栄養スクリーニングテスト：0ポイント（入院時） ・12脳神経検査： 舌下神経検査：舌の動きが緩慢である、それ以外は正常。 ・意識と認知機能、CT検査 ・意識レベル：JCS I-2、GCS E3～4V4M6、HDS-R 23点、MMSE23点 ・CT画像診断の結果：入院当初のCT画像では、多発性脳梗塞の所見がある。 ・「動く」の機能の検査：特に異常なし。	・栄養スクリーニングテストでは異常はないが、血液検査で若干の低栄養がみられ、BMIも痩せ傾向にあることから、今後の栄養管理を考慮する必要がある。 ・口腔期、咽頭期に障害があることから、「食べる」ときに口腔内に食物残渣が残る可能性、嚥下時のむせ込みを認める可能性がある。 ・視診でも舌の動きが緩慢で、口腔期に障害があると考えられたが、舌下神経検査でも同様の所見であり、食べる際に食物を口腔の奥まで運ぶのが困難である可能性が強く、援助が必要と思われる。 ・JCSI-2であり、見当識障害がある。また、MMSEが23点であり、軽度の認知障害も認められている。CT画像診断でも多発性の梗塞巣があることから、「食べる」に関する言動に何らかの困難をもたらす可能性がある。 ・特に「食べる」に関連する「動く」の機能に困難はない。立位ではふらつきを認めるが、背もたれがあるいすであれば保持が可能である。

C ヘルスアセスメントを生かした看護目標と看護ケア

　アセスメント結果によって、Eさんのどこに問題があるのかをみつけるのではなく、経管栄養での栄養補給ではない、ひととしての「食べる」営みを支援するには、看護師は何を行えばよいかを考え、看護目標とするのが妥当である。

看護目標：**Eさんの楽しみ、闘病意欲が増すためにも、栄養状態を悪化させずに、経口で食事ができる**
小目標：1）嚥下機能の口腔期、咽頭期の障害が改善し、食物残渣、むせ込みが改善する
　　　　　2）「食べる」の行動に必要な諸機能が低下しない
　　　　　3）口内炎および栄養状態が悪化しない
　　　　　4）経管栄養による孤独な食事空間が減り、精神的ストレスが軽減する

1）嚥下機能の口腔期、咽頭期の障害が改善し、食物残渣、むせ込みが改善する

アセスメント結果によって障害部位が予測できたことから、主治医や嚥下訓練にかかわる認定看護師・言語療法士等と連携を取り、嚥下が改善できるよう多職種協働でケアを進めていくべきである。嚥下訓練と同時に、むせ込みによる誤嚥性肺炎を回避しながら、舌や目で楽しめ、食事時の会話を体験できるよう、家族の面会時に外観やにおいも考慮された嚥下食を少量でも提供していくことも重要である。

2）「食べる」の行動に必要な諸機能が低下しない

経管栄養によって、「食べる」で必要な「動く」の機能が制限され、普段使用していた身体機能を使用しない状態となっている。

経管栄養が不要となったとき、すぐに経口での自力摂取ができるように身体機能を維持することは重要である。特に高齢者は急速に機能低下が進行するので、「動く」の機能には、留意する必要がある。

噛むことをしないと歯肉が退化し、義歯が合わなくなることがよくある。さらに味覚・嗅覚・視覚を使わずに栄養が満たされることで、五感による脳への刺激が少なくなることは認知症や見当識障害を進行させる要因にもなる。箸を持たなくなることで、手の細かな動きがなくなり、腕を挙げたり、口を開けたりしなくなることで筋肉や骨格系の使用も少なくなる。からだを起こして首を自分でしっかり保持することで、嚥下はしやすくなるが、からだを起こすことや首を保持する回数も少なくなるかもしれない。

看護師は身体機能の低下を招かないよう意識し、嚥下訓練時に①いすに座るようにする、②皿と箸を使って嚥下食をつまんで口に入れる、③口を動かす、といったことを促すことは可能である。さらに嚥下食は義歯なしで飲み込めるものが多いが、噛む機能の低下防止のため④義歯を必ず装着することも忘れてはならない。

3）口内炎および栄養状態が悪化しない

Eさんに口内炎があり疼痛をともなうこと、血液検査の結果やBMIなどで栄養状態も低下していることがわかった。嚥下障害と同様、「食べる」ことを営むために口内炎が支障となるのは確かである。主治医に報告し薬剤の処方をしてもらうこと、歯磨きや嚥下訓練時に口内炎に配慮すること、栄養状態を観察していくことが看護ケアとして挙がってくる。

4）経管栄養による孤独な食事空間が減り、精神的ストレスが軽減する

Eさんは、経管栄養食になり口寂しそうだった。食べることを大切にしており、社交的な性格だったこともあり、ベッド上での長時間の経管栄養は孤独な食事空間であり、精神的なストレスを感じているかもしれない。嚥下訓練時の工夫や、友人などとの面会・散歩といった気分転換になる看護ケアが必要となる。

さらに、「食べる」という日常生活行動を介して社会的交流が行われることが多いが、Eさんは入院によって、友人とのお茶とお菓子を交えたおしゃべりもなくなり、経管栄養食になったことで、さらに会話しながらの「食べる」営みが少なくなっている。社会的交流は、生きる意欲の減退にもつながる大きな側面であるが、臨床現場では優先度が低く考えられがちである。友人との面会時間を十分確保すること、他の患者との交流や医療者とも会話や接触を多くもてるよう心掛ける必要がある。

引用文献
1) 菱沼典子 (2017)：看護 形態機能学 生活行動からみるからだ 第4版，日本看護協会出版会，p.109-126.
2) 大久保暢子 (2012)：実践につながる！看護形態機能学視点のヘルスアセスメント 第3回〈日常生活行動〉，Nursing Today, 27(3): p.86-91.

参考文献
・リン.S.ビックリー，ピーター.G.シラギ，リチャード.M.ホフマン／有岡宏子，井部俊子，山内豊明 日本語版監修 (2022)：ベイツ診察法 第3版，メディカル・サイエンス・インターナショナル．

3 日常生活行動とそれを遂行するためのからだの機能のアセスメント

4 おしっこをする

① ひとが生活するための「おしっこをする」とは？

「トイレまでは行けたが、ズボンをおろすことは難しい、という患者がいたため、私は手伝おうとした。しかし看護師は、『患者自身ができるようにならないと意味がない』と言って、患者がズボンを脱ぎ終わるのをじっと待っていた。これを見て、排泄イコール排尿そのものだけではなく、トイレに行ってズボンをおろす、といった行為も含むのだと実感することができた。」

これは、病棟実習における学生の発言である。学生は看護形態機能学の講義を聴いて、「おしっこをする」という日常生活行動が多くの要素から成り立っていることを頭ではわかっていたのだと思う。しかし、患者に対する看護師のかかわり方を見て、「おしっこをする」が、尿を体外に出すことのみを指すのではなく、トイレへ移動し、排尿のための準備や体勢を整えることをも含む行為であることを、実感をともなって理解することができたようだ。

「排尿」というと、従来は腎・泌尿器系の解剖生理から説明されることが多かったのではないだろうか。しかし「看護 形態機能学」の枠組みで「おしっこをする」は、それに加え脳、脊髄、筋骨格系という要素が複雑に連動することで成立する行為ととらえる。言い換えると、これらの要素のどれが欠けても、「おしっこをする」は成立しない。

また、身体的に問題がなかったとしても、心理的側面・社会的側面の問題から強いストレス下にある、つまり交感神経が優位な状況では、膀胱が収縮せず、また、尿道口周囲の筋が緊張するので、「おしっこをする」が障害される。

したがって、「おしっこをする」を援助する際は、これら要素のどの部分が障害されているから「おしっこをする」に問題が生じ、それに対してどの程度、どのような援助をすれば「おしっこをする」が可能となるのかをアセスメントすることが求められる。それによって、そのひとの残存能力や機能を考慮に入れた、個別性のある、過不足のない援助を適切に行っていくことができる。

②日常生活行動「おしっこをする」を構成する「からだ」の機能

- ⓐ 腎臓で尿が生成される（腎臓、脳）
- ⓑ 膀胱に尿がたまる（尿管、膀胱）
- ⓒ 尿意を知覚する（膀胱、脊髄、脳）
- ⓓ 排尿を我慢する（脳、脊髄、尿道）
- ⓔ トイレに移動し、立位・座位をとる（「動く」の機能）
- ⓕ 衣服や下着をおろす・はずす（「動く」の機能）
- ⓖ 排尿する（脳、脊髄、尿道）
- ⓗ 排尿後の後始末（紙で拭く、水を流す、手を洗う）（「動く」の機能）

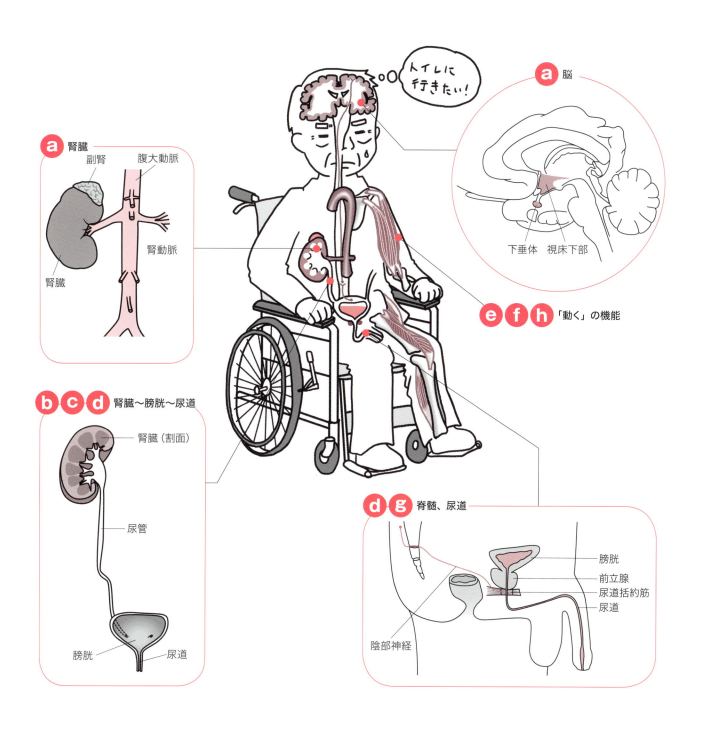

③ 日常生活行動「おしっこをする」のアセスメントに関連する情報

			アセスメントするからだの部位とアセスメント内容
心理的側面			・「おしっこをする」ための環境の変化 ・失禁の経験、「おしっこをする」ことに対して援助を受けた経験 ・疾患・障害・「おしっこをする」ための援助を受けることへの受け止め ・精神疾患の既往
社会的側面			・「おしっこをする」ことに関する習慣・価値観 ・排尿コントロールの方法 ・「おしっこをする」行動や後始末の必要性の理解、排尿後の清潔保持の方法、満足感 ・外出時の排泄場所、排泄行動にかかる時間、尿意を感知したら速やかに排尿できる環境か ・日常生活や役割遂行上の支障の有無、職業、生活調整の必要性 ・「おしっこをする」ことに関する自己管理の状況、ソーシャルサポートの有無 ・介助者との関係性、介助者の負担 ・排尿用具を揃えるための経済的負担
身体的側面	問診	腎臓	・尿の色・回数・間隔・量、脱水症状、腰背部痛 ・既往歴（腎・泌尿器、循環器系） ・処置治療（腎臓の手術、腎瘻、人工透析、利尿剤等の薬物）
		尿管・膀胱	・尿の色・回数・間隔、尿意、尿意切迫、下腹部痛、失禁の量・頻度、妊娠の有無 ・既往歴（腎・泌尿器、脳神経系、婦人科系） ・処置治療（膀胱の手術、利尿剤、膀胱内圧に影響を与える薬剤、膀胱瘻、膀胱留置カテーテル）
		脳・脊髄	・尿意、排尿回数、失禁の量・頻度、膀胱緊満感、自制が可能かどうか ・既往歴（脳神経系、精神疾患） ・処置治療（脳脊髄の手術、脊髄麻酔、睡眠薬、鎮静薬、麻薬などの薬剤）
		尿道	・性別、年齢、尿の色、残尿感、排尿困難、失禁の量・頻度、自制可能かどうか、尿の勢い、排尿にかかる時間、腹圧がかけられるか、排尿時痛 ・既往歴（泌尿器系、生殖器系、脳神経系、筋・骨格系） ・処置治療（手術、尿道抵抗に影響を与える薬剤、泌尿器系ストマ、導尿、膀胱留置カテーテル）
		「おしっこをする」に関連する「動く」の機能	・普段使用するトイレの種類（和式・洋式・簡易便器・尿器等）、排泄行動の自立度、腹圧をかけやすい体位・姿勢をとれるか、排泄環境の変化、排尿後の清潔保持の方法、排尿方法、排泄場所までの距離、着衣の種類、排尿に用いる道具、麻痺の程度、関節拘縮の有無 ・既往歴（筋骨格系疾患）、処置治療（安静制限、筋弛緩薬、睡眠薬、鎮静薬などの薬剤）
心理的側面			・排尿回数や頻度、食事や飲水を控えていないか ・排尿時のプライバシーが確保されているか、安心して排尿ができる環境か
社会的側面	視診		・排尿方法、おむつの使用 ・本人もしくは介助者の排尿に関する知識と技術
身体的側面		腎臓	・浮腫、尿の量
		尿管・膀胱	・下腹部の膨隆や緊満
		尿道	・尿道口の異常（分泌物の量・色・性状、尿道口周囲の皮膚トラブル）、排尿時の体位・姿勢
	打診	腎臓	・腰背部叩打痛
		尿管・膀胱	・下腹部の鼓音、濁音
	触診	腎臓	・腫大
		尿管・膀胱	・下腹部の痛み、腫瘤
		尿道	・前立腺の肥大、腫瘤
	検査	腎臓	・体重 ・血液検査、尿検査
		尿管・膀胱	・尿細菌検査、超音波検査、残尿測定
		脳・脊髄	・頭部CT、頭部MRI
		「おしっこをする」に関連する「動く」の機能	・関節可動域測定、徒手筋力テスト（「動く」p.119〜124参照）

④ アセスメントの手順

1 問診

▌主訴

「おしっこをする」に対して悩んでいること、困っていること、苦痛、排尿時の痛み、不安、羞恥心、精神的ストレスはないか

▌心理的側面

- 「おしっこをする」ための環境の変化
- 失禁の経験、「おしっこをする」ことに対して援助を受けた経験
- 疾患・障害・「おしっこをする」ための援助を受けることへの受け止め
- 精神疾患の既往

▌社会的側面

- 「おしっこをする」ことに関する習慣・価値観
- 排尿コントロールの方法
- 「おしっこをする」行動や後始末の必要性の理解、排尿後の清潔保持の方法、満足感
- 外出時の排泄場所、排泄行動にかかる時間、尿意を感知したら速やかに排尿できる環境か
- 日常生活や役割遂行上の支障の有無、職業、生活調整の必要性
- 「おしっこをする」ことに関する自己管理の状況、ソーシャルサポートの有無
- 介助者との関係性、介助者の負担
- 排尿用具を揃えるための経済的負担

▌身体的側面

アセスメントで得たい情報

腎臓	・尿の色・回数・間隔・量、脱水症状、腰背部痛 ・既往歴（腎・泌尿器、循環器系） ・処置治療（腎臓の手術、腎瘻、人工透析、利尿剤等の薬剤）
尿管・膀胱	・尿の色・回数・間隔、尿意、尿意切迫、下腹部痛、失禁の量・頻度、妊娠の有無 ・既往歴（腎・泌尿器、脳神経系、婦人科系） ・処置治療（膀胱の手術、利尿剤、膀胱内圧に影響を与える薬剤、膀胱瘻、膀胱留置カテーテル）
脳・脊髄	・尿意、排尿回数、失禁の量・頻度、膀胱緊満感、・自制が可能かどうか ・既往歴（脳神経系、精神疾患） ・処置治療（脳脊髄の手術、脊髄麻酔、睡眠薬、鎮静薬、麻薬などの薬剤）
尿道	・性別、年齢、尿の色、残尿感、排尿困難、失禁の量・頻度、自制可能かどうか、尿の勢い、排尿にかかる時間、腹圧がかけられるか、排尿時痛 ・既往歴（泌尿器系、生殖器系、脳神経系、筋・骨格系） ・処置治療（手術、尿道抵抗に影響を与える薬剤、泌尿器系ストマ、導尿、膀胱留置カテーテル）
「おしっこをする」に関連する「動く」の機能	・普段使用するトイレの種類（和式・洋式・簡易便器・尿器等）、排泄行動の自立度、腹圧をかけやすい体位・姿勢をとれるか、排泄環境の変化、排尿後の清潔保持の方法、排尿方法、排泄場所までの距離、着衣の種類、排尿に用いる道具、麻痺の程度、関節拘縮の有無 ・既往歴（筋骨格系疾患）、処置治療（安静制限、筋弛緩薬、睡眠薬、鎮静薬などの薬剤）

アセスメントの手順・所見

(1) 腎臓

■所見

- 正常な尿は黄色透明である。糖尿病や尿崩症では水様希釈尿が、悪性腫瘍や結石、炎症では血尿が、脱水では黄褐色の濃縮尿、高ビリルビン血症では褐色尿が出る。尿に混濁や浮遊物がみられる場合は、細菌混入が疑われる。

- 一般的に起床から就寝までの排尿回数が8回以上の場合を頻尿というが、個人差がある。夜間に2回以上排尿のために目が覚める夜間頻尿は、腎臓における尿の過剰生成や、就寝前の水分・アルコール摂取過多等により起こる。
- 循環器系、腎機能が低下している対象者は、体液が貯留傾向となり、夜間安静時の尿量が増加する。
- 高温多湿な環境では発汗が減少し、尿量が少なくなる。
- 腎炎による痛みは内臓痛であり、腰背部に鈍くさしこむような持続性の痛みが特徴である。

(2) 尿管・膀胱

■所見
- 尿管疝痛は結石等による尿管の急激な閉塞により起こるひどい痛みで、肋骨脊柱角付近から痛み始め、体幹をまわって下肢や陰部に放散する。
- 結石では、腹痛、背部痛、血尿が生じる。
- 過活動膀胱では、尿意切迫、頻尿、切迫性尿失禁が生じる。膀胱収縮障害では、頻尿、溢流性尿失禁が生じる。
- 炎症、感染では、膀胱が拡張刺激に対して過敏になるため、膀胱容量の減少が生じ、頻尿、尿意切迫、失禁が生じる。
- 通常、150mL程度の尿が膀胱に貯留すると尿意を感じ始め、400mL程度で膀胱内圧が急激に上昇し、強い尿意を感じる。600mL以上になると恥骨上部の疼痛が生じる。膀胱容量の限界を超えると尿が漏れ出し、失禁する。
- 婦人科系疾患による腫瘍や妊娠等で膀胱が圧迫されると、排尿困難、残尿、尿閉などの排尿障害が生じることがある。
- 抗コリン作用のある薬剤は膀胱の収縮を抑制する。膀胱への蓄尿を妨げる治療・処置では、尿意の感知に影響が出る。

(3) 脳・脊髄

■所見
- 膀胱内圧上昇の刺激は、脊髄を経て脳に伝わり、尿意として感知される。脳や脊髄の疾患、薬剤の影響により、尿意の知覚や表明に支障が出る。
- 脳は仙髄から出る陰部神経に、尿道括約筋(随意筋)の収縮、弛緩の司令を出す。脳や脊髄病変により、尿道括約筋のコントロールがきかず、尿閉や失禁が生じる。
- 精神的興奮や中枢性疾患等による大脳皮質の刺激によって排尿回数に異常をきたす。

(4) 尿道

■所見
- 悪性腫瘍や結石、尿道の損傷、炎症で血尿が出る。
- 排尿障害・残尿・尿閉は、括約筋の機能に障害があることを示す。
- 尿線の細小や排尿困難、排尿時間の延長は、腫瘍、便の貯留、妊娠等による尿道抵抗の増大や、腹圧がかけられないことによる排出力の弱体化、尿道の損傷や異物による通過障害で生じる。
- 尿道括約筋の意図的なコントロールができないと、膀胱内圧上昇の刺激に対し直ちに排尿が起きてしまい、失禁が生ずる。
- 排尿時痛、残尿感、発熱は、感染や尿路の結石で生じる。
- 女性は、加齢や出産により骨盤底筋群が緩むと、尿道口の随意的な収縮力が弱まる。また、骨盤底筋を尿道の他に腟が貫いているため、収縮力が弱く、尿漏れが起こりやすい。また、女性の尿道は短く、外尿道口が肛門に近いため、上行性感染を起こしやすい。婦人科系疾患による腫瘍や妊娠等で尿道が圧迫されると、排尿困難、残尿、尿閉などの排尿障害が生じることがある。
- 男性は前立腺があり、尿道の抵抗が大きいため、肥大や腫瘍等があると、尿の通過障害、尿線の細小、排尿時間の延長、残尿感が生じやすい。

2 視診

アセスメントで得たい情報

心理的側面
- 排尿回数や頻度、食事や飲水を控えていないか
- 排尿時のプライバシーが確保されているか、安心して排尿ができる環境か

社会的側面
- 排尿方法、おむつの使用
- 本人もしくは介助者の排尿に関する知識と技術

身体的側面

腎臓	・浮腫、尿の量
尿管・膀胱	・下腹部の膨隆や緊満
尿道	・尿道口の異常（分泌物の量・色・性状、尿道口周囲の皮膚トラブル）、排尿時の体位・姿勢

アセスメントの手順・所見

(1) 腎臓
「体液のバランス」（p.40）参照。

■所見
- 浮腫は、腎機能不全による水やナトリウムの貯留を反映する。
- 健康な成人のおおよその水分出納を表1に示す。入院患者ではこれに輸液や輸血量等が摂取量として、吐物、体液、発汗量等が排出量として加えられる。

表1　健康な成人のおおよその水分出納

摂取量	1日量 (mL)	排出量	1日量 (mL)
飲料水	1,200	尿	1,200
食物中の水	700	便	100
燃焼水	200	不感蒸散	800
計	2,100	計	2,100

- 水分摂取量が排出量を上回る場合、腎機能低下が疑われる。排出量が上回る場合は、糖尿病や尿崩症が疑われる。

表2　1日の平均尿量

正常	1000〜1500mL 程度
多尿	3000mL 以上
乏尿	300〜500mL
無尿	100mL 以下

(2) 尿管・膀胱
対象者に仰臥位になってもらい、検者の目線を対象者の腹部の高さと水平にして観察する（「食べる」p.137 参照）。

■所見
- 下腹部の膨隆や緊満がある場合は、膀胱に多量の尿が充満していることが考えられる。

(3) 尿道

■所見
- 尿道口の異常や分泌物は、感染や病変の可能性を示す。
- 排尿時に臥位であると、横隔膜が上昇し、腹圧をかけにくく、排尿がしにくい。

3 打診

アセスメントで得たい情報

腎臓	・腰背部叩打痛
尿管・膀胱	・下腹部の鼓音、濁音

アセスメントの手順・所見

(1) 腎臓
1）対象者に座位か側臥位になってもらう。
2）対象者の背部の、腎臓が位置する第12肋骨付近（肘のあたり）に検者の片手の手掌を置く（図1）。
3）もう一方の手で握りこぶしをつくり、背部に置

いた手の手背を叩く。これを左右で行う。

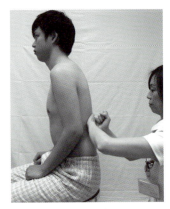
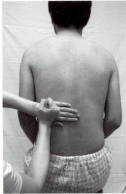

図1　腰背部叩打痛の確認

■所見
- 叩かなくても、対象者に両手を腰に当ててもらい、背部に当てた母指のあたりが痛むかどうかで確認できる場合もある。
- 叩打痛がある場合は、腎臓の炎症や腫瘍、ネフローゼ症候群が疑われる。

(2) 尿管・膀胱

■所見
- 下腹部の打診では、膀胱が空に近いと鼓音が、尿で充満していると濁音が聴かれる。腫瘍や腫瘤がある場合も濁音が聴かれる。

4　触診

アセスメントで得たい情報

腎臓	・腫大
尿管・膀胱	・下腹部の痛み、腫瘤
尿道	・前立腺の肥大、腫瘤

アセスメントの手順・所見

(1) 腎臓

1) 対象者に仰臥位になってもらう。
2) 検者の片手を対象者の背部第12肋骨下縁に差し込み持ち上げるようにしながら、もう一方の手を下腹部に添える（図2）。
3) 腎臓は吸気により横隔膜が下降すると押し出されるため、対象者に深呼吸をしてもらい、吸気時に下腹を押し、背部側の手で触診を行う。呼気終末に下腹の力をゆるめると、背部側の手に腎臓が定位置に戻るのを感じられる。これを左右で行う。

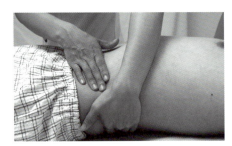

図2　腎臓の触診

■所見
- 腎臓が大きく触れる場合は、腫大や腫瘍、水腎症を疑う。

(2) 尿管・膀胱

排尿を済ませ、膀胱を空にした状態で行う。対象者に仰臥位になってもらい、腹部の筋緊張を和らげるため、膝を曲げてもらう。膀胱の位置をイメージしながら触診を行う。

■所見
- 恥骨直上の触診で尿意や抵抗感、痛みがある場合は、膀胱に多量の尿が充満しているか膀胱炎が考えられる。固く触れた場合は腫瘍や腫瘤を疑う。

(3) 尿道

アセスメントの手順は、「うんちをする」直腸診の手順（p.171〜172）を参照。

■所見
- 正常な前立腺は、ゴム状で無痛である。左右対称性で辺縁が明瞭な結節が触知された場合は前立腺肥大症を、左右非対称性で辺縁が不明瞭、不均一な腫瘤がある場合は前立腺がんを疑う。前立腺に肥大や腫瘤がある場合は、尿道通過障害が生じていると考える。

5 検査

アセスメントで得たい情報

腎臓	・体重
	・血液検査、尿検査
尿管・膀胱	・尿細菌検査、超音波検査、残尿測定
脳・脊髄	・頭部CT、頭部MRI
「おしっこをする」に関連する「動く」の機能	・関節可動域測定、徒手筋力テスト（「動く」p.119〜124を参照）

アセスメントの手順・所見

(1) 腎臓

■所見
- 腎機能低下による体液の貯留で、体重が増加する。

①血液検査

各項目の基準値は「検査値基準範囲一覧」（p.241）参照。

項目	所見
尿素窒素（BUN）	高値では腎機能の低下が疑われる。
クレアチニン（Cr）	
ナトリウム（Na）	腎臓は水・電解質の再吸収、排泄を行う。腎機能の低下により、電解質のバランスが崩れ、異常値が検出される。
カリウム（K）	
クロール（Cl）	
カルシウム（Ca）	
リン（Pi）	
抗利尿ホルモン（ADH）	下垂体後葉や視床下部の障害により低下する。

②尿検査

各項目の基準値は「検査値基準範囲一覧」（p.241）参照。

項目	所見
尿蛋白（U-PRO）	陽性の場合、腎障害が疑われる。
尿潜血（U-OB）	陽性の場合、腎泌尿器の炎症、結石、腫瘍が疑われる。
尿糖	陽性の場合、高血糖や腎障害が疑われる。
尿比重	腎の濃縮力を表す。基準値以下では、腎濃縮力の低下、尿崩症が疑われる。

(2) 尿管・膀胱

■所見
- 通常、膀胱内の尿は無菌である。無菌的に尿を採取し、105／mL以上のコロニーが認められる場合は、尿路感染症が疑われる。
- 膀胱内に尿が貯留すると、超音波検査で膀胱拡張が認められる。
- 残尿量の基準値は50mL以下である。

(3) 脳・脊髄

■所見
- 視床下部が細胞外液の浸透圧の高まりを感知すると、視床下部の支配下にある下垂体後葉からは、腎臓での水の再吸収を促進する抗利尿ホルモン（ADH）が分泌される。
- 下垂体後葉や視床下部の障害によりADHが欠損すると、尿崩症が生じる。

(4) 「おしっこをする」に関連する「動く」の機能

洋式便器を使用する際は、立位から座位をとる（図3）、または排尿後に座位からの立ち上がり動作が可能かどうか、座位を安定させるため足底が床に着地可能かどうか（図4）、ズボンの着脱や、排尿後に尿道口を紙で拭けるかどうかを確認する。

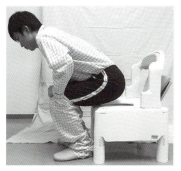

図3　立位から座位へ

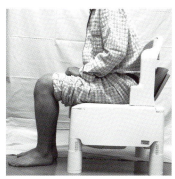

図4　足底の着地

⑤ アセスメントの実際：胃亜全摘出術後1日目のFさんの「おしっこをする」を支援する

A 事例の概要

　Fさんは50歳の男性。早期胃がんのため、開腹による胃亜全摘出術を受けた。術後の挿入物は、中心静脈ライン、胃管、膀胱留置カテーテル、硬膜外麻酔チューブで、硬膜外麻酔チューブからはモルヒネを含む麻酔薬が持続投与されている。術当日の経過に問題はなく、翌朝胃管、膀胱留置カテーテルが抜去された。早期離床を促すため、看護師の介助にて歩行を試みようと、臥位から座位、そして立位になりかけたところで顔をしかめ、「傷が痛い…、歩くなんて無理だよ…」と、創部を押さえながらベッドに倒れ込んでしまった。しばらくの間、安静臥床にて経過観察していたところ、Fさんより「おなかが張っていて、おしっこがしたいような気がする」とナースコールがあった。先程の経緯から、看護師はFさんがトイレまで歩行するのは無理だろうと考え、床上で排尿できるよう尿器を当てた。ところが、Fさんは「出ない、出ない」と訴え、膀胱緊満感の増強とともに、気分不快や不安を訴え始めた。

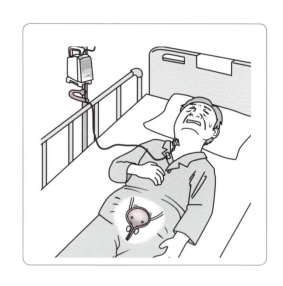

B Fさんの「おしっこをする」のアセスメント結果

　Fさんは、「おしっこをする」を構成する要素のうち、腎臓、尿管、脳、脊髄に異常がないことがわかった。しかし、膀胱に貯留した尿を、尿道を介して排泄できない尿閉の状態にあると考えられる。また、骨、筋肉など「動く」の機能について、器質的な異常はないものの、術後創痛によりトイレ歩行や姿勢の保持ができないために床上排泄と排泄介助を要している。つまり、Fさんは、p.153の❺トイレに移動し、立位・座位をとる（「動く」の機能）、❻衣服や下着をおろす・はずす（「動く」の機能）、❼排尿する（尿道）、❽紙で拭く、水を流す、手を洗うといった排尿後の後始末をする（「動く」の機能）について援助が必要なことがわかる。

		Fさんのアセスメント結果	結果から言えること
心理的側面		・尿意が強いのに排尿できないことに不安や焦りを感じている。入院、床上排泄、排泄の介助を受ける経験は初めてである。異性に陰部を見られることに羞恥心を感じる。精神疾患の既往はない。	・膀胱緊満感の増強や、通常と異なる排泄方法、異性に排泄介助を要する状況は、Fさんに強い心理的ストレスをもたらしている。このような状況では、交感神経が優位となり膀胱が収縮せず、内尿道口周囲の筋が緊張するため、排尿が困難になっていると考えられる。
社会的側面		・50歳、男性、企業の経営幹部である。 ・手術のために2週間の休暇をとった。普段は洋式トイレを使用し、排尿は立位で行っている。排泄をがまんするのはからだによくない、という考えをもつ。職場でも自宅でも、尿意を催したらすぐにトイレに行ける環境であり、今回のような、尿意はあるのに出せない、という症状は初めて。排泄後は石けんで手を洗う習慣をもつ。床上排泄や、排泄介助を受けるのは今回が初めてである。排泄に介助が必要であることを同室患者や家族に知られたくない。 （家系図：50歳男性と50歳女性の夫婦、子20歳と22歳）	・働き盛りの壮年期で、社会的地位や家族内での地位も高い。がんの罹患、入院による欠勤、排泄介助を要する状況は、それらをおびやかしている。また、尿意があるのに排泄できない状況は、Fさんの普段の排泄に対する価値観や行動と対極にあり、混乱につながっている。現状は、Fさんにとって安全で安楽、リラックスして排泄できる環境ではない。
身体的側面	問診　腎臓	・腰背部痛なし、既往歴なし。	・自覚症状から、尿が膀胱に貯留していると考えられるため、腎臓における尿の生成、尿が膀胱に至るまでの尿管の通過障害はないと推測される。 ・排泄援助にともなう羞恥心や自尊感情の低下などの精神的負担、排尿がうまくできないことへの不安、通常と異なる環境での排泄が強いられていることによる緊張から、交感神経が優位になっていて、そのため膀胱が収縮せず、内尿道口の周囲の筋が緊張し、排尿が困難になっていると考えられる。
	尿管・膀胱	・尿意があり、膀胱緊満感が強い。 ・既往歴なし。	
	脳・脊髄	・尿意、膀胱緊満感あり。 ・既往歴なし。	・尿の貯留によって膀胱内圧が上昇しており、尿意として表されている。このことから、膀胱→脊髄→脳の間の刺激の伝達に異常はないと考える。
	尿道	・普段は洋式トイレを使用し、排尿時は立位をとるが、現在は創痛のため、床上排泄を試みている。「寝たままだとおなかに力が入りにくくて尿が出しづらい」と訴える。	・仰臥位はもともと腹圧がかけにくい体位である上、普段のFさんの排尿時の体位・姿勢とも全く異なっている。床上排泄の経験がないことで勝手がわからず、「おなかに力が入りにくい」という訴えからも、有効ないきみができていないことが考えられる。また、腹部に創痛があるために腹圧がかけられず、排出力が十分に確保できていない。
	「おしっこをする」に関連する「動く」の機能	・普段の排泄行動は自立している。普段は洋式トイレを使用し、排尿は立位で行っている。	・普段の「動く」の機能に問題はない。
	視診　腎臓	・術後は絶食。輸液を100mL/時間で投与している。膀胱留置カテーテル抜去前は120〜150mL/時間の尿量が排泄されていた。色は淡黄色透明。	・尿色は正常。水分出納では、排泄量が摂取量を上回っているが、術後利尿期であることを考慮すると問題はないと考えられる。
	尿管・膀胱	・膀胱留置カテーテルを抜去してから3時間が経過している。その間輸液の速度は変更していない。視診で下腹部の膨隆が認められる。	・膀胱に貯留している尿量の概算は、輸液の速度が一定であることから、膀胱留置カテーテル抜去前の時間尿×抜去してからの経過時間＝400mL前後、超音波残尿測定の結果もあわせると、500mL前後の尿が貯留していると推測され、速やかに尿を排泄しなければ、膀胱にダメージが加わる危険がある。
	脳・脊髄	・硬膜外麻酔チューブより、モルヒネを含む麻酔薬を持続投与している。	・尿道より上位の部位のアセスメントから、Fさんは、膀胱に貯留した尿が排泄できない尿閉の状態にある可能性が最も高い。原因として、経硬膜外投与をしているモルヒネの副作用により、膀胱収縮力の低下と尿道抵抗の増大がもたらされていると考えられる。
	尿道	・尿道口周囲の皮膚病変、分泌物なし。	

		Fさんのアセスメント結果	結果から言えること
身体的側面	打診 尿管・膀胱	・下腹部で濁音が聴取された。	・膀胱に尿が貯留している。
	触診 腎臓	・腫大はない。	・腎臓の異常は認められない。
	尿道	・前立腺の肥大は認められない。	・尿排泄を障害するような前立腺の異常はない。
	検査 腎臓	・収縮期血圧は140mmHg台、拡張期血圧は70mmHg台で経過。	・血圧は維持されているため、腎臓において尿生成は問題なく行われていると考えられる。
	尿管・膀胱	・超音波残尿測定により、約500mLの残尿があった。	・膀胱に500mL前後の尿が貯留している。
	「おしっこをする」に関連する「動く」の機能	・入院中のトイレは、Fさんの病室から10m程離れたところにある。創痛があり、介助にて臥位から端座位、立位になることはできるが、姿勢の保持は困難で、床上排泄となっている。現在安静制限はなし。パジャマのズボンの前ボタンを外す、尿器を当てる、排尿後に紙で拭くことは可能。	・筋骨格系に問題はないが、術後の創部痛により、トイレへの歩行や姿勢の保持ができず床上排泄となっている。安静制限はないため、創部痛を引き起こすような動作でなければ、十分可能である。

C ヘルスアセスメントを生かした看護目標と看護ケア

　まずは膀胱にたまった尿を早急に排泄して、Fさんの身体的・心理的負担の軽減を図るとともに、再び尿閉を起こさないことを目指す。

　次いで、Fさんが手術前のセルフケアのレベルまで早期に戻れるようケアを行っていく。たとえ床上排泄、排泄介助が必要だとしても、全てを看護師が肩代わりする必要はなく、p.153の **f** や **h** の一部をFさん自身に行ってもらえば、Fさんの残存能力を生かした援助になり、あわせて自尊心の低下も防ぐことができる。

> **看護目標：膀胱緊満にともなう不快症状が軽減・解消される。早期に手術前のセルフケアのレベルに戻れる**
> **小目標：**　1）速やかな尿の排出がなされる
> 　　　　　　2）腹部創の痛みのコントロールがなされる
> 　　　　　　3）床上排泄を安楽に行える

1）速やかな尿の排出がなされる

　主訴や視診・打診・残尿測定の結果から、膀胱内が尿で充満していると考えられる。過剰な尿によって膀胱が過度に伸展すると、恥骨上部に疼痛をきたしたり、膀胱破裂や水腎症などの合併症を引き起こす恐れがある。したがって速やかに尿を排泄する必要があるが、今のFさんに自然排尿は困難であることが考えられた。そのため一時的導尿を行う。不安があるなか、Fさんにとっては初めての経験になるため、導尿の目的、必要性、方法を十分説明する必要がある。また、大量の尿を急激に排泄すると、反射で血圧が低下することがあるので、導尿量に注意し、血圧の推移を観察する。

2）腹部創の痛みのコントロール

一時的導尿を施行したことで膀胱のなかを空にしたとしても、腎臓による尿の生成、尿管による尿の膀胱への移送には問題がないため、時間が経てばまた膀胱内に尿が貯留してしまう。

Ｆさんが排尿できない理由の一つとして、経硬膜外投与しているモルヒネの副作用で、尿閉が起きていることが考えられる。モルヒネは中枢神経に作用し、膀胱収縮力の低下と尿道抵抗を増大させる働きをもつ。通常は膀胱壁の収縮と内尿道口の弛緩によって排尿がなされるので、モルヒネはこれと反対の作用をＦさんに生じさせている。二つ目の要因として、腹部創に疼痛があるために腹圧がかけられず、膀胱内の尿を尿道を経由して外に出すだけの排出力が十分に確保できていないことが挙げられる。

そこで、創痛のコントロールを十分に行う。ただし、モルヒネの投与が続く限り、尿閉は改善されない恐れがあるため、鎮痛が図れ、尿閉の副作用が少ない薬剤に変更可能かどうか、医師に相談する。

3）床上排泄を安楽に行えるような援助

Ｆさんが排尿できなかったのは、床上排泄であることも原因と考えられる。創痛のため立位がとれず、トイレまでの歩行も困難であるため床上排泄を試みたが、仰臥位はもともと腹圧がかけにくい体位である上、普段のＦさんの排尿時の体位・姿勢とも全く異なる。床上排泄の経験がないため勝手がわからず、「おなかに力が入りにくい」という訴えからも、有効ないきみができていないと考えられる。

排泄時の環境も要因である。排泄行為は、個人の習慣や価値観を反映し、個人差が大きい。また、羞恥心や自尊感情の低下など、精神的負担が大きい。その上、今のＦさんは、排尿がうまくできないことへの不安や、通常と異なる環境での排泄が強いられている緊張から、交感神経が優位になっていると考えられる。このような状況では膀胱が収縮せず、内尿道口の周囲の筋が緊張するので、排尿が困難になる。

可能であれば、普段どおりトイレで排尿できるよう歩行などの援助を行うのが最善であるが、創痛のコントロールが十分なされていない段階では難しい。そこで床上排泄をいかに安楽に行うか、を優先に考える。

まず、排尿時の環境を整える。排尿は、副交感神経が優位な状況で起こる行為であるため、Ｆさんが安心し、リラックスして排尿できる環境に整える。アセスメントの結果から、Ｆさんの精神的負担を考え、排泄介助は可能な限り男性看護師が行うようにする。カーテンを完全に閉め、露出を最小限にしてプライバシーを保持する。Ｆさんは筋骨格系に問題がないので、尿器を手渡しさえすれば、自分で陰茎に当てて、排尿の間それを保持し、終わったら紙で拭くことが可能である。よって、ナースコールと紙を手元に置き、排尿が済んで呼ばれるまでカーテンを開けないようにする。

排尿時の体位・姿勢については、Ｆさんには安静制限がないため上体を挙上する。これにより、横隔膜が下降し、腹圧を高めることができる。

排尿が終わったら、羞恥心を生じさせないよう速やかに尿を処理する。Ｆさんの習慣を大切にして、排泄後には石けんを用いた手浴もしくは手の清拭が行えるよう準備を整える。また、残尿がないことを問診、打診、触診、必要時には簡易残尿測定器を用いて確認することも必要である。

参考文献
- リン.S.ビックリー，ピーター.G.シラギ，リチャード.M.ホフマン／有岡宏子，井部俊子，山内豊明　日本語版監修（2022）：ベイツ診察法　第3版，メディカル・サイエンス・インターナショナル．
- 菱沼典子（2017）：看護　形態機能学　生活行動からみるからだ　第4版，日本看護協会出版会．
- 稲葉佳江，大日向輝美編（2011）：看護ヘルスアセスメント，メヂカルフレンド社．
- 香春知水，斎藤やよい（2009）：基礎看護技術　看護過程の中で技術を理解する，南江堂．

5 うんちをする

① ひとが生活するための「うんちをする」とは？

　「うんちをする」という日常生活行動は、個室で行う非常に私的な行動である。それは「おしっこをする」よりも情報共有の少ない未知な行動と言ってよい。

　赤ん坊のときは、場所を問わずおむつのなかにうんちを出し、後始末さえも他者の世話になっている。しかし、大人になると最後まで他者の世話になりたくない行動の一つであり、恥ずかしく汚いものという印象さえもある。また痔や脱肛をともなうときなどは、殿部の拭き方や努責の掛け方がいっそう個別的であったり、本人の価値観が大きく影響したりする。

　このように心理・社会・身体的側面が複雑に絡み合う「うんちをする」は、身体的側面のみの観察ではアセスメントできない奥深い日常生活行動の現象と言える。身体的側面だけとっても、結腸や直腸、肛門といった部位だけではなく、次頁に示したように、便意や排便反射をつかさどる脳や神経、トイレに移動するための「動く」の機能に関するヘルスアセスメントも行う必要がある。

　p.130〜151の日常生活行動「食べる」では、ひとが食べ物を消化・吸収した後、からだの栄養として吸収し、蓄えるまでについて述べた。吸収・貯蓄されなかった消化物、残渣物は、水分、腸壁細胞、細菌類の死骸とともに、うんち（便、人糞、大便、うんことも呼ばれる）として排出される。そのため「うんちをする」のアセスメントでは排出された「うんち」そのものの性状もみる必要がある。そして対象者の個別性や価値観、環境の変化などの心理的・社会的側面のアセスメントは、身体的側面と同様に重要である。

② 日常生活行動「うんちをする」を構成する「からだ」の機能

a S状結腸のうんちが、結腸の蠕動運動で直腸に移動する
（延髄、迷走神経、仙髄、骨盤神経、交感神経、副交感神経：恒常性維持のための調節機構―神経性調節）
↓
b 便意を感じる
（S状結腸、直腸、副交感神経、脊髄、大脳：恒常性維持のための調節機構―神経性調節）
↓
c トイレに移動する（脳、神経、筋肉、骨格：「動く」の機能）
↓
d 内肛門括約筋の弛緩で肛門出口までうんちが到達する
（直腸、仙髄、副交感神経、内肛門括約筋）
↓
e 随意筋である外肛門括約筋が、意図的に肛門を収縮させ、うんちの排出を我慢する
（陰部神経、外肛門括約筋、大脳、神経：「動く」の機能）
↓
f トイレで衣類を脱ぎ、便器に座る（脳、神経、筋肉、骨格：「動く」の機能）
↓
g 外肛門括約筋を意図的に弛緩させ、努責して肛門からうんちを出す
（外肛門括約筋、陰部神経、大脳、神経）
↓
h お尻を拭き、衣類を着る（脳、神経、筋肉、骨格：「動く」の機能）
↓
i 手を洗い、元の場所に戻る（脳、神経、筋肉、骨格：「動く」の機能）

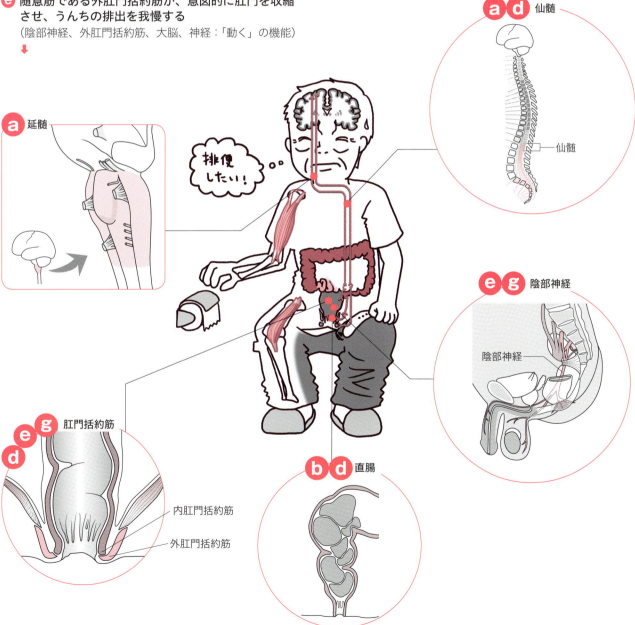

③ 日常生活行動「うんちをする」のアセスメントに関連する情報

			アセスメントするからだの部位とアセスメント内容	
心理的側面			・うんちをすることへの抵抗、生きていく上で必要と感じているか、積極的に営もうとしているか ・性格特性：自宅でないと排便ができないといった強い執着など ・精神的ストレスの有無・程度 ・精神疾患の既往、精神疾患に対する薬物投与	
社会的側面			・好み、こだわり（習慣）、価値観、排便時のスタイル：場所や便器の種類などの好み、朝必ず排便をしないと調子が狂う、自宅でないと排便しない、毎朝必ず便器に座る、毎朝ヨーグルトを食べるなど、毎朝排便するのがよいと思い込む、食事内容や運動と排便との関係に対する考えなど、和洋式、公衆トイレは不可、温水洗浄機能付きでないと排便できないなど ・家族歴：便秘、下痢に関連する消化器系疾患などの家族性疾患 ・既往歴：大腸性疾患などの疾患や手術歴 ・職業歴：トイレの時間が十分取れる、食事時間が規則的に取れる職業か ・家族構成：大家族で、トイレが混み合う状況か、落ち着いてトイレにいることができるか ・家族の価値観：うんちをすることに対する家族の考え方 ・趣味：運動や活動、食事内容に関する趣味か	
身体的側面	問診	脳	便意を感じてから排便までの状況	・便意を感じてから排便があるのか、便意を感じてからトイレに行くまでに排便を我慢できるか
			服薬状況	・睡眠薬、鎮静薬など便意に影響する薬物、麻酔のような排便の神経に作用する薬物
		神経		・便失禁、便の量、排便の頻度、トイレに行くまでの排便の自制が可能か
			処置・治療の確認	・脳神経系手術、脊髄麻酔による脳・脊髄神経への影響
		結腸	腹部に対する感覚	・腹部の膨満感、緊満感、不快感、痛み、裏急後重、食欲不振、食事摂取の有無と量、活動量
			服薬状況	・止痢薬、緩下薬、抗コリン薬、鉄剤など
		肛門	排便時の肛門の状態	・排便時の肛門痛・出血、肛門の締まり（外肛門括約筋の筋力）の程度、内・外痔核の痛み
			排便動作について	・便失禁の有無・頻度、排便にかかる時間、腹圧（努責）を掛けることができるか、便意時に自制が可能か
			既往歴、出産、年齢	・肛門の外傷や手術、年齢、出産回数
		便・排ガスの状態	経口摂取の状況	・経口摂取の量・内容・回数・摂取時間
			排便の状態	・排便回数、排便間隔
			排ガスの状態	・排ガスの有無・回数・量
	視診	結腸	腹部全体の外観・形状	・腹部の緊満の程度、腹部の皮膚色、臍部も含めた腹部の外観・形状、衣類による締めつけ、蠕動運動の程度
		肛門	肛門周囲の皮膚、肛門内の粘膜の状態	・肛門周囲の皮膚色の変化、腫瘤、肛門内粘膜の出血
			痔核、直腸脱の状態	・内・外痔核、出血、直腸脱
			人工肛門	・人工肛門の有無と肛門の機能と状態
		便・排ガスの状態	便の状態	・排便回数、便の量・性状・色・臭気・混入物、便秘や下痢、ブリストル便形スケール、便秘のタイプ（結腸性便秘、盲腸性便秘）、便秘の種類
			排便習慣	・排便日誌（排便回数、排便間隔）
	聴診	結腸	腸内音	・上行・横行・下行・S状結腸の腸内音の状態
	打診	結腸	腹部全体の状態	・上行・横行・下行結腸内の便塊、流動物、排ガスなどの貯留物
	触診	神経	肛門括約筋の動き、肛門周囲の感覚	・肛門括約筋の締まり具合、肛門から排出された便に対する感覚、肛門周囲のしびれ、感覚障害

			アセスメントするからだの部位とアセスメント内容	
身体的側面	触診	結腸	腹部全体の痛み、緊満症状、便塊の触知	・上行・横行・下行・S状結腸の圧痛 ・虫垂炎での圧痛 ・腹部緊満、便塊が触れる部位の確認
		直腸	直腸粘膜の状態	・内痔核、炎症、粘膜損傷、出血
			便塊の状態	・便塊
			前立腺の状態	・前立腺肥大による直腸の狭窄
			摘便、浣腸の実施	・摘便や浣腸の実施、それによる粘膜損傷、出血
		肛門	肛門括約筋の機能、内痔核	・外肛門括約筋の随意収縮、内痔核
			肛門周囲の状態	・肛門周囲の腫瘤、湿疹、炎症・程度、痛み、直腸脱、外痔核
	検査	結腸	消化器系の検査	・腹部レントゲン検査、大腸内視鏡検査、注腸検査の結果
			便検査	・便潜血反応、細菌検査
		肛門	大腸内視鏡検査、便検査、肛門検査	・大腸内視鏡検査による肛門部位の異常、検査時の損傷、便潜血反応
	「うんちをする」に関連する「動く」の機能		筋肉・関節の状態	・立位になれるか、座位になれるか、中腰になれるか、下半身の衣服の着脱ができるか、ペーパーを取る、殿部を拭くなどの動作ができるか

④ アセスメントの手順

1 問診

主訴

「うんちをする」という日常生活行動に対して悩んでいること、困ったことはないか

心理的側面

- うんちをすることへの抵抗、生きていく上で必要と感じているか、積極的に営もうとしているか
- 性格特性：自宅でないと排便ができないといった強い執着など
- 精神的ストレスの有無・程度
- 精神面の既往・現病歴：拒食症、躁鬱病など精神疾患の既往、精神疾患に対する薬物投与

社会的側面

- 好み、こだわり（習慣）、価値観、排便時のスタイル：トイレの場所や便器の種類などの好み、朝必ず排便をしないと調子が狂う、自宅でないと排便しない、毎朝必ず便器に座る、毎朝ヨーグルトを食べるなど、毎朝排便するのがよいと思い込む、食事内容や運動と排便との関係に対する考えなど、和洋式、公衆トイレは不可、温水洗浄機能付きでないと排便できないなど
- 家族歴：便秘、下痢に関連する消化器系疾患など家族性疾患
- 既往歴：大腸性疾患などの疾患や手術歴
- 職業歴：トイレの時間が十分取れる、食事時間が規則的に取れる職業か
- 家族構成：大家族で、トイレが混み合う状況か、落ち着いてトイレにいることができるか
- 家族の価値観：うんちをすることに対する家族の考え方
- 趣味：運動や活動、食事内容に関する趣味か

身体的側面

アセスメントで得たい情報

脳	便意を感じてから排便までの状況	・便意を感じてから排便があるのか、便意を感じてからトイレに行くまでに排便をがまんできるか
	服薬状況	・睡眠薬、鎮静薬など便意に影響する薬物、麻酔のような排便の神経に作用する薬物
神経		・便失禁、便の量、排便の頻度、トイレに行くまでの排便の自制が可能か
	処置・治療の確認	・脳神経系手術、脊髄麻酔による脳・脊髄神経への影響
結腸	腹部に対する感覚	・腹部の膨満感、緊満感、不快感、痛み、裏急後重、食欲不振、食事摂取の有無と量、活動量
	服薬状況	・止痢薬、緩下薬、抗コリン薬、鉄剤など
肛門	排便時の肛門の状態	・排便時の肛門痛・出血、肛門の締まり（外肛門括約筋の筋力）の程度、内・外痔核の痛み
	排便動作について	・便失禁の有無・頻度、排便にかかる時間、腹圧（努責）を掛けることができるか、便意時に自制が可能か
	既往歴、出産、年齢	・肛門の外傷や手術、年齢、出産回数
便・排ガスの状態	経口摂取の状況	・経口摂取の量・内容・回数・摂取時間
	排便の状態	・排便回数、排便間隔
	排ガスの状態	・排ガスの有無・回数・量

排便・排ガスに関する問診は、非常に羞恥心をともなうため、プライバシーに十分配慮し、対象が答えやすい問診内容を考慮する必要がある。

アセスメントの手順・所見

(1) 肛門

■所見

- 排便時痛は痔で起こる。痔による腫脹や出血、

痛みがあると腹圧がかけられない。
- 肛門の外傷や手術で神経が損傷されると、括約筋の機能に障害が起きる。加齢や出産による骨盤底筋群の低下があると、肛門を随意的に収縮させることができなくなり、失禁が生じる。
- 女性は冷え症が多く、肛門周囲の血流が悪くなりやすいので、痔になりやすい。
- 肛門刺激により排便が促進される。

2 視診

アセスメントで得たい情報

結腸	腹部全体の外観・形状	・腹部の緊満の程度、腹部の皮膚色、臍部も含めた腹部の外観・形状、衣類による締めつけ、蠕動運動の程度
肛門	肛門周囲の皮膚、肛門内の粘膜の状態	・肛門周囲の皮膚色の変化、腫瘤、肛門内粘膜の出血
	痔核、直腸脱の状態	・内・外痔核、出血、直腸脱
	人工肛門	・人工肛門の有無と肛門の機能と状態
便・排ガスの状態	便の状態	・排便回数、便の量・性状・色・臭気・混入物、便秘や下痢、ブリストル便形スケール、便秘のタイプ（結腸性便秘、盲腸性便秘）、便秘の種類
	排便習慣	・排便日誌（排便回数、排便間隔）

アセスメントの手順・所見

(1) 結腸

アセスメントの手順は、「食べる」の 2 視診、腹部（p.137）を参照。

■所見
- 下腹部の緊満や膨隆は、便やガスの貯留を疑い、腸内音の聴診、打診、触診、レントゲン写真を併用してアセスメントしていく必要がある。
- 腸閉塞の場合は、視診で蠕動波の亢進が観察できることがあるため、数分間の観察を要することもある。
- 胃管からの流動物の注入速度や、投薬の副作用によって、蠕動運動の亢進や減退をともない、便秘、下痢を起こすことがある。
- 視診と蠕動運動の聴診の併用でアセスメントしていく。

(2) 肛門
- 肛門の視診は、直腸の触診（直腸診）時に同時に行うと対象者の露出、負担が少なくて済む。手順は後述の直腸の触診（直腸診）を参照。
- 直腸の手術によって人工肛門が造設されている場合は、人工肛門の状態と機能を確認する必要がある。また、排便が肛門からではないため、人工肛門からの便排出に対するアセスメントが必要である。詳細は、人工肛門造設患者の看護の参考書を参照にされたい。

(3) 便・排ガスの状態
- ブリストル便形スケール（図1）：排出された便形で下痢および便秘の状態を客観的に評価することができる。

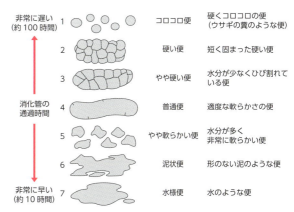

図1　ブリストル便形スケール

- 日本語版便秘評価尺度（表1）：便秘の状態を客観的にアセスメントすることができる。

■所見
- 便のにおいは消化した食べ物を分解するときに発生するが、インドールやスカトール物質によるにおいと言われている。便の色は通常は茶色で胆汁色素のビリルビンの色も加わっている。

- 便形は、バナナ形と言われているが、3/4が水分で、1/4が固形分でできている。
- 食事を摂取してから排便まで24〜72時間かかる。食事摂取量が少なければ便の生成量も少なくなる。食物繊維や乳製品、水分の摂取量、下剤・止瀉剤の投与が便の量・性状に影響する。
- 1日の排ガス量は非常に個人差が大きく、100〜2500mLと言われている。ガス量が多くなる原因は、便秘や胃腸炎、直腸潰瘍、ストレスによって副交感神経が機能しない場合などがある。排ガスのにおいは、食べ物のカスが大腸で分解されるときにできるもので、肉食、硫黄成分の多い食べ物などで起こると言われている。

表1　日本語版便秘評価尺度

お腹が張った感じ、ふくれた感じ
排ガス量の減少
排便回数の減少
直腸に内容が充満している感じ
排便時の肛門の痛み
便の量の減少
便の排泄状態
下痢様または水様便

＊各項目を「大いに問題あり（2点）」「いくらか問題あり（1点）」「まったく問題なし（0点）」で評価し、5点以上を便秘傾向ありとする
深井喜代子，杉田明子，田中美穂（1995）：日本語版便秘評価尺度の検討，看護研究，28（3）：201-208.

3 聴診

アセスメントで得たい情報

結腸	腸内音	上行・横行・下行・S状結腸の腸内音の状態（結腸だけでなく小腸の腸内音も聴診すると分析が深まる）

アセスメントの手順・所見

「食べる」の 3 聴診 「腹部」（p.139〜140）を参照。

4 打診

アセスメントで得たい情報

結腸	腹部全体の状態	・上行・横行・下行結腸内の便塊、流動物、排ガスなどの貯留物

アセスメントの手順・所見

腹部4区分（p.137）に従い、時計回りに結腸の部位を打診する（p.140参照）。

■所見
- 結腸は含気が多いとき、腸管の拡張時に鼓音、消化物などの内容物がある場合、便塊がある場合は、濁音が聴取できる。

5 触診

アセスメントで得たい情報

神経	肛門括約筋の動き、肛門周囲の感覚	・肛門括約筋の締まり具合、肛門から排出された便に対する感覚、肛門周囲のしびれ、感覚障害
結腸	腹部全体の痛み、緊満症状、便塊の触知	・上行・横行・下行・S状結腸の圧痛 ・虫垂炎での圧痛 ・腹部緊満、便塊が触れる部位の確認
直腸	直腸粘膜の状態	・内痔核、炎症、粘膜損傷、出血
	便塊の状態	・便塊
	前立腺の状態	・前立腺肥大による直腸の狭窄
	摘便、浣腸の実施	・摘便や浣腸の実施、それによる粘膜損傷、出血
肛門	肛門括約筋の機能、内痔核	・外肛門括約筋の随意収縮、内痔核
	肛門周囲の状態	・肛門周囲の腫瘤、湿疹、炎症、痛み、直腸脱、外痔核

アセスメントの手順・所見

（1）神経

後述の「直腸診の手順」を参照。

■所見
- 仙髄2〜4の障害で、外肛門括約筋の締まりが悪くなることから、直腸診を行う際に、肛門の

締まり具合も観察する。またその際に、肛門に触れていることからしびれや疼痛、感覚障害も確認することができる。

(2) 結腸

- 浅い触診／深い触診：第1章(p.15〜16)を参照。
- 虫垂炎のアセスメント（マックバーニーの圧痛点、腸腰筋検査、閉鎖孔筋検査、ランツの圧痛点）は、「食べる」の 6 検査「虫垂炎のアセスメント」(p.143〜144)を参照。

■所見

- 便塊を下行結腸、S状結腸で触知するには、深い触診の技術が必要になる。
- 排便を阻害する腫瘍や腫瘤などの結腸疾患については、触診である程度アセスメントできる。
- 腹部痛が虫垂炎の痛みであるかどうかをマックバーニーの圧痛点等でアセスメントできる。

(3) 直腸

直腸診の手順

1) 対象者に直腸診を行うことを説明し、同意を得た上で、プライバシーが保護できる個室で行う。
2) 検者は手洗いの後、両手に手袋をはめ、対象者を直腸診に適した体位にする。肛門周囲の観察、括約筋の緊張を緩和させるために、側臥位で行うことが多い。
3) 対象者に側臥位の状態で、ベッドの端までからだを寄せてもらう。
4) 対象者の腰と膝を曲げてもらい、殿部を軽く突き出すような体位で、身体の安定とリラックスを促す。リラックスができるように抱き枕を使ってもよい。
5) 手袋をはめた検者の両手で、殿部を左右に広げ、肛門部の観察を行う（図2）。肛門周辺の触診も同時に行う。

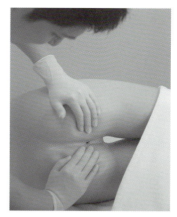

図2 肛門部の観察

6) 検者の利き手の示指で肛門開口部にそっと触れ（図3）、肛門括約筋が緩んだ時点で静かに臍方向に向かって、挿入する。括約筋の緊張を感じたら挿入を止め、リラックスを促してから再挿入する。この際に括約筋の収縮の状況がアセスメントできる（神経障害との関係）。

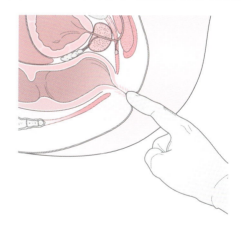

図3 肛門開口部にそっと触れる

7) できるだけゆっくり直腸の奥に示指を進める。指を時計回りに動かし、右側の直腸表面を触診する（図4）。
8) 次に指を反時計回りに動かし、後部と左側を触診する。
9) 示指を前立腺後面の部分まで反時計回りに動かし、触診する（図5）。

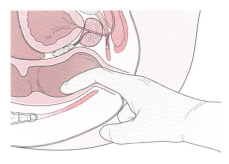

図4　直腸表面の触診

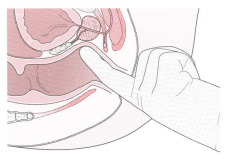

図5　前立腺後面付近の触診

10）静かに挿入した指を抜き、診察が終了したことを対象者に伝える。
11）手袋を脱ぎ、手袋についた便の色に注意し、必要ならば便検査を行う。
12）対象者の衣服を整える。

　挿入中に直腸粘膜の痛み、腫瘍や内痔核の触知などがないか確認する。便の貯留も確認する。しかし指を最大限に動かしても直腸全体を触診することはできない。無理な触診は粘膜損傷を招くため、大腸内視鏡検査の結果などと併用してアセスメントすることが望ましい。

■所見
- 前立腺は肥大していなくても触知することができるが、肥大の場合は容易に触知できる。
- 直腸診の終了後、手袋に出血などを認めた場合、粘膜損傷、内痔核、悪性疾患などを疑う。
- 入院患者などで摘便や浣腸を実施した場合は、直腸粘膜が損傷されている可能性が高く、直腸診での指の挿入は慎重にするべきである。出血や痛みをともなうことがある。
- 肛門括約筋は、緊張すると収縮するため、リラックスできるように配慮する必要がある。通常、肛門括約筋は、挿入した指の周りでぴったりと閉じている。仙髄2～4の神経障害があると肛門括約筋は弛緩していることがある。

（4）肛門
- 肛門の視診と同様、肛門の触診は、直腸の触診と同時に行うのが対象者の露出、負担が少なく、効率もよい。

■所見
- 内痔核がある場合は、直腸診で痛みがあるか、痔核に直接触れる。

6　検査

アセスメントで得たい情報

結腸	消化器系の検査	・腹部レントゲン検査、大腸内視鏡検査、注腸検査の結果
	便検査	・便潜血反応、細菌検査
肛門	大腸内視鏡検査、便検査、肛門検査	・大腸内視鏡検査による肛門部位の異常、検査時の損傷、便潜血反応
「うんちをする」に関連する「動く」の機能	筋肉・関節の状態	・立位になれるか、座位になれるか、中腰になれるか、下半身の衣服の着脱ができるか、ペーパーを取る、殿部を拭くなどの動作ができるか

アセスメントの手順・所見
（1）結腸

■所見
- 腹部レントゲンで、ガスによる腸管拡張像や排便貯留をアセスメントする。腸管の内容物が便塊や流動物であれば、レントゲン像では白く映り、ガスが貯留していれば黒く映る。
- 大腸内視鏡検査や注腸検査によって、結腸の疾患の有無がわかり、排便障害に関連する内容がアセスメントできる。
- 便検査で便潜血反応が出た場合、大腸内視鏡検

査等によって、その出血ががんや潰瘍などの疾患によるものか、否かを検査をしていく。その結果をみて、排便障害に関連する疾患がないかアセスメントする。

(2) 肛門

■**所見**

- 便検査で便潜血反応が出た場合は、肛門部の外痔核による出血の可能性もあることから、検査結果を確認して、肛門の視診を併用する。
- 大腸内視鏡検査などの肛門を介して行う検査では、肛門や直腸粘膜を損傷させることがあるため、検査を実施した対象者のアセスメントを行うときは注意が必要である。

(3)「うんちをする」に関連する「動く」の機能

立位になる、下半身の衣服を脱ぐ（図6）、便器に座る、ペーパーを取る、中腰になる、殿部を拭く（図7）、下半身の衣服を着る、これらの動作を実際に行ってもらう。

■**所見**

- 上記の動作ができるかどうかをみることで、「うんちをする」に関連する「動く」の機能を担う関節、筋力の検査が行える。衣服の着脱ができない、中腰になれない、ペーパーを握ることができないなどがあれば、意識や認知機能障害のアセスメントとともに、関節の拘縮や筋力の低下の可能性を疑う。

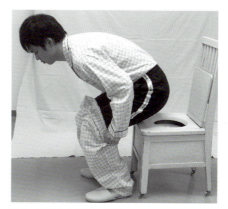

図6　下半身の衣服の着脱

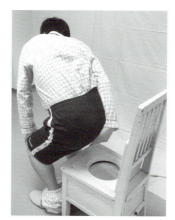

図7　殿部を拭く

⑤ アセスメントの実際：大腿骨頭置換術を受けたGさんの「うんちをする」を支援する

A 事例の概要

　Gさんは68歳の女性で喫茶店を経営している。

　1週間前、喫茶店の閉店後、屋外のゴミ置き場にゴミを捨てに行った際、濡れた道路で滑り、転倒してしまう。直ぐに立ち上がるが、右足の付け根あたりの痛みが治まらないため、翌日、整形外科を受診した。診察の結果、右大腿骨頸部骨折と診断され、大腿骨頭置換術が施行された。手術後1日目、ベッド頭部を90°挙上することと、全身清拭や体位変換の際には、看護師介助で側臥位になることの許可が出る。手術後2日目、車いすへの移乗が許可されるが、手術部位に疼痛があり、ベッドに寝たままで過ごしている。車いすでトイレに移動して排泄することが可能になったが、手術部位の疼痛のため動くことをためらっており、Gさんの希望によりベッド上で、尿器・便器を使用している。

　Gさんは、現在、手術後4日目であるが、手術当日より排便が少なく、「お食事もきちんととっているのに、便の量が少ない気がするの。今朝は硬い小さい便が1個出ただけで、なんだかまだ腸の下の方に残っている気がするわ。おなかも張って苦しい。入院するまでは、すっきりと出ていたのに…。看護師さんに手伝ってもらって、ベッドの上で何度も便器を使ってみたけれどうまく出ないの。それに便器は硬くて痛いし、太ももの付け根も痛いし、すっきり便は出したいけど、便器も車いすも億劫で、便をすることになんだか気も進まないわ」と落ち込んだ表情で話す。また初めての入院であり、「夜もナースコールや足音が気になって眠れないの」と緊張した口調で話し、落ち着かない様子。排ガスはときどき認めていると言う。今朝は、朝食も3分の1しか摂取しておらず、「おなかが空かない」と言っている。

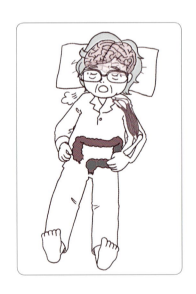

B　Gさんの「うんちをする」のアセスメント結果

		Gさんのアセスメント結果	結果から言えること
心理的側面		・入院生活のストレスはある様子で、緊張した口調で話す場面もある。 ・精神疾患の既往、現病歴なし。	・ストレスが多いと判断でき、ストレスが交感神経活動を亢進させ、腸の運動を低下させている可能性がある。
社会的側面	問診	・68歳、女性、喫茶店経営 ・入院前は、毎朝、排便が認められていた。腸の調子を整えるために、朝食時にヨーグルトにブルーベリー、蜂蜜を混ぜて摂取していた。 ・排便に関して悩んだことはなく、入院して初めて排便がすっきりしないことで悩んでいる。 ・体型や美について関心が強いため、排便がすっきりいかないこと、腹部が張っていることで体型や美意識が崩れることを気にしている。 ・自宅での排便は和式トイレで行っている。 ・家族内で胃腸障害（下痢や便秘）をもつ者はほとんどなし。 　　　　86　　84 　　　　●ー■ 　　　┌──┼──┐ 　　　■　　○　　□ 　　　55　68　62	・現在の入院生活における排便習慣、食事習慣が、入院前の習慣とかけ離れていると考えられる。 ・家族、遺伝的に排便障害の要因はないと考えられる。
身体的側面	問診	・手術部位の疼痛のため、ベッド上で便器を使用しているが、便意を感じてから、排便が可能な状況になるまで我慢することができる。 ・排ガスは1日2回程度。 ・排便時、「すっきりしない」と訴えている。 ・腹部の痛み、排便時痛はなし。 ・神経系疾患の既往なし。睡眠薬や鎮静薬の投与なし。 ・外痔や肛門部の腫瘍などの既往なし。	・便意を感じ、排便が可能な状況になるまで我慢できていることから、脳での認知や神経伝達に問題はない。 ・排ガスも少なく、排便時にすっきりしないと訴えていることから、腹部の不快と便秘の可能性が考えられる。
	視診	・腹部膨満感著明、腹部の膨満と緊満が著明、食物の逆流や嘔気・嘔吐なし。 ・排便時出血なし。 ・便：1回／2日、茶色、1回の便がブリストル便形スケールで2〜3、日本語版便秘評価尺度で8点。 ・病院食は全量摂取。食物繊維は、病院食のなかで必要量摂取できている。	・問診の結果、腹部膨満が著明なこと、排便回数やスケールでの評価を統合すると便秘と考えられる。 ・食事摂取量から考えると、体内で十分な量の便がつくられていると考えられる。
	聴診	・腸内音が腹部全体で微かに聴取できる。	検査の「結果から言えること」を参照。
	打診	・全体的に腹部の鼓音、S状結腸と下行結腸部の濁音が認められる。	
	触診	・肛門括約筋の収縮は異常なし。 ・内痔核なし。	・肛門括約筋の正常な収縮による排ガス、トイレまで排便を我慢でき、意図的に排出することが可能である。漏らす（便失禁）の可能性は低い。
	検査	・感覚検査は異常なし。 ・腹部レントゲンで、下行結腸部に便、下行・横行結腸部にガス像が認められる。 ・MMTは、すべての四肢筋力で5。入院前は喫茶店経営で活動量も少なくなかったが、入院により活動量が減っている。	・腹部膨満の主観的、客観的情報があり、濁音、ガス像、腸内音の低下から結腸でのガスと便の貯留が考えられる。 ・Gさんには「うんちをする」の生活行動がとれるだけの筋力がある。しかし入院によって活動量が低下していることから、筋力が低下し、トイレまでの移動といった生活行動が取れなくなる可能性がある。

Gさんは、アセスメントの結果のとおり、意識レベルや四肢の運動機能に問題がないことから、便意の認識、トイレまでの移動について特に支障はないと考えられる。しかし、ブリストル便形スケールや日本語版便秘評価尺度のアセスメントによって便秘と判断でき、便秘に対する看護ケアを考えていく必要がある。また「うんちをする」の生活様式が入院前とは異なることで、ストレスを感じており、それが交感神経活動の亢進につながり、腸の運動を抑制している可能性も高い。加えて、入院による運動量の低下からトイレに行くための身体機能が低下する危険性もある。Gさんの「うんちをする」の生活行動を最大限支援するには、Gさんの便秘が改善し、トイレでの排泄が可能になるよう支援していく必要がある。

C ヘルスアセスメントを生かした看護目標と看護ケア

　Gさんにとっての看護目標は、ただ単に便秘が改善すればよいというのではなく、便意があるときに自分でトイレに行けること、入院によるストレス（夜間のナースコールや足音、トイレの様式や食事内容が原因）による「うんちをする」ことへの影響を少なくすることも必要と考えられる。

> **看護目標：便秘が改善し、トイレでの排泄ができる**
> **小目標**：1）「うんちをする」に必要な諸機能が低下しない
> 　　　　　2）普段のように1日1回排便が認められ、便秘尺度、ブリストル便形スケールが改善する
> 　　　　　3）Gさんの日常の「うんちをする」の様式に近づき、慣れない環境、様式の変化による精神的ストレスが軽減する

1）「うんちをする」に必要な諸機能が低下しない

　現在のGさんは、手術後4日目であるが、ベッド上の生活であり、活動量が低下している。MMTでは異常は認めなかったが、活動量の低下が継続すれば、高齢者であることも踏まえると、今後、筋力低下、骨密度低下につながる可能性は大きい。トイレまで移動でき、「うんちをする」ことができるようになるためにも、筋力・骨密度を維持することは重要である。車いす移乗が手術後2日目から許可されていることから、なるべくトイレや洗面時などは移動することを促し、さらにベッド上で筋肉運動、関節可動域運動を行う援助をしていく必要がある。

　また、臥床期間が長くなることによって、外部環境からの刺激が少なくなり、認知症などの意識レベルの変化をきたす可能性もある。これは便意の低下にもつながっていく。「うんちをする」という日常生活行動は、腸や肛門の機能が正常であるだけでは営めないことは前述のとおりである。特にGさんは、喫茶店を経営しており、日ごろは社交的で刺激の多い生活を送っていた可能性が高いが、入院生活はそれほど刺激の多い環境ではなく

単調なことが多いため、トイレに行くための行動や便意などに関係する脳機能に影響を及ぼすことがある。

認知症の併発は、日常生活行動「うんちをする」に影響を及ぼすため、意識レベルに変化をきたさないよう、精神的ケアを行うこと、刺激の多い入院生活や入院前の生活の雰囲気を取り入れる心掛けが必要である。例として、面会者との時間確保、趣味を取り入れること、病院内での患者同士の交流、会話の多い環境をつくることなどが必要である。

2) 普段のように1日1回排便が認められ、日本語版便秘評価尺度、ブリストル便形スケールが改善する

アセスメント結果から、Gさんは便秘であると判断できた。便秘に対するケアを提供しながら、便秘の改善を日本語版便秘評価尺度、ブリストル便形スケールを用いて日々評価していくことは重要である。また便秘のケアとして、Gさんは神経障害をともなっていないことから、神経機能を考慮した排便に対する看護ケアとして腰背部温罨法が推奨できる。さらに普段から行っていた朝食時のヨーグルト摂取も積極的にとり入れていくのがよい。すでに腹部膨満感の訴えがあることから、緩下剤や整腸剤の検討、移動時の股関節の痛みもあることから鎮痛剤の投与も主治医に相談する必要がある。臥床を少なくし活動量を増やして腸蠕動を促進させるためにも鎮痛剤投与の検討は重要と思われる。

3) Gさんの日常の「うんちをする」の様式に近づき、慣れない環境、様式の変化による精神的ストレスが軽減する

入院による慣れない環境によって緊張をしていること、排便習慣や様式が異なることから交感神経が優位になり、蠕動運動の抑制が起こっている可能性がある。交感神経活動の低下を促すための緊張の緩和を行う看護ケアを提供する必要があることから、リラックス効果を目的としたアロマオイルを用いた足浴や半身浴、音楽などの提供も一案と言える。排便習慣が異なることについても、ストレスの一因（交感神経優位）となっている可能性があることから、Gさんが普段行っていた朝食時のヨーグルト摂取や、和式トイレへの誘導などをGさんと相談しながら提供していくことも重要である。

参考文献

- McMillan, S.C. & Williams, F.A. (1989)：Validity and reliability of the constipation assessment scale, Cancer Nursing, 12 (3)：p.183-188.
- 深井喜代子，杉田秋子ほか (1995)：水または運動負荷と温罨法の健康女性の腸音に及ぼす影響，川崎医療福祉学会誌，6 (1)：p.99-106.
- O' Donnel, L. JD., Virjee., J., Heaton, K.W. (1990)：Detection of pseudodiarrhoea by simple clinical assessment of intestinal transit rare. Br.Med.J., 300：439-440.
- Whelan, Judd& Taylor, M.A.. (2003)：Defining and reporting diarrhea during enteral tube feeding：fo health professional agree. Journal of Human Nutrition and Dietetics, 16 (1)：p.21-26.
- 柴田寿彦翻訳 (2009)：マクギーの身体診断学，エビデンスにもとづくグローバル・スタンダード原著　第2版，診断と治療社．
- リン.S.ビックリー，ピーター.G.シラギ，リチャード.M.ホフマン／有岡宏子，井部俊子，山内豊明　日本語版監修 (2022)：ベイツ診察法　第3版，メディカル・サイエンス・インターナショナル．
- 菱沼典子 (2017)：看護 形態機能学　生活行動からみるからだ　第4版，日本看護協会出版会．
- 大久保暢子 (2012)：看護形態機能学視点のヘルスアセスメント　トイレに行く②うんちをする，ナーシングトゥディ,27 (6)：p.90.

Health Assessment

3 日常生活行動とそれを遂行するためのからだの機能のアセスメント

6 コミュニケーションをとる

① ひとが生活するための「コミュニケーションをとる」とは？

　私たちは、他者と直接的に、また電話やインターネットなどの機器を使って間接的にコミュニケーションをとる。コミュニケーションはメッセージの送り手と受け手がいて成立し、それぞれが相手の反応を見て、聞いて、話をしている。コミュニケーションは、"ひと"と"ひと"との間において意思・感情・思考等を伝達し合い、理解し合うために必要な生活行動であり、人間関係を築き、社会生活や日常生活を送っていく上で非常に重要な役割を担っている。

　「コミュニケーションをとる」ということには、「見る（眼で情報を得る）」、「聞く（耳で情報を得る）」、「話す（言葉をつくり、声にして出す）」という要素がある。そして、この背景には「恒常性維持のための調節機構－神経性調節」のプロセスがある（図1）。外部環境の情報をとらえて適切な反応をして調節する機能はコミュニケーションにもかかわり、目や耳にある受容器（感覚細胞）で得た光や音の情報は、末梢神経を経て中枢神経に伝達され、脳で情報が認識・解読・言語化され、末梢神経を経て効果器に伝達される。こうした身体的側面のどこかが欠けるとコミュニケーションに困難が生じる可能性がある。

　加えて、コミュニケーションが困難な場合、自分の伝えたいことや自分の知りたいことが制限されるため、心理的ストレスが大きい。したがって、コミュニケーションの援助のためには精神的側面のアセスメントも必要である。また、ひとは他者とかかわりながら生きていくため、コミュニケーションに障害があると社会生活に支障が出る。特に家族や友人や職場で人間関係への影響が大きいことから、社会的側面へのアセスメントも必要である。

　p.180～181に提示したヘルスアセスメントに関連する情報を基に、対象者が自分に適した方法でコミュニケーションをとりながら生活できるように看護ケアを考えていくことが重要である。

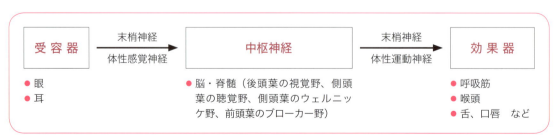

図1 「見る・聞く・話す」の背景にある「恒常性維持のための調節機構－神経性調節」

② 日常生活行動「コミュニケーションをとる」を構成する「からだ」の機能

1 見る
a 眼で情報を得る
（眼－外眼部・眼球・涙器、脳神経－動眼神経・滑車神経・外転神経：恒常性維持のための調節機構－神経性調節）
↓
b 得た情報を、神経が脳に伝達する（脳神経－視神経：恒常性維持のための調節機構－神経性調節）
↓

2 聞く
a 耳で情報を得る（耳－耳介・外耳道・鼓膜：恒常性維持のための調節機構－神経性調節）
↓
b 得た情報を、神経が脳に伝達する（脳神経－内耳神経：恒常性維持のための調節機構－神経性調節）
↓

3 情報を認識・解読・言語化する
（脳－視覚野、聴覚野、ウェルニッケ野、ブローカー野）
↓

4 話す
a 呼吸運動（胸郭、肺、気管）
↓
b 喉頭で音波を出す（喉頭、声門）
↓
c 言葉をつくり、声にして出す
（咽頭、口腔、鼻腔、脳神経－三叉神経・顔面神経・舌咽神経・迷走神経・舌下神経：恒常性維持のための調節機構－神経性調節）

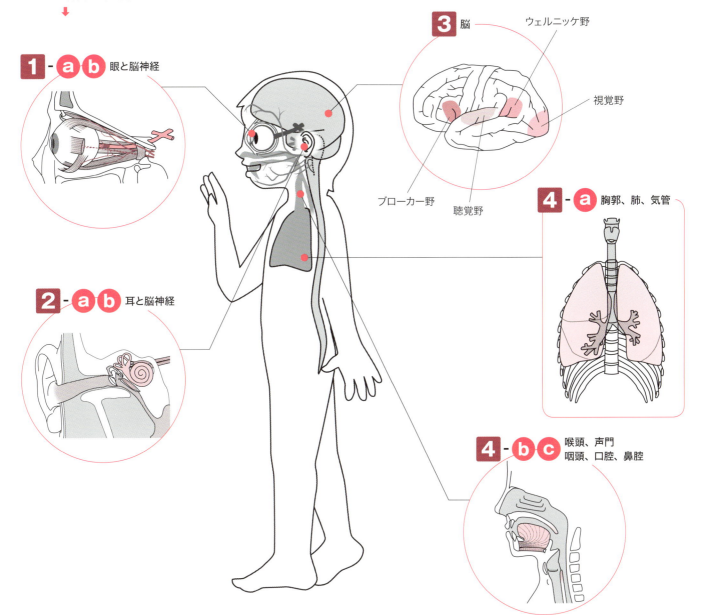

1-ab 眼と脳神経
2-ab 耳と脳神経
3 脳　ウェルニッケ野　視覚野　ブローカー野　聴覚野
4-a 胸郭、肺、気管
4-bc 喉頭、声門　咽頭、口腔、鼻腔

③ 日常生活行動「コミュニケーションをとる」の アセスメントに関連する情報

				アセスメントするからだの部位とアセスメント内容	
心理的側面				・意欲：本人がコミュニケーションをとることに意欲があるか ・性格特性：内向的または社交的な性格か ・心理状態：コミュニケーションに関する不安、ストレス、孤独感、自尊心の低下など ・精神疾患の既往・現病歴：躁うつ病、統合失調症などの有無	
社会的側面				・価値観：コミュニケーションに重要性を感じているか ・趣味や生活習慣：他者との交流に関連した趣味や生活習慣 ・職業：他者と接触する機会やコミュニケーションが多い職業であるか ・家族背景：家族関係、家族内の役割、本人のコミュニケーションの状態に対する家族の認識・理解、コミュニケーションに影響する疾患（眼や耳鼻咽喉科の疾患、脳神経・精神の疾患など）の家族歴、家族の支援体制 ・環境：生活環境（居住地、家屋の構造、騒音）、社会環境〔学校や職場の環境（構造）、他者の病気に対する認識・理解・サポートの有無〕	
身体的側面	問診	見る	眼	・自覚症状：視力・視野の変化、見えにくさ、疼痛・発赤・過剰な流涙、複視 　発症様式（はじまりは突然か、段階的か） ・眼鏡やコンタクトレンズ使用、義眼 ・眼の疾患（白内障、緑内障、網膜剥離など）、外傷、手術等	
		聞く	耳	・自覚症状：聴力の変化、聞こえにくさ、疼痛、分泌物、耳鳴り、回転性めまい 　発症様式（はじまりは突然か、段階的か） ・補聴器使用 ・既往歴：耳の疾患（メニエール病、中耳炎、副鼻腔炎、突発性難聴など）、外傷、手術等	
		話す	胸郭・肺・気管	・「息をする」（p.97～98）参照	
			喉頭・声門	・自覚症状：話しづらさ、声質の変化、喉頭の状態（痛み、腫脹） ・既往歴：喉頭の疾患（声帯ポリープ、反回神経麻痺、喉頭がんなど）、外傷、手術等	
			咽頭・口腔・鼻腔	・「食べる」（p.136～137）、「息をする」（p.97）参照	
		情報を認識・解読・言語化する	脳	・既往歴：頭部外傷、脳・脳血管の疾患	
	視診・触診	見る	眼	外眼部	・眼：大きさ・形、左右対称性 ・眼瞼：浮腫・腫脹・腫瘤・圧痛、眼瞼下垂・痙攣の有無、睫毛・睫毛内反、眼の開閉の状況 ・眼瞼結膜：色、充血・腫脹・分泌物、異物
				眼球	・眼球結膜：透明性、充血・病変 ・角膜・水晶体：炎症、混濁、病変 ・瞳孔：形、左右対称性 ・虹彩：模様の明確さ、色調の均一性
				涙器	・流涙、涙腺・涙点・涙嚢管・鼻涙管の炎症・圧痛・分泌物等
		聞く	耳	耳介	・大きさ・形・位置、皮膚の状態、発赤・損傷・結節・浸出液、圧痛
				外耳道	・皮膚の病変、発赤、異物、浮腫、耳垢や耳漏の性状・量
				鼓膜	・色調、性状、光錐
		話す	胸郭・肺・気管	・「息をする」（p.101～103）参照	
			喉頭・声門	・気管切開実施	
			咽頭・口腔・鼻腔	・「食べる」（p.136～137）、「息をする」（p.100～101）参照	
	聴診	話す	肺・気管	・「息をする」（p.104～106）参照	

			アセスメントするからだの部位とアセスメント内容		
身体的側面	検査	見る	視神経（第Ⅱ）、動眼神経（第Ⅲ）	・「恒常性維持のための調節機構−神経性調節」12脳神経（p.75〜86）参照	
			動眼神経（第Ⅲ）・滑車神経（第Ⅳ）・外転神経（第Ⅵ）		
		聞く	内耳神経（第Ⅷ）		
		話す	三叉神経（第Ⅴ）		
			顔面神経（第Ⅶ）		
			舌咽神経（第Ⅸ）・迷走神経（第Ⅹ）		
			舌下神経（第Ⅻ）		
			咽頭、口腔、鼻腔	発語	・音の共鳴、構音の速さ・正確さ・リズムの異常
		情報を認識・解読・言語化する	脳	・意識レベル：「バイタルサインズ」（p.32〜34）参照 ・認知レベル：恒常性維持のための調節機構−神経性調節（p.65〜66）参照 ・コミュニケーションに支障があり、質問形式での検査が困難な場合は、認知レベルの評価として、N式老年者用精神状態尺度（NMスケール）、日本語版ShortMemory Questionnair（SMQ）などを併用する ・失語症の検査：単語理解力、復唱、呼称、読解力、書字	
				脳・脳血管のCT、MRI	・脳・脳血管に関する所見の有無

④ アセスメントの手順

1 問診

主訴

コミュニケーションをとることで困っていること、悩んでいることはないか

心理的側面

- 意欲：本人がコミュニケーションをとることに意欲があるか
- 性格特性：内向的または社交的な性格か
- 心理状態：コミュニケーションに関する不安、ストレス、孤独感、自尊心の低下など
- 精神疾患の既往・現病歴：躁うつ病、統合失調症などの有無

社会的側面

- 価値観：コミュニケーションに重要性を感じているか
- 趣味や生活習慣：他者との交流に関連した趣味や生活習慣
- 職業：他者と接触する機会やコミュニケーションが多い職業であるか
- 家族背景：家族関係、家族内の役割、本人のコミュニケーションの状態に対する家族の認識・理解、コミュニケーションに影響する疾患（眼や耳鼻咽喉科の疾患、脳神経・精神疾患など）の家族歴、家族の支援体制
- 環境：生活環境（居住地、家屋の構造、騒音）、社会環境［学校や職場の環境（構造）、他者の病気に対する認識・理解・サポート）］

身体的側面

アセスメントで得たい情報

見る	眼	・自覚症状：視力・視野の変化、見えにくさ、疼痛・発赤・過剰な流涙、複視 ・発症様式（はじまりは突然か、段階的か） ・眼鏡やコンタクトレンズの使用、義眼 ・既往歴：眼の疾患（白内障、緑内障、網膜剥離など）、外傷、手術等
聞く	耳	・自覚症状：聴力の変化、聞こえにくさ、疼痛、分泌物、耳鳴り、回転性めまい ・発症様式（はじまりは突然か、段階的か） ・補聴器使用 ・既往歴：耳の疾患（メニエール病、中耳炎、副鼻腔炎、突発性難聴など）、外傷、手術等
話す	胸郭・肺・気管	・「息をする」（p.97〜98）参照
	喉頭・声門	・自覚症状：話しづらさ、声質の変化、喉頭の状態（痛み、腫脹） ・既往歴：喉頭の疾患（声帯ポリープ、反回神経麻痺、喉頭がんなど）、外傷、手術等
	咽頭・口腔・鼻腔	・「食べる」（p.136〜137）、「息をする」（p.97）参照
情報を認識・解読・言語化する	脳	・既往歴：頭部外傷、脳・脳血管の疾患

アセスメントの手順・所見

（1）眼（見る）

■所見

- 正常では、特別な症状の訴えはない。症状がある場合は、視診・触診などでより詳細に観察する。
- 視力、視野に症状のある場合は、白内障、黄斑変性、緑内障、網膜剥離、脳・脳神経の疾患も疑う。霧がかかったように感じる場合は白内障や角膜炎、虫が飛んでいるように感じる場合は網膜剥離や硝子体出血を疑う。充血・疼痛のある場合は、異物、角膜損傷、虹彩炎、緑内障などを疑う。

- 症状が突然出現した場合は、網膜剥離、硝子体出血、網膜中心動脈閉塞症などを疑う。
- コンタクトレンズの不適切な使用は、角膜の混濁や潰瘍の原因となる。

(2) 耳（聞く）

■所見
- 耳に異常のある場合は、音を聞くこと（集音・伝音・感音）が困難となる場合がある。
- 異常がある場合は、難聴や難聴にともなう症状として耳痛・耳鳴り・回転性めまいなどがある。
- 対象者自身や周囲が回転しているように感じる知覚があれば、回転性めまいを意味する。内耳の迷路の問題、第Ⅷ脳神経の末梢性病変、その中枢神経経路の病変、もしくは脳神経核の問題を示唆する。

(3) 胸郭・肺・気管（話す）

■所見
- 「話す」ときには、胸郭・肺・気管を使って発声を行う。呼吸運動で胸郭・肺を膨らませて空気を吸入し、気管を通して呼出する、つまり「息をする」のしくみを使って、「話す」ことの一部が営まれている。そのため呼吸運動と空気の吸入呼出を行う胸郭・肺・気管に異常が生じると「息をする」のみではなく、「コミュニケーションをとる」の「話す」にも異常が生じ、声の大きさやトーンなどに影響が生じる。

(4) 喉頭・声門（話す）

■所見
- 声門が正常であれば、肺からの空気が声門を通る際に声帯が振動し、音波がつくられ発声が可能となる。
- 喉頭腫脹は、気道の狭窄を示し、発声に障害が出る可能性がある。
- 声がうまく出ず、声の質が変調してしまう場合、また嗄声や鼻声などのような変調がある場合は、舌咽神経や迷走神経の障害による発声障害の可能性がある。

(5) 咽頭・口腔・鼻腔（話す）

■所見
- 咽頭・口腔・鼻腔が正常な場合は、声帯でつくられた空気の振動（音波）を口腔と鼻腔で共鳴させ、口唇と舌を動かし「声・言葉」をつくり話すことができる。
- 咽頭・口腔・鼻腔に痛みや腫脹があると、共鳴・構音が不十分となり、言葉が不明瞭になる場合がある。

2　視診・触診

アセスメントで得たい情報

見る	眼	外眼部	・眼：大きさ・形、左右対称性 ・眼瞼：浮腫・腫脹・腫瘤・圧痛、眼瞼下垂・痙攣、睫毛・睫毛内反、眼の開閉の状況 ・眼瞼結膜：色、充血・腫脹・分泌物、異物
		眼球	・眼球結膜：透明性、充血・病変 ・角膜・水晶体：炎症、混濁、病変
			・瞳孔：形、左右対称性 ・虹彩：模様の明確さ、色調の均一性
		涙器	・流涙、涙腺・涙点・涙嚢管・鼻涙管の炎症・圧痛・分泌物等
聞く	耳	耳介	・大きさ・形・位置、皮膚の状態、発赤・損傷・結節・浸出液、圧痛
		外耳道	・皮膚の病変、発赤、異物、浮腫、耳垢や耳漏の性状・量
		鼓膜	・色調、性状、光錐
話す	胸郭・肺・気管		「息をする」（p.101〜103）参照
	喉頭・声門		気管切開の実施
	咽頭・口腔・鼻腔		「食べる」（p.136〜137）、「息をする」（p.100〜101）参照

アセスメントの手順・所見
(1) 眼（見る）

1) 対象者の正面に立ち、外眼部、眼球、涙器を視診する（図2）。
2) 眼瞼結膜の視診は「食べる」を参照（p.138、図13）。
3) 眼球の全体像をみる場合は、母指を頬部に、示指を額の骨の上に置き、眼瞼を広げる。対象者に左右、下方向を見てもらう（図3）。
4) 対象者に下方向を見てもらう。上眼瞼を反転させ、上眼瞼結膜を露出させる（図4）。
5) 眼瞼と涙器（涙腺・涙点・涙嚢管・鼻涙管）は指の腹で軽く押して、圧痛の有無を確認する。

■所見

- 眼の大きさや形は、正常では左右対称である。左右非対称の場合、炎症・腫瘍などを疑う。
- 眼瞼の異常所見として、眼の浮腫・発赤・腫脹、眼瞼下垂、眼瞼の痙攣がある。眼瞼縁の炎症や腫瘍は、ものもらい（霰粒腫、麦粒腫など）の可能性がある。閉眼の不完全は顔面麻痺として顔面神経の障害も疑う。
- 眼瞼結膜は、正常ではピンク色である。異常所見として、充血・腫脹・異物が認められる場合は、炎症を疑う。
- 眼球結膜・強膜・角膜は正常では透明である。不透明・混濁・充血などがある場合は病変を疑う。瞳孔は正常では円形で左右対称である。虹彩は正常では模様が明確に均等に見える。
- 流涙や涙器の圧痛や多量の分泌物がある場合、炎症や異物を疑う。

(2) 耳（聞く）

①耳介の視診・触診

1) 耳介および周辺を視診し、耳介の大きさ・形・位置、皮膚の状態を観察する（図5）。耳介の後面もよく観察する。
2) 耳介を上に軽く引っ張り、痛みの有無を確認する（図6）。
3) 耳介および周辺（耳朶、乳様突起も）を触診し、圧痛の有無を確認する。
4) 視診・触診で異常があれば、耳鏡を用いて視診を行う。

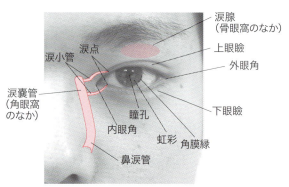

図2　視診（外眼部、眼球、涙器）

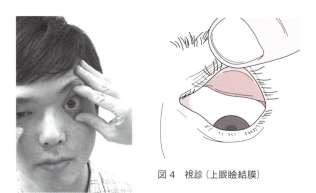

図3　視診（眼球の全体像）　　図4　視診（上眼瞼結膜）

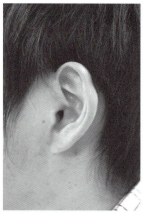

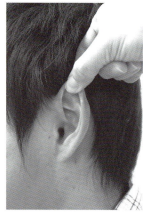

図5　視診（耳介）　　図6　触診（疼痛の確認）

②耳鏡を用いた視診（外耳道・鼓膜）

1）対象者の外耳道の大きさに合った使い捨てのスペキュラムを選ぶ（図7,8）。

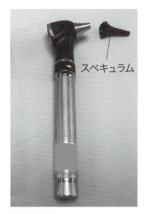
図7　耳鏡

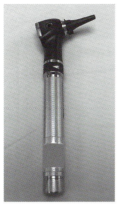
図8　耳鏡にスペキュラムをつけたところ

2）対象者に反対側に首を傾けてもらい、顔を動かさないよう説明する。
3）外耳道は彎曲しているため、耳介の上部を軽く後方に引っ張り上げ、外耳道をまっすぐにする（図9）。

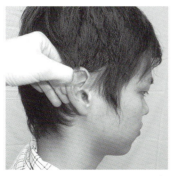
図9　耳介の上部を軽く後方へ引き上げる

4）耳鏡を持った手を対象者の頬に固定し、ゆっくり声をかけながら挿入する（図10）。
※安全対策：外耳道を傷つけないように行う。
5）全体を観察する（顔ごと動かすとよい）（図11）。

■所見
- 正常の場合、耳介の大きさ・位置は左右対称で、皮膚に発赤・腫瘤・浸出液、圧痛はない。耳介

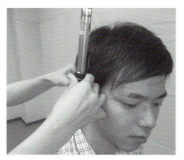
図10　手を頬に固定し、ゆっくり挿入する

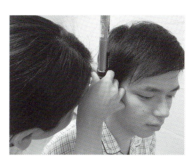
図11　全体の観察

と耳珠を動かした際に生じる痛みは急性外耳炎であり、中耳炎では生じない。内耳の痛みに呼吸器感染症の症状がともなっている場合は中耳炎などを示唆する。耳痛は口、咽頭、頸部にも関連している。

- 外耳道に発赤や腫脹、疼痛がある場合、外耳炎を疑う。非常にやわらかい耳垢、炎症からの壊死組織や耳道内の発疹、穿孔した鼓膜からの分泌物などは、急性・慢性中耳炎でみられる。また、長期にわたって耳そうじをしなかったなどで、外耳道に多量の耳垢がある場合は、聴力に影響を及ぼす場合もある。

- 鼓膜（図12）は正常ではピンクがかった灰色で半透明であり、鼓膜上部の後方にツチ骨があり、光錐は鼓膜臍から前下方へと扇状に広がる（右耳で5時、左耳で7時の方向）。濃いピンクや赤味を帯びている場合は炎症を示唆する。赤味を帯びていて一側に隆起している場合は急性中耳炎、水泡がみられる場合は水泡性鼓膜炎を疑う。光錐が見えない場合や位置が異なる場合は、炎症や鼓膜の陥没・隆起がみられる。

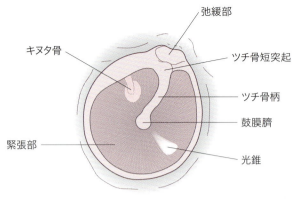

図12 鼓膜（右耳）

(3) 喉頭・声門（話す）

■所見
- 気管切開をしている場合は、気流が声帯を通ることがないため、発声ができない（図13）。

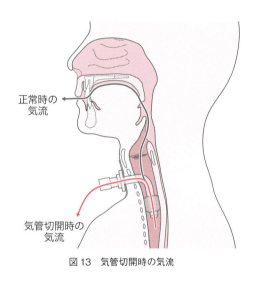

図13 気管切開時の気流

3 聴診

アセスメントで得たい情報

話す	肺・気管	・「息をする」(p.104〜106)参照

アセスメントの手順・所見
(1) 肺・気管

■所見
- 問診と同様、肺での呼吸運動や気管での空気の

呼出は、「息をする」の機能であると同時に、「話す」の機能にもかかわっている。そのため肺音や気管音（気管支肺胞呼吸音や肺胞呼吸音など）の異常は、声の大きさやトーンなどの「話す」機能にも影響を及ぼす。

4 検査

アセスメントで得たい情報

見る	視神経（第Ⅱ）・動眼神経（第Ⅲ）		
	動眼神経（第Ⅲ）・滑車神経（第Ⅳ）・外転神経（第Ⅵ）		
聞く	内耳神経（第Ⅷ）	「恒常性維持のための調節機構－神経性調節」12脳神経（p.75〜86）参照	
話す	三叉神経（第Ⅴ）		
	顔面神経（第Ⅶ）		
	舌咽神経（第Ⅸ）・迷走神経（第Ⅹ）		
	舌下神経（第Ⅻ）		
	喉頭、口腔、鼻腔	発語	・音の共鳴、構音の速さ・正確さ・リズムの異常
情報を認識・解読・言語化する	脳		・意識レベル：「バイタルサインズ」(p.32〜34) 参照 ・認知レベル：恒常性維持のための調節機構－神経性調節 (p.65〜66) 参照 ・コミュニケーションに支障があり、質問形式での検査が困難な場合は、認知レベルの評価として、N式老年者用精神状態尺度（NMスケール）、日本語版Short Memory Questionnair（SMQ）などを併用する ・失語症の検査：単語理解力、復唱、呼称、読解力、書字
	脳・脳血管のCT、MRI		・脳・脳血管に関する所見

アセスメントの手順・所見
(1) 視神経（見る）

アセスメントの手順は、「恒常性維持のための調節機構－神経性調節」視神経（第Ⅱ）p.76〜78参照。

■所見
- 視神経の障害があると視力や視野異常を生じる可能性があることから、対象物を正確に見ることができなくなるなど、「コミュニケーションをとる」の「見る」ことに影響を及ぼす。

(2) 動眼神経、滑車神経、外転神経（見る）

アセスメントの手順は、「恒常性維持のための調節機構－神経性調節」動眼神経（第Ⅲ）・滑車神経（第Ⅳ）・外転神経（第Ⅵ）（p.79～80）参照。

■所見
- 動眼・滑車・外転神経は、眼球の動きを司っていることから、障害がある場合、対象物を目で追うこと、目で見たものを正確に理解することに支障が生じ、「コミュニケーションをとる」の「見る」ことに影響が出る。

(3) 内耳神経（聞く）

アセスメントの手順は、「恒常性維持のための調節機構－神経性調節」内耳神経（第Ⅷ）（p.82～84）参照。

■所見
- 内耳神経のなかにある蝸牛神経（図14）が聴覚を伝える神経であることから、内耳神経の障害は、「コミュニケーションをとる」の「聞く」ことに影響を及ぼす。特に内耳神経の障害は感音性難聴と呼ばれ、内耳で音が上手く処理されず、音の電気信号を脳へ伝える神経伝達に障害が出て、音量が小さくて「聞こえない」という問題だけではなく「聞き取れない」という状態、つまり音は聞こえるのに言葉の内容がわからないという状態になる。

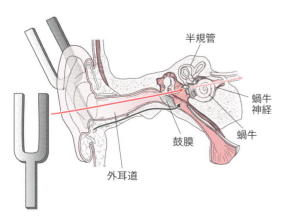

図14　聴覚経路

(4) 三叉神経（話す）

アセスメントの手順は、「恒常性維持のための調節機構－神経性調節」三叉神経（第Ⅴ）（p.80～81）参照。

■所見
- 正常の場合、三叉神経領域（1枝は前額部、2枝は頬部、3枝は顎部）における知覚があり、左右対称である。

(5) 顔面神経（話す）

アセスメントの手順は、「恒常性維持のための調節機構－神経性調節」顔面神経（第Ⅶ）（p.81～82）参照。

■所見
- 異常の場合、顔面筋の運動が左右対称にできない。頬を膨らませることや閉眼が完全にできない。麻痺がある場合、閉眼時に麻痺側の睫毛が長くみえる。前額のしわが左右対称によらない。口角が片方下がっている。
- 口唇、頬の運動が滑らかでない場合、三叉神経や顔面神経の障害による口唇や頬の筋肉の麻痺でパ行やバ行がうまく言えず、構音障害の可能性がある。

(6) 舌咽神経・迷走神経（話す）

アセスメントの手順は、「恒常性維持のための調節機構－神経性調節」舌咽神経（第Ⅸ）・迷走神経（第Ⅹ）（p.84～85）参照。

■所見
- 舌咽神経と迷走神経は、声帯や咽頭の動きを支配している。異常があると以下の所見が認められる。

- 反回神経麻痺による嗄声や口蓋麻痺による鼻声がある。
- 軟口蓋、咽頭後壁の動き、口蓋垂は左右対称でなく健側に偏る。
- 咽頭や軟口蓋の筋力低下がある場合、嚥下時にむせ込みが認められる。
- 一側性に咽頭反射の低下が認められる。

(7) 舌下神経（話す）

アセスメントの手順は、「恒常性維持のための調節機構−神経性調節」舌下神経（第Ⅻ）（p.86）参照。

■所見
- 異常の場合、舌の偏位、萎縮、不随意運動、舌の動かし方の左右差、舌筋の減弱、不明瞭な発音がある。

(8) 咽頭、口腔、鼻腔（話す）

問診や会話のなかで、言葉の明瞭さを確認する。「あいうえお」、「パピプペポ」、「ラリルレロ」、「サシスセソ」、「ガギグゲゴ」を言ってもらう。

■所見
- 咽頭・口腔・鼻腔に炎症や腫脹、腫瘍があると、共鳴・構音が不十分となり、言葉が不明瞭になる場合がある。
- 「あいうえお」の母音の発声が困難な場合は、口腔に異常があると考えられる。「ん」の発声が困難な場合は、鼻腔が炎症・腫脹や腫瘍などで閉塞していると考えられる。その他、考えられる障害部位を表1に示す。
- 歯の欠損や口蓋裂などにより、話す際に空気もれがあると話すことが困難になる場合がある。
- 口角のひび割れ、口唇の乾燥・腫瘤・腫脹、舌の腫脹や潰瘍などがあると、子音の発声が困難になり、言葉が不明瞭になる場合がある。

表1　音と障害部位

「パピプペポ」（口唇音）	口唇の動きに障害がある可能性
「ラリルレロ」（舌音）	舌の動きに障害がある可能性
「サシスセソ」（歯擦音）	歯そのものや噛み合わせに障害がある可能性
「ガギグゲゴ」が鼻声になる	軟口蓋の機能不全

日野原重明編（2006）．フィジカルアセスメント−ナースに必要な診断の知識と技術　第4版．医学書院．p.150より作成．

(9) 脳（情報を認識・解読・言語化する）

①N式老年者用精神状態尺度（NMスケール）[1]（表2）

N式老年者用精神状態尺度（NMスケール）は、高齢者および認知症患者の日常生活における実際的な精神機能を種々の角度からとらえた行動観察による評価法である[1]。対象者の状態について観察や身近な家族や介護者からの報告に従って評価する。

①家事・身辺整理、②関心・意欲・交流、③会話、④記銘・記憶、⑤見当識の5項目ごとに正常から最重度までの7段階で点数をつけ、5項目の評価点の合計で判定する。

■所見
- 50〜48点は正常、47〜43点は境界、42〜31点は軽度、30〜17点は中等度、16〜0点は重度の認知症を疑う。

②失語のアセスメント[2]

1) まずは簡単な質問をして、対象者に話をしてもらい、発話の流暢さや内容の判定をする。
2) 「はい」、「いいえ」で答えられる簡単なものから、「左の人差し指で右の耳を触ってください」などの複雑な質問や指示をして、その反応をみる。
3) 身の回りの品物を見せて、品物の呼称がうまくできるか（物品呼称）を確認する。
4) 簡単な単語から文章までを復唱してもらう。
5) 読解と音読の評価では、文章を音読してもらい、さらに音読した内容を実行してもらう。例「目を閉じてください」。
6) 住所や氏名を書いてもらう。さらに、自発書

表2　N式老年者用精神状態尺度（NMスケール）

	0点	1点	3点	5点	7点	9点	10点
家事・身辺整理	不能	ほとんど不能	買い物不能、ごく簡単な家事、整理も不完全	簡単な買い物も不確か、ごく簡単な家事、整理のみ可能	簡単な買い物は可能、留守番、複雑な家事、整理は困難	やや不確実だが、買い物、留守番、家事などをいちおう任せられる	正常
関心、意欲、交流	無関心　まったくなにもしない	周囲に多少関心ありぼんやりと無為に過ごすことが多い	自らはほとんどなにもしないが、指示されれば簡単なことはしようとする	習慣的なことはある程度自らする。気が向けば人に話しかける	運動・家事・仕事・趣味などを気が向けばする。必要なことは話しかける	やや積極性の低下がみられるが、ほぼ正常	正常
会話	呼びかけに無反応	呼びかけにいちおう反応するが自ら話すことはない	ごく簡単な会話のみ可能、つじつまの合わないことが多い	簡単な会話は可能であるが、つじつまの合わないことがある	話し方は、なめらかではないが、簡単な会話は通じる	日常会話はほぼ正常　複雑な会話はやや困難	正常
記銘、記憶	不能	新しいことはまったく覚えられない　古い記憶がまれにある	最近の記憶はほとんどない、古い記憶多少残存、生年月日不確か	最近の出来事の記憶困難、古い記憶の部分的脱落、生年月日正答	最近の出来事をよく忘れる　古い記憶はほぼ正常	最近の出来事をときどき忘れる	正常
見当識	まったくなし	ほとんどなし　人物の弁別困難	失見当識著明、家族と他人との区別はいちおうできるが、だれかはわからない	失見当識かなりあり（日時、年齢、場所など不確か、道に迷う）	ときどき場所を間違えることがある	ときどき日時を間違えることがある	正常

小林敏子（1991）：N式老年者用精神状態尺度（NMスケール），大塚俊男，本間昭監修，高齢者のための知的機能検査の手引き，ワールドプランニング，p.82.

字や書き取り（写字）をチェックする。

■所見
- 質問に正しく反応できない、復唱や物品の名称の音読がうまくできない、書字ができない場合は、失語症を疑う。

③脳・脳血管のCT，MRI

コミュニケーションに関係する大脳の後頭葉、側頭葉、前頭葉の障害の診断を確認する。

■所見
- 大脳の障害部位において、見る・聞く・話すに関する情報の認識・解読、言語化が障害される。
- 後頭葉の視覚野に異常がある場合は、見た情報の認識が困難となる。側頭葉の聴覚野に異常のある場合は、音の情報を認識できない。
- 側頭葉の後上部の感覚性言語野（ウェルニッケ野）に異常がある場合は、単語理解力、復唱、呼称、読解力、書字が障害される。音の意味を解読できないため、聞いたことが理解できない。また視覚から入った言葉の意味を認識できないため、文字で読んだことを理解できない。意味のある会話が困難となる（ウェルニッケ失語症）。
- 前頭葉の後下部の運動性言語野（ブローカ野）に異常がある場合は、復唱、呼称、書字が障害される。話したいと思う言葉を音声に変換できず、話すことが困難となる（ブローカ失語症）。
◆「話す」のアセスメントに必要な情報は「息をする」、「食べる」と共通するものが多い。発声をするときは、まず呼吸運動で胸郭・肺を膨らませて空気を吸入し、気管を通して呼出しており、この呼気が喉頭上部にある声門を通るときに声帯が振動して音波が生じる。音波は口腔・鼻腔で共鳴し、口唇、歯、舌などを動かすことによって言葉がつくられる。よって、「話す」ときに使われる、胸郭、肺、気管のアセスメントに必要な情報は、「息をする」に示した情報を、また咽頭・口腔・鼻腔のアセスメントに必要な情報は「食べる」に示した項目を用いる。

⑤ アセスメントの実際：脳梗塞を発症したHさんの「コミュニケーションをとる」を支援する

A 事例の概要

　Hさんは57歳の専業主婦で、夫と娘との3人家族。家族の関係性はよく、毎月友人と食事会や英会話教室に参加するなど、話し好きで社交的な性格である。最近、新聞の読みづらさや耳の遠さを感じている。

　ある日、家族と食事中に、娘に「お母さん、ちゃんと聞いてたの？何言ってるの？大丈夫？」と心配そうに言われ、自分がうまく話ができていないことに気がついた。その後も会話が成立せず、不安になって病院に行ったところ、急性期の脳梗塞と診断された。麻痺はない。現在、入院して抗凝固療法の点滴治療を受けている。

　娘に「お母さん、みかん食べる？」と言われ、「みかん、みかん」と答えるが、続けて「でも先にトイレに行く？」と聞かれても同じように「みかん」とうなずいており、会話がかみ合っていない。医療

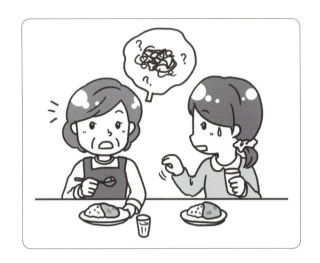

者に娘のことを「あの子はよく気がきいて、本当にやさしいの。私がみかん好きだから、買ってきてくれたの」と話している。看護師が「お子さんは何人ですか？」と尋ねると「愛媛産」と答えている。

B Hさんの「コミュニケーションをとる」のアセスメント結果

				Hさんのアセスメント結果	結果から言えること
心理的側面	問診			・正しく答えられていないときに「すみません。すみません。恥ずかしい。どうしたんでしょう」と何度も謝る。 ・医療者の話が理解できないときに、涙を流す。 ・言語リハビリテーションについて意欲的である。	・コミュニケーションの際に、恥ずかしそうに何度も謝り、涙を流すことがある。今まで普通にできていたコミュニケーションが突然できなくなったショックは大きく、またHさんは社交的で語学にも自信があったと思われるため自尊心が低下しやすい状況と言える。
社会的側面	問診			・本来、社交的な性格。 ・趣味は友人との食事会と英会話。 □59 — ◎57 　　│ 　　○28 ・家族関係は良好。入院後、本人が不安だろうということで、娘が泊まり込みで付き添っている。Hさんと医療者との会話でかみ合わないときは、娘が間に入ることが多い。 ・娘は「母と意思疎通できないときにいらいらしてしまう。母が悲しそうな顔をする。そんな自分を嫌だと思う。もどかしく、この先どうすればいいか途方にくれる。少し疲れてきました」と話す。	・家族関係はよいが、娘は泊まり込みで付き添っており、いらいらしてしまう自分に落ち込み、途方にくれ、疲れてきている。 ・今後、新たなコミュニケーション方法の獲得の程度によっては、趣味への参加などを通した社会との交流が減少していく可能性がある。
身体的側面	見る	眼	問診	・視力・視野の変化、見えにくさの自覚症状はなし。 ・新聞や本を読むときは眼鏡を使用。 ・既往歴なし。	・眼に特に異常は認められず、光刺激を正常に感受することが可能である。 ・視神経に異常はなく光情報を大脳に伝達することが可能である。また、動眼神経に問題はなく光を調整して物を見ることが可能である。さらに、動眼神経・滑車神経・外転神経に異常は認められず、物を見る際の眼球運動が可能である。 ・Hさんは新聞の読みづらさはあるが、眼や「見る」にかかわる脳神経に問題はなく、「見る」過程に特に問題はない。
			視診・触診	・外眼部、眼球、涙器に炎症や腫瘤などはない。	
		脳神経	検査	・視力検査、視野検査、対光反射、眼底検査は正常であり、視神経に問題はない。 ・瞳孔は3mmの左右対称の円形で、対光反射、輻輳反射が認められ、動眼神経に問題はない。 ・眼球運動は6方向にスムーズにでき、眼振は認められず、動眼神経・滑車神経・外転神経に異常なし。	
	聞く	耳	問診	・高音の聞き取りにくさの自覚があるが、補聴器を使用する必要はない。耳鳴りやめまいはない。 ・既往歴なし。	・耳に特に異常は認められず、音を集めること（集音）や音波を鼓膜で振動させ耳小骨に伝えること（伝音）が可能である。 ・内耳神経に異常はなく、音情報を大脳に伝えることが可能である。 ・Hさんは高音の聞き取りにくさはあるが日常生活への支障はなく、「聞く」過程に特に問題はない。
			視診・触診	・耳介の大きさ・位置、皮膚は正常で、圧痛は認められない。 ・外耳道・鼓膜に発赤や腫脹などは認められない。	
		脳神経	検査	・聴力に左右差はない。難聴の所見は認められない。内耳神経に特別な異常はない。	

				Hさんのアセスメント結果	結果から言えること
身体的側面	話す	胸郭・肺・気管	問診	・話しづらさ、息切れなどの自覚症状はない。 ・既往歴なし。	・胸郭、肺・気管に異常は認められず、音声を生成するエネルギーとなる呼吸運動が可能である。 ・喉頭・声門に異常は認められず、音を振動させ発声が可能である。 ・咽頭・口腔・鼻腔に異常は認められず、声帯でつくられた空気の振動（音波）を口腔と鼻腔で共鳴させることが可能である。 ・口唇・舌・歯、咽頭、下顎などに特に異常は認められず、口唇と舌を動かし「声・言葉」をつくることが可能である。 ・三叉神経、顔面神経、舌咽神経、迷走神経、舌下神経に異常は認められず、大脳からの指令を末梢神経を経て各筋肉に伝えることが可能である。 ・Hさんは、構音運動は正常であり、「話す」過程に特に問題はない。
			視診・触診	・呼吸数は16回/分、規則的で深さは一定、努力呼吸なし。胸郭の広がりは左右対称で3cm。	
			聴診	・呼吸音は肺野全体で聴取でき、左右差、副雑音はない。会話の際の声量の低下は認められない。	
		喉頭・声門	問診	・喉頭の痛みと腫脹の自覚症状はない。 ・既往歴なし。	
			視診	・気管切開なし。	
			検査	・嗄声は認められない。	
		咽頭・口腔・鼻腔	問診	・話しづらさ、鼻閉感の自覚症状はなし。 ・既往歴なし。義歯の使用あり。	
			視診・触診	・咽頭粘膜の発赤や腫脹はなく、口蓋は左右対称で口蓋垂は正中に位置。口蓋扁桃に炎症や腫脹なし。 ・口腔粘膜は湿潤し、粘膜の病変は認められない。舌は正中に位置し、鈍い紅色で湿潤している。歯は右第2臼歯が欠損している。口唇に乾燥や腫瘤・腫脹なし。 ・鼻腔は閉塞なし。	
			検査	・発語は明瞭。	
		脳神経	検査	・両側面で顔面の知覚あり、歯を食いしばる動きや口をすぼめる動きが可能。三叉神経に異常はない。 ・頬を膨らますこと、両眼の閉眼、前額にしわをつくることが可能で左右差なし。顔面神経に異常はない。 ・嗄声や鼻声なし。発声時の軟口蓋・咽頭後壁は左右対称に動く。口蓋垂は正中に位置する。舌咽神経・迷走神経に異常なし。 ・舌は正中に位置し、不随意運動はなく、動きは左右対称に可能。舌下神経に異常なし。	
	情報の認識・解読・言語化	脳	問診	・既往歴なし。	・大脳に意識レベルと認知レベルの低下の所見が認められる。50代という年齢や入院前は意識清明であったこと、NMスケールでは言語以外の行動に大きな問題はなかったこと、MRIで脳の萎縮は認められていないことなどから、認知症は否定できる。 ・大脳の後頭葉の視覚野に障害はなく、光情報の意味を認識できる。また、側頭葉の聴覚野に障害はなく、音情報を認識できる。前頭葉の運動性言語野に障害はないため、話したいことを言葉にするための指令を出すことできる。しかし、側頭葉の「ブロードマン22」の部位つまり「感覚性言語野」に梗塞巣の所見が認められ、見た情報と聞いた情報を側頭葉の感覚性言語野で意味を解読することができない可能性がある。 ・Hさんは側頭葉における情報の解読や理解に問題があるため、自分の話はできるが相手の話を正しく理解できず、返答がちぐはぐになってしまう、つまり「ウェルニッケ失語症」が考えられる。
			検査	・GCS12点（E4V3M5：失語）、JCS Ⅰ-3（失語）。家族の話では、入院前は見当識障害はなく清明であったとのこと。 ・HDS-R、MMSEは質問を理解できないことが多く実施せず。行動で評価するNMスケールは44点（境界）。 ・失語症の検査：単語理解力、復唱、呼称、読解力、書字が困難。時間がかかり間違えることが多い。 ・MRIの画像診断で、右中大脳動脈の閉塞による脳梗塞の所見あり。側頭葉（ブロードマン22）の部位で梗塞巣が認められるとの診断あり。脳全体に萎縮は認められない。	

アセスメントの結果、Hさんは「コミュニケーションをとる」に関して、眼・耳・口腔そのものの器官には問題はなく、中枢神経である大脳に意識レベルと認知レベルの低下の所見が認められる。認知レベルの低下からは認知症も疑われるが、Hさんの場合は、年齢、入院前は意識清明であったこと、認知機能を評価するNMスケールでは言語以外の行動に大きな問題はなかったこと、MRIで脳の萎縮は認められていないことなどから、認知症は否定できる。Hさんは、MRIで側頭葉の「ブロードマン22」の部位（図15）、つまり「感覚性言語野」に梗塞巣の所見が認められ、「ウェルニッケ失語症」が考えられる。つまり耳が悪いわけでもなく、口が動かないわけでもなく、側頭葉における情報の解読や理解に問題があるため、自分の話はできるが、相手の話を正しく理解できず、返答がちぐはぐになってしまうと言える。医療の場面では、医療者からの病気や治療についての説明が理解できず、治療や看護の妨げとなり、本人の不安が大きくなる。日常生活では、他者との交流がうまくいかないだけではなく、必要な情報が届かず生活に支障をきたす。精神的にも自尊心の低下や孤独感からうつ状態に陥りやすい状況である。そのため、病態に応じた新たなコミュニケーション方法を獲得する必要

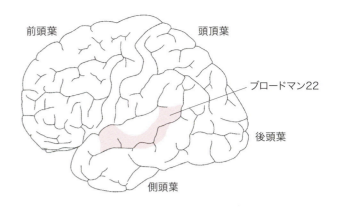

図15　ブロードマンによる大脳皮質の機能地図
　　　ブロードマン22の部位は、側頭葉の感覚性言語野。
　　　優位半球であるとウェルニッケ失語症の症状が出る。

がある。また、Hさんはコミュニケーションの際に、恥ずかしそうに何度も謝り、涙を流すことがある。今まで普通にできていたコミュニケーションが突然できなくなったHさんのショックは大きく、またHさんは社交的で語学にも自信があったと思われるため、自尊心が低下しやすい状況と言える。Hさんが過度に傷つくことがないように看護師はケアをしていく必要がある。さらに、Hさんの娘は泊まり込みで付き添っており、いらいらしてしまう自分に落ち込み、途方にくれ、疲れてきている。退院後も継続した長期的なサポートが必要となるため、家族が休める配慮が必要である。

C ヘルスアセスメントを生かした看護目標と看護ケア

> **看護目標**：新たなコミュニケーション方法を獲得し、コミュニケーションがとれる
> **小目標**：1）新たなコミュニケーション方法を獲得する
> 　　　　　2）過度に自尊心が低下しない
> 　　　　　3）家族の精神的ストレスが軽減する

1）新たなコミュニケーション方法を獲得する

　ウェルニッケ失語症は、言語情報の理解は困難でも、場の状況や相手の表情を理解する能力は障害されないため、視覚的に物事を理解することが可能である。言葉だけでコミュニケーションをとろうとするのではなく、表情を豊かにし、声に抑揚をつけ、わかりやすい身振り手振りを添えて話すことで、相手の理解を補うようにする。また、実物があればそれを示しながら会話を進める。時計やカレンダー、写真などを身近に置いておくと、活用することができる。Hさんの日常生活動作や、よく使う表現等をあらかじめ絵や図に表してカードやノートに描いておき、指で示しながら話をすることで、意思疎通を図ることができるだろう。

　コミュニケーションは言葉だけのやりとりではなく、五感を駆使しながら非言語の情報を得て行っている。Hさん自身も、相手の話を聞くときに、相手の表情、動き、声の質や大きさなどから、相手が何を言おうとしているかを完全ではなくても読みとる訓練が必要となる。

　さらに、看護上重要なこととして、Hさんが医療者の説明や質問を理解したかの「確認」が挙げられる。Hさんは何度も聞き間違いをしているが、申し訳なさから相手の話がわからなくても「はい」と回答してしまうかもしれない。そのため、医療者はHさんが質問できるような雰囲気をつくるといった、コミュニケーションをとりやすい場づくりを心掛けながら、大切な内容について理解できているかを確認する必要がある。その際、身振りや絵を活用して相手がわかるような方法で確認する。

2）過度に自尊心が低下しない

　Hさんはコミュニケーションの際に、恥ずかしそうに何度も謝り、涙を流すことがある。今まで普通にできていたコミュニケーションが突然できなくなったHさんのショックは大きく、またHさんは社交的で語学にも自信があったと思われるため、自尊心が低下しやすい状況と言える。Hさんが過度に傷つくことがないように看護師はケアをしていく必要がある。

　まず、Hさんには説明しても正しく伝わらないという医療者の思い込みから、本人の了承のないままケアを行ったり、本人より先に家族に話しかけることがないよう、Hさんときちんと向き合い、さまざまな方法を駆使して根気強くかかわることが重要である。また、Hさんが話の内容を誤解している場合、会話を中断して訂正するのではなく、会話を続けながら聞き方を変えて自然な流れで内容の確認を行う。そして、Hさん自身がコミュニケーションに対する考え方や方法を新しく獲得し、自信をつけていくことが求められる。Hさんに適した新たなコミュニケーション方法を、看護師は日常生活の場面でHさんと一緒に考え、根気強く練習することが大切だと言える。

3）家族の精神的ストレスが軽減する

Hさんの娘は泊まり込みで付き添っており、いらいらしてしまう自分に落ち込み、途方にくれ、疲れてきている。退院後も継続した長期的なサポートが必要となるため、家族が休める配慮が必要である。本人や家族が「泊まらなくても医療者に任せて大丈夫」と感じられる関係性を築くことが重要と言える。そのためには、日々のかかわりのなかでHさんとていねいにコミュニケーションをとることが必要である。また、家族にもヘルスアセスメントの結果からどこに障害があるのかを説明し、それをもとにHさんに適したコミュニケーションの方法を伝える。さらには、医療者と本人のコミュニケーションの場面を見てもらいながら、家族もその方法を獲得していけるように支援していく。

引用文献

1) 大塚俊男, 本間昭監修（1991）：高齢者のための知的機能検査の手引き, ワールドプランニング.
2) 日野原重明編（2011）：ナースに必要な診断の知識と技術　第4版, 医学書院.

参考文献

・菱沼典子（2017）：看護 形態機能学　生活行動からみるからだ　第4版, 日本看護協会出版会.
・リン.S.ビックリー, ピーター.G.シラギ, リチャード.M.ホフマン／有岡宏子, 井部俊子, 山内豊明　日本語版監修（2022）：ベイツ診察法　第3版, メディカル・サイエンス・インターナショナル.
・原一之（2005）：脳の地図帳, 講談社.
・言語障害者の社会参加を支援するパートナーの会　和音編（2008）：改訂　失語症の人と話そう－失語症の理解と豊かなコミュニケーションのために, 中央法規出版.

Health Assessment

3 日常生活行動とそれを遂行するための からだの機能のアセスメント

7 眠る

① ひとが生活するための「眠る」とは？

　ひとにとって、活動と休息のバランスをうまくとっていくことは、生命維持にかかわる重要な課題である。その休息の大部分を占めるのが睡眠である。脳の視床下部にある視交叉上核には生物時計（体内時計）が備わっており、それによってサーカディアンリズム（概日周期）が形成され、約1日周期で覚醒と睡眠が繰り返される。サーカディアンリズムのほかにも、ホルモンの分泌や自律神経活動も睡眠に影響する。光刺激が網膜を経て脳に伝わると、交感神経が刺激され、覚醒作用のある副腎皮質ホルモンが分泌される。光刺激が強まると、脳の松果体で睡眠を促す作用のあるメラトニンの合成が抑制される。

　「眠る」という日常生活行動は、単に睡眠を指すのではない。寝衣に着替えることや、寝床に入り睡眠に適した体位をとる、寝返りをうつ、覚醒後に離床するなどの「動く」の機能を必要とする。「動く」は、睡眠に影響を及ぼす覚醒時の活動にもかかわることから、「動く」の機能に障害があると、「眠る」が障害される。

　睡眠が、ホルモンの分泌や自律神経の動きと関連していることを考えれば、心理的ストレスが「眠る」の阻害因子になることがよくわかる。

　サーカディアンリズムは、生物時計以外にも、通勤や社会的な活動によっても形成・維持される。また、睡眠には、ノンレム睡眠とレム睡眠をセットとする睡眠周期があり、一晩で4〜5回繰り返されるが、睡眠周期は年齢や発達段階によって異なり、加齢にともない睡眠の質も量も変化する。睡眠に対する個人の習慣やこだわり、睡眠時の環境も「眠る」に大きく影響する。入院生活は、対象者の生活習慣や生活リズムと合致しないことが多く、入院を契機とした不眠は高頻度にみられる症状である。これらから、「眠る」のアセスメントに、社会的側面を考慮しなくてはならないことがわかる。

　睡眠は夜だけのことではなく、それに連なる昼の活動に影響する日常生活行動である。すなわち、睡眠の質は活動の質、生活の質を決定づける日常生活行動と言える。不眠は対象者に身体面・心理面・社会面で苦痛をもたらし、さらにそれがまた不眠の原因となるという悪循環をもたらすことがあるため、適切な看護援助が「眠る」に求められる。

②日常生活行動「眠る」を構成する「からだ」の機能

ⓐ 生物時計が機能する（脳）
↓
ⓑ 光を感知する（網膜：「見る」の機能、神経、脳）
↓
ⓒ 覚醒を促すホルモンの分泌（脳、副腎）

ⓓ 眠りを促すホルモンの分泌（脳）
↓
ⓔ 疲労回復を促すホルモンの分泌（脳）
↓
ⓕ 寝衣の着脱、寝床に入り「眠る」に適した体位をとる、寝返りをうつ、覚醒後に離床する（「動く」の機能）

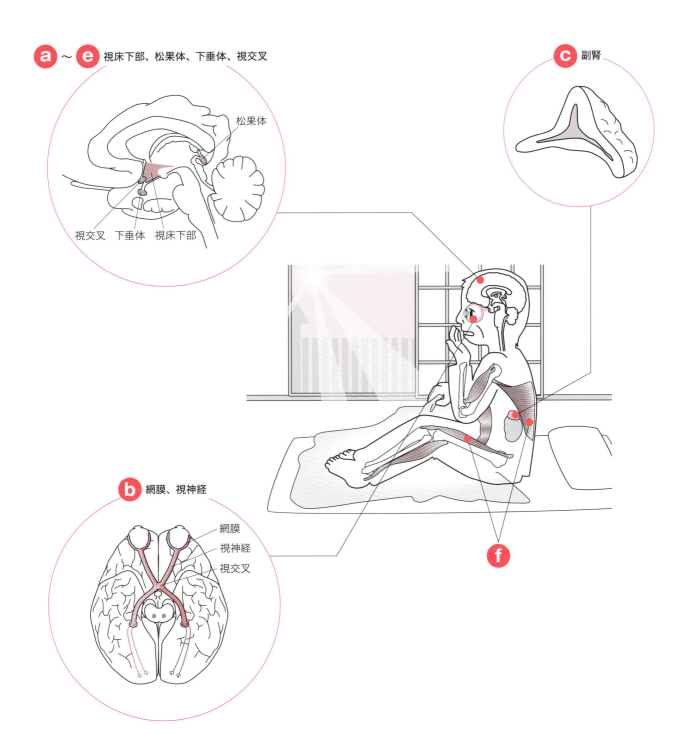

③ 日常生活行動「眠る」のアセスメントに関連する情報

		アセスメントするからだの部位とアセスメント内容	
心理的側面		・ストレス、不安、緊張、興奮、焦燥感の有無・程度 ・精神疾患、不眠症の既往歴	
社会的側面		・一定の眠りを妨げるような職業、家族内の役割があるか ・普段の就寝時間や起床時間、昼寝の習慣 ・就眠儀式の有無や種類、睡眠へのこだわり ・睡眠への価値観・認知 ・眠りを妨げる環境要因（温度、湿度、不快な音やにおい、明るさ）	
身体的側面	問診	脳	・年齢、光を浴びているか ・入眠困難（寝つくまでに時間がかかる） ・中途覚醒（睡眠中に何回も覚醒し眠りが浅い） ・早朝覚醒（早くに覚醒し、その後眠れない） ・熟眠障害（ある程度は眠っているが、覚醒時にぐっすり眠ったと感じられない） ・眠りを妨げる身体症状（発熱、痛み、呼吸困難、咳嗽、排痰、瘙痒感、嘔気、下痢、過度の空腹・満腹、口渇、頻尿、局所的な温感・冷感） ・睡眠不足にともなう症状（昼間の眠気、あくび、頭痛、イライラ、集中力の低下、倦怠感、疲労感、眼球結膜の充血） ・夢を見るかどうか ・既往歴（SAS、精神疾患、脳疾患、レストレスレッグス（むずむず足）症候群、ナルコレプシー、認知症、せん妄、甲状腺機能亢進症） ・薬物（抗痙攣薬、抗不安薬、睡眠剤、降圧剤、ステロイド剤、甲状腺ホルモン剤）の投与 ・カフェイン、アルコールの摂取状況 ・夕方以降に行われる治療や処置（点滴、ガーゼ交換、検査）
		副腎	・交感神経亢進の状態（動悸、呼吸促進、食欲の低下、胃の痛みなど）
		「眠る」に関連する「動く」の機能	・安楽な体位になれるか、覚醒時の運動量、既往歴（筋骨格系疾患）
	視診	脳	・いびき、歯ぎしり、夜間巡回時の睡眠の状態
		「眠る」に関連する「動く」の機能	・寝衣の着脱が自分で行えるか ・寝床まで移動が可能か ・就床し「眠る」に適した体位をとれるか ・掛布団をかける動作ができるか、 ・就寝時の体位、体位交換が自分で行えるか ・起居動作や離床が可能かどうか ・褥瘡の有無
	検査	網膜・神経	・網膜、視神経、視交叉の異常［「恒常性維持のための調節機構—神経性調節」視神経（第Ⅱ）p.76〜78参照］
		脳	・覚醒時と睡眠時の呼吸（数、リズム、深さ、SpO_2）と脈拍 ・睡眠尺度（アテネ不眠尺度）
		「眠る」に関連する「動く」の機能	・関節可動域測定、徒手筋力テスト（「動く」p.119〜124参照）

④ アセスメントの手順

1 問診

主訴
眠れない（不眠、入眠困難）の訴え、眠ることを阻害する環境・心理的な理由についての訴え

心理的側面
- ストレス、不安、緊張、興奮、焦燥感の有無・程度
- 精神疾患、不眠症の既往歴

社会的側面
- 一定の眠りを妨げるような職業、家族内の役割があるか
- 普段の就寝時間や起床時間、昼寝の習慣
- 就眠儀式の有無や種類、睡眠へのこだわり
- 睡眠への価値観・認知
- 眠りを妨げる環境要因（温度、湿度、不快な音やにおい、明るさ）

身体的側面

アセスメントで得たい情報

脳	・年齢、光を浴びているか ・入眠困難（寝つくまでに時間がかかる） ・中途覚醒（睡眠中に何回も覚醒し眠りが浅い） ・早朝覚醒（早くに覚醒し、その後眠れない） ・熟眠障害（ある程度は眠っているが、覚醒時にぐっすり眠ったと感じられない） ・眠りを妨げる身体症状（発熱、痛み、呼吸困難、咳嗽、排痰、瘙痒感、嘔気、下痢、過度の空腹・満腹、口渇、頻尿、局所的な温感・冷感） ・睡眠不足にともなう症状（昼間の眠気、あくび、頭痛、イライラ、集中力の低下、倦怠感、疲労感、眼球結膜の充血） ・夢を見るかどうか ・既往歴（SAS、精神疾患、脳疾患、レストレスレッグス（むずむず足）症候群、ナルコレプシー、認知症、せん妄、甲状腺機能亢進症） ・薬物（抗痙攣薬、抗不安薬、睡眠剤、降圧剤、ステロイド剤、甲状腺ホルモン剤）の投与 ・カフェイン、アルコールの摂取状況 ・夕方以降に行われる治療や処置（点滴、ガーゼ交換、検査）
副腎	・交感神経亢進の状態（動悸、呼吸促進、食欲の低下、胃の痛みなど）
「眠る」に関連する「動く」の機能	・安楽な体位になれるか、覚醒時の運動量、既往歴（筋骨格系疾患）

アセスメントの手順・所見

（1）脳

■所見
- 光刺激が網膜、視神経を経て松果体に伝えられると、睡眠を促すホルモンであるメラトニンの分泌が抑制される。そのため、夜間に強い光を浴びると入眠が困難になる。光の波長によってメラトニン抑制作用に差があり、青色光（ブルーライト）が最も抑制する。次いで白色光で、赤色光は最も抑制作用が少ない。
- 光刺激が脳に伝わると、交感神経が刺激され、

覚醒作用のある副腎皮質ホルモンが分泌されて入眠が困難になる。
- 生物時計は朝の光刺激によってリセットされるが、高齢者は同調機構の機能が低下しており、生物時計が狂いやすく睡眠障害が生じやすい。
- 高齢者は、深い睡眠である徐波睡眠が減少することから、中途覚醒や早朝覚醒が起きやすい。また睡眠のサイクルが夜間だけでなく日中も現れることから、日中の覚醒困難が起きやすい。
- ノンレム睡眠のなかでも特に深い睡眠である徐波睡眠では、下垂体前葉から疲労回復作用をもつ成長ホルモンが大量に放出される。そのため、浅い眠りが続くと疲労が回復せず、日中の眠気や精神症状が出現する。
- 浅い睡眠であるレム睡眠では、脳波は覚醒に近く、夢を見ることが多い。よって、夢を見る頻度が多い場合は、眠りが浅い可能性がある。
- 覚醒作用がある薬剤や、鎮静・睡眠作用がある薬剤の使用は、覚醒−睡眠の自然なリズムに影響を及ぼす。
- 睡眠前の治療や処置により、交感神経が刺激され、入眠が困難になる。

(2) 副腎

■所見
- 交感神経が亢進すると、覚醒作用のある副腎皮質ホルモンが分泌されるため、入眠が妨げられる。

(3)「眠る」に関連する「動く」の機能

■所見
- 仰臥位、側臥位、腹臥位等の臥位は、座位、立位に比べて重心が低く、支持基底面積が大きく安定しており、また骨格筋、循環器、内臓への負担が少なく、睡眠に適した体位である。疾患や環境の変化によってこうした体位が自在にとれないと、睡眠の質が悪くなる。
- 仰臥位では横隔膜が挙上するため、呼吸がしづらくなって眠りが妨げられる場合がある。
- 覚醒時の運動量が多いと、適度な疲労が生じるとともに、熱放散によって深部体温が下がり、自然な眠りが得やすくなる。

2 視診

アセスメントで得たい情報

脳	・いびき、歯ぎしり、夜間巡回時の睡眠の状態
「眠る」に関連する「動く」の機能	・寝衣の着脱が自分で行えるか ・寝床まで移動が可能か ・就床し「眠る」に適した体位をとれるか ・掛布団をかける動作ができるか ・就寝時の体位、体位交換が自分で行えるか ・起居動作や離床が可能かどうか ・褥瘡

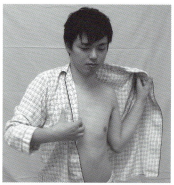

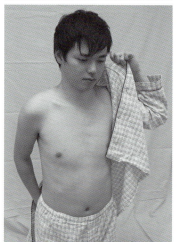

図1　寝衣の着脱

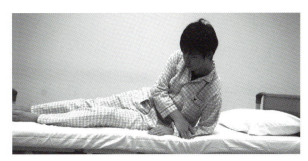

図2　起居動作

アセスメントの手順・所見

(1) 脳

■所見
- いびきや歯ぎしり、巡回時の覚醒は、睡眠が浅いことを示す。

(2) 「眠る」に関連する「動く」の機能

■所見
- 「動く」の機能は、寝衣の着脱（図1）、起居（図2）・離床動作を担う。パジャマ、浴衣、かぶりのシャツなど、寝衣の種類によって着脱動作は異なり、寝床の種類によっても就床・離床動作が異なる。普段と異なる寝衣・寝具が原因となって「眠る」に関連する「動く」の機能が害されている場合がある。
- 褥瘡の発生は、自力での体位交換が困難であることを示す。

3　検査

アセスメントで得たい情報

網膜・神経	・網膜、視神経、視交叉の異常［「恒常性維持のための調節機構—神経性調節」視神経（第Ⅱ）p.76～78参照］
脳	・覚醒時と睡眠時の呼吸（数、リズム、深さ、SpO_2）と脈拍 ・睡眠尺度（アテネ不眠尺度）
「眠る」に関連する「動く」の機能	・関節可動域測定、徒手筋力テスト（「動く」p.119～124参照）

アセスメントの手順・所見

(1) 網膜・神経

■所見
- 白内障では光が網膜まで到達しにくいため、生物時計が狂い、睡眠障害が生じやすくなる。

(2) 脳

■所見
- 深い眠りでは副交感神経が優位となり、呼吸や循環動態が鎮静する。呼吸や脈拍が覚醒時と変わらない場合、眠りが浅いことが考えられる。

アテネ不眠尺度（表1）

不眠の評価に用いる。下記のAからHまでの8つについて、過去1ヵ月間に、少なくとも週3回以上経験したものをチェックしてもらい、点数を合計する。4点未満で不眠症の疑いなし、4－5点で軽度不眠症の疑いあり、6点以上で不眠症の疑いありと判断する。

表1　アテネ不眠尺度

A) 寝つきは？（布団に入ってから眠るまで要する時間）	
0	いつも寝つきはよい
1	いつもより少し時間がかかった
2	いつもよりかなり時間がかかった
3	いつもより非常に時間がかかったか、まったく眠れなかった
B) 夜間、睡眠途中に目が覚めることは？	
0	問題になるほどではなかった
1	少し困ることがあった
2	かなり困っている
3	深刻な状態か、まったく眠れなかった
C) 希望する起床時間より早く目覚め、それ以上眠れなかったか？	
0	そのようなことはなかった
1	少し早かった
2	かなり早かった
3	非常に早かったか、まったく眠れなかった
D) 総睡眠時間は？	
0	十分ある
1	少し足りない
2	かなり足りない
3	まったく足りないか、まったく眠れなかった

アテネ不眠尺度（つづき）

E) 全体的な睡眠の質は？	
0	満足している
1	少し不満
2	かなり不満
3	非常に不満か、まったく眠れなかった
F) 日中の気分は？	
0	いつもどおり
1	少しめいった
2	かなりめいった
3	非常にめいった
G) 日中の活動について（身体的および精神的）	
0	いつもどおり
1	少し低下
2	かなり低下
3	非常に低下
H) 日中の眠気について	
0	まったくない
1	少しある
2	かなりある
3	激しい

Soldatos et al.: Journal of Psychosomatic Research 48：555-560, 2000. より作成.

- 尺度を使用する際は、使用目的や適用する対象者に留意する。入院患者の睡眠を評価する尺度には、Richards-Campbell sleep questionnaire（RCSQ）や、St. Mary's Hospital Sleep Questionnaire（SMHSQ）がある。

(3)「眠る」に関連する「動く」の機能

■所見

- 「動く」の機能は、寝衣の着脱、就床・離床動作・睡眠中の体位変換を担う。関節可動域が障害されていたり、筋力が低下していると、これらの動作が担えなくなる。

⑤ アセスメントの実際：乳房摘出術を受けたIさんの「眠る」を支援する

A 事例の概要

　Iさん、70歳、女性、主婦。左乳房のがんで、1週間前に乳房摘出術と腋窩リンパ節郭清を行った。腋窩にはドレーンが挿入されている。術前は、1週間程度でドレーンが抜けて退院できるだろう、と説明を受けていたが、排液量がなかなか減らず、退院が延期されている。創部の状態や排液の性状、バイタルサインから、感染は否定されている。ドレーン挿入部は朝食前と夕食後の1日2回、消毒とガーゼ交換が行われている。

　今朝、Iさんから、「実は手術後からよく眠れていない」との訴えがあった。「いつも寝るのが夜の11時くらいだから、9時消灯って言われても眠れない。それに病院のベッドや枕はやわらかすぎてからだに合わないし、入院中は着るように言われた浴衣も、足腰が冷えてしまってなかなか寝つけない。眠れないと、なんで眠れないんだろう、に始まって、退院が延びるなんて経過が順調じゃないんじゃないかとか、病気の今後のことなどいろいろ考えてしまって目が冴えてしまう」と表情がさえない。

　「昨日も朝3時過ぎからようやくウトウトし始めたと思ったら、朝7時にガーゼ交換ですって起こされて」と眠そうにしている。昼間に眠気が生じているが、午睡をすると夜眠れなくなるとの考えから一時も眠らないようにしており、結果、睡眠不足にともなう倦怠感や疲労感につながっているともつぶやいている。「管が抜けたらいけないと思って無理な姿勢で寝ているからか、肩が凝ってしまって」と訴えるIさんの肩に手を置くと、頸部から肩にかけての筋肉が強張り、硬くなっていた。

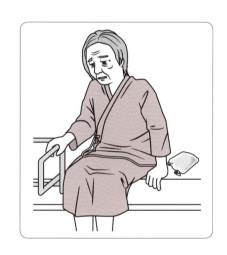

B Iさんの「眠る」のアセスメント結果

　睡眠は、覚醒時の活動とともに生活のリズムを構成する。したがって、「眠る」への看護援助をする際は、睡眠だけに注目するのではなく、1日の生活を総合的にアセスメントしていく必要がある。次の表より、Iさんは網膜に異常はなく、生物時計の破壊をきたすような脳疾患もない。ただ、日中、室内で安静にしているため、生物時計が狂いやすい環境にいると言える。心理的ストレスから交感神経が刺激され、覚醒作用のあるホルモンの分泌が優位になりやすい。下垂体に異常はないものの、入眠1時間後の看護師の巡回で中途覚醒していることから、徐波睡眠に至らない浅さで睡眠が中断

		Iさんのアセスメント結果	結果から言えること
心理的側面		・乳がんの術後。退院が延期されている。	・不眠や退院の延期、病棟のリズムに合わせなければいけないことがストレスになっている。
社会的側面	問診	・70歳、女性、主婦。 ・普段は午後11時に就床し、6時に起床したら家族の朝食の支度に始まり、家事や孫の世話をしつつ、夫との共通の趣味であるウォーキングに精を出している。神経質な性格で、旅行などで環境や寝床が変わると寝つきが悪くなる。普段はラジオの音楽番組を聴きながら寝るが、入院後はイヤホンから音が漏れて周囲に迷惑がかかるのではないかとの思いから聴いていない。 （家系図：70◎—74□／45□ 43○ 40□／4○）	・環境の変化が睡眠に影響を及ぼしている。就寝・起床時間が普段と異なっていることや、活動が少ないこともサーカディアンリズムに狂いを生じさせやすい。ラジオを聴きながら寝るという就眠儀式が行えず、入眠困難を助長している。睡眠の質や満足度は低い。 ・高齢者の睡眠は多相性で、午後に眠りのリズムが来るのは自然なことであるが、「午睡をすると夜眠れなくなる」という考えが強い。
身体的側面		脳	・普段はパジャマの上下を着用しているため、浴衣だと足腰が冷えてしまってなかなか寝つけない。 ・熟眠感はない。創やドレーン挿入部の痛みは自制内。昼間の眠気あり。 ・気を紛らわすために、テレビを見たり、携帯電話でメールをすることが多い。既往はなく、服薬はない。毎食事の際に、家族からの差し入れであるペットボトルの緑茶を飲んでいる。	・昼も夜も室内灯の光を浴び、光刺激が単調である。テレビや携帯電話の利用により、メラトニンの分泌を抑制する青色光や白色光を日没以降にも浴びている。これにより、生物時計が狂いやすい環境と言える。 ・下肢の冷感、頸部から肩にかけての筋緊張による不快、食事時の緑茶のカフェインが入眠を妨げている。
		副腎	・ドレーン挿入部の消毒とガーゼ交換は医師の都合で時間が不定。1回目は朝食前のことが多いが、2回目の消毒は20時ごろになってしまうこともある。	・就寝前のガーゼ交換で気持ちが高ぶってしまい、交感神経優位になっている。その結果、覚醒作用をもつ副腎皮質ホルモンが分泌され、自然な睡眠を妨げている可能性がある。
		「動く」の機能	・家では布団で寝ており、枕はそば殻の硬めのものを使用。普段は仰臥位で入眠しているが、現在はドレーンに配慮し、右側臥位で寝るようにしている。 ・倦怠感や疲労感があり、日中は室内で安静にしている。	・体動によってドレーンが抜けてしまうと思い、無理な体位で眠っている。結果、筋緊張が生じ、入眠を困難にしている。寝具が普段と異なり、安楽な体位がとりづらい。日中の運動量が少ないため、上昇した体温が睡眠時間帯に下がるというリズムも形成されにくい。
	視診	脳	・今朝は3時過ぎから入眠したが、5時に看護師が巡回した際、カーテンを開く音で目を覚ましていた。 ・いびきはなし。	・高齢者は徐波睡眠の減少により睡眠が浅く、中途覚醒しやすい。Iさんは看護師の巡回で中途覚醒していることから、睡眠が浅く、疲労回復がなされていない。
		「動く」の機能	・頸部から肩にかけての筋肉に硬直あり。術後、患側の上肢に軽い痺れがあるが、寝衣の着脱や掛布団をかけることは可能。	・寝衣の着脱、就床・離床の動作・体位変換は可能。無理な姿勢で眠っており、筋緊張が生じている。
	検査	網膜	・ものの見え方に異常はなく、既往歴もない。	・生物時計がある脳視床下部の視交叉上核に光刺激が入るメカニズムに異常はないと考えられる。

している。その結果、成長ホルモンの分泌が不十分となり、疲労回復に有効となっていないことが推測される。

「動く」の機能に異常はないが、寝具が普段と異なり、また、無理な体位で眠ろうとした結果、筋緊張が生じ、入眠を困難にしている。

つまり、Iさんは、p.197の図に示した ⓒ 覚醒を促すホルモンの分泌、ⓓ 眠りを促すホルモンの分泌、ⓔ 疲労回復を促すホルモンの分泌、ⓕ の「眠る」に適した体位をとる、寝返りをうつ、について看護援助が必要である。さらに、交感神経の緊張をもたらすような心理的・社会的要因もIさんの「眠る」を阻害していることから、身体的側面だけでなく、心理的・社会的側面と、総合的なアプローチを行わなければ、Iさんの「眠る」は満たされない。

C ヘルスアセスメントを生かした看護目標と看護ケア

サーカディアンリズムの原理から考えると、同じ時間眠ったとしても、昼夜逆転した睡眠は質が異なる。そのため、昼間覚醒し、夜間睡眠がとれるような生活リズムに整えることがIさんの目標となる。よって、睡眠に対する看護ケアは、夜間だけでなく、昼間にも行われる必要がある。

> **看護目標**：体内の覚醒・睡眠のリズムが昼夜のリズムに同調する
> **小目標**：1）サーカディアンリズムに沿って1日の生活リズムが整う
>   2）睡眠を促す病床の環境が調節される
>   3）心身の緊張がとかれ、リラックスした状態になる

1）サーカディアンリズムに沿って1日の生活リズムが整う

昼夜のリズムに生活リズムを合わせるために日中に太陽光を浴び、日没以降にメラトニンの分泌を抑制する青色光や白色光を極力浴びないようにすることである。Iさんには、太陽光を浴びることの効用を説明し、日中に屋外への散歩を促したり、夜間にテレビや携帯電話など光を発するものを見ないように伝える。

モーニングケアを行うことは1日の生活リズムを創出する上で重要である[1]。患側上肢の痺れで洗面や口腔内清潔がしづらいようであれば、援助を行う。朝食を摂取することで脳にエネルギーが補給され、覚醒が促されるため、必要時Iさんの嗜好に合うメニューへの変更を考慮する。

サーカディアンリズムのなかでは、体温は日中に上がり、午後8時前後にピークを迎え、午後10時ごろになると下がる。この高低差が大きいほど寝つきがよく、眠りも深くなる。昼間の運動や、就寝2時間くらい前の散歩、体操、ストレッチなどの軽い全身運動を行うと皮膚表面からの熱放散が効率的に行われ、深部体温が低下しやすくなり、入眠が促進される。Iさんの場合は、リンパ節郭清後であることから、患側上肢を激しく動かすような運動は行うべきではないが、趣味を生かして日中は院内の庭でウォーキング、夕食後は病棟内の散歩を促すようにする。

ひとは、午後2時ごろに休息のリズムが生じる

ので、同時間帯に午睡をうまく利用することで疲労の軽減が見込める。Ｉさんは「夜眠れなくなるから昼寝をしない」という考えをもっているので、誤解を解き、短時間であれば問題ないことを伝える。ただし、午睡で深い睡眠に達すると、夜の睡眠に影響するので、20〜30分以内で覚醒を促す。

就寝前にはＩさんの就眠儀式を尊重しながらイブニングケアを行い、覚醒と睡眠の区切りをつける。

就床後は、徐波睡眠に疲労回復効果があるため、特に最初のノンレム睡眠の間は起こさないことが重要である。眠れているかどうかを確認するために頻回に訪室したり、ライトで顔を照らしたり、靴音やカーテンの開け閉めを不必要に発生させて入眠を妨げることのないように注意する。

ドレーンの排液の観察、同室患者の処置や点滴の交換など、大きな音が発生する業務を消灯前に済ませておくマネジメントも必要である。

眠れず、就床時刻が朝方にずれ込んだとしても、生活リズム形成にとっては起床時刻を一定にすることが重要である。

2）睡眠を促す病床の環境が調節される

入眠後最初のノンレム睡眠は、徐波睡眠をともなう最も重要な睡眠である。そのため、入眠がスムーズにいくような環境を整えることが肝要である。

入眠の条件である深部体温の低下には、皮膚表面から熱放散が行われることが必須であるため、放散を妨げるような高温多湿や、逆に体熱を産出させるような寒冷刺激は避ける。睡眠に適した室温は20〜23℃程度、湿度は50〜70％程度とされる。

Ｉさんは冷感を感じていることから、熱放散が行えず、深部体温が下がりにくいことが考えられる。施設によっては入院着を指定する場合があるが、Ｉさんは寒気を感じているため、夜間だけでも普段どおりのパジャマの上下を着用してもらったり、掛け物を調整するとよい。明るさは、真っ暗を好む人もいれば、真っ暗だと落ち着かないという人もいるので、Ｉさんの好みに合わせ、アイマスクや枕元灯を利用して調節する。

においも入眠を妨げる要因となるので、夜間は花瓶を室外に出したり、排泄ケア時の換気を徹底する。

からだに合わない寝具、寝返りしづらい寝具は寝心地が悪く、入眠を妨げる。枕や上掛けなど、可能な限り自宅で使用しているものを利用できるとよい。Ｉさんは普段布団を利用していて、「病院のベッドはやわらかすぎて眠れない」と感じている。可能であればマットレスを硬めのものに変えることを考慮する。Ｉさんのように、環境や寝床が変わると寝つきが悪くなったり、睡眠にこだわりのある対象者に対しては、可能な限り、家と同じ状況で眠れるよう、環境を整えることが求められる。

3）心身の緊張がとかれ、リラックスした状態になる

交感神経が刺激されると、覚醒作用のある副腎皮質ホルモンが分泌されてしまい、睡眠が阻害される。したがって、交感神経を鎮静化させ、副交感神経を優位にさせるような援助を行う。

緑茶、コーヒーなどのカフェイン類は、交感神経を刺激し覚醒を促すとともに、利尿作用をもつ。4時間前後は効果が持続するため、夕方以降は摂取しないよう伝える。

興奮や不安なども交感神経を刺激する。ガーゼ交換や痛みをともなう処置を消灯直前に行わないよう、医師と調整を図る。

足浴は、副交感神経を高める効果だけでなく、末梢血管を拡張させて熱を放散し、深部体温を下げ、入眠を促進する効果がある。温度が高すぎると交感神経が刺激されるため、40℃前後の湯にする。アロマオイルを用いたり、マッサージを併用するとリラックス効果が高まる。頸部や肩付近の筋肉の硬直もマッサージや温罨法で緩和するとよい。

通常の動作でドレーンが抜けることはないので、安心して普段どおりの仰臥位で入眠してよいことを伝える。

深呼吸で副交感神経が優位になるため、眠れなくて焦ってしまったときに行えるよう、腹式呼吸の方法を教えておくとよい。

就眠儀式は、入眠前のリラックスにつながるため、療養生活に支障をきたさない範囲でできる限り尊重する。Iさんには決まったラジオ番組で音楽を聴きながら眠りにつく習慣があるため、音漏れしていないことを看護師が確認した上で許可する。

睡眠に対するIさんの認知に働きかけることも必要である。Iさんは高齢で、もともとリズムの調整が難しい。睡眠に対する焦りから早い時間に就床しようとすると、かえって入眠が困難になり、結果的に入眠のタイミングが後ろの時間にずれてしまう。消灯時間に寝なくてはいけない、ではなく、普段どおりの就寝時間になったら入眠を試み、それまでは談話室などでゆったり過ごしてよいことを伝える。もし眠れなかったとしても、昼間に活動することで睡眠リズムの改善が図れることを伝え、不安を軽減する。

引用文献

1) 大橋久美子(2012):「モーニングケア」の概念分析, 日本看護技術学会誌, 11(2): p.18-27.

参考文献

- 藤原奈佳子, 小島照子編(2007): 基礎看護学 技術編, オーム社.
- 後閑容子, 蝦名美智子, 大西和子編(2003): 健康科学概論 第3版, ヌーヴェルヒロカワ.
- 菱沼典子(2017): 看護 形態機能学 生活行動からみるからだ 第4版, 日本看護協会出版会.
- 厚生労働省(2014): 健康づくりのための睡眠指針2014.
  http://www.mhlw.go.jp/file/06-Seisakujouhou-10900000-Kenkoukyoku/0000047221.pdf(2016-7-12)
- 尾碕章子(2011):「眠れない」「眠らない」患者へのケア, EB Nursing, 11(2): p.24-32.

8 お風呂に入る

① ひとが生活するための「お風呂に入る」とは？

　私たち日本人は一日の終わりにお風呂に入る。寒い冬などは湯にじっくりつかり「は〜、あったまる」と一息つく。「お風呂に入る」ことの目的は、清潔を保持するだけではなく、気持ちよさや爽快感を味わいリラックスすることや、社会生活を営む上で身だしなみを整えるという意味合いもある。つまり、「お風呂に入る」ということは、身体的、心理的、社会的側面から重要な生活行動と言える。

　「お風呂に入る」という日常生活行動は、皮膚・粘膜・皮膚の付属物を清潔にする行為だけではなく、浴室への移動、衣類の着脱、湯船への出入り、湯につかる、からだを洗う、姿勢の保持などの一連の動作から成り立っており、「動く」機能を含む。また、温度を確認して「あたたかい」と感じるときには、「恒常性維持のための調節機構−神経性調節」である皮膚の知覚が作用し、湯につかったことで体表の温度が変化したために生じる血圧の一時的な変動には「恒常性維持のための流通機構」である心臓・血管の機能や、「恒常性維持のための調節機構−神経性調節」である自律神経の機能が作用する。したがって「お風呂に入る」ということをアセスメントする際には、身体的側面として、皮膚・粘膜・皮膚の付属物の状態、筋骨格系、恒常性維持のための調節機構と流通機構を評価する必要がある。

　また、清潔が保持されない場合、不快感や自尊心の低下などの心理的ストレスが大きく、家族や友人や職場での人間関係や社会生活への影響も大きい。お風呂に入ることでもたらされるリラックスへの欲求や、清潔行動に対する意欲や関心、入浴や清潔行動に関する習慣、清潔や身だしなみに対する価値観、といった心理的、社会的側面からのアセスメントも必要となる。ヘルスアセスメント内容をもとに、個別的で安全な看護ケアを考え、対象者が社会生活を営めるように整えていくことが重要である。

②日常生活行動「お風呂に入る」を構成する「からだ」の機能

ⓐ「動く」：浴室への移動（歩行）、衣類の着脱、湯船への出入り、湯につかる、からだ・髪を洗う、顔を洗う、歯を磨く、ひげ、爪をきれいにする
（脳、神経、骨、筋肉）
↓
ⓑ 湯の温度を確認する：恒常性維持のための調節機構－神経性調節（皮膚の知覚）
↓

ⓒ 湯につかる：恒常性維持のための流通機構（心臓、血管）、恒常性維持のための調節機構－神経性調節（自律神経）
↓
ⓓ からだを洗う：皮膚・粘膜・皮膚の付属物
（皮膚・頭皮・陰部・肛門、毛髪・爪）

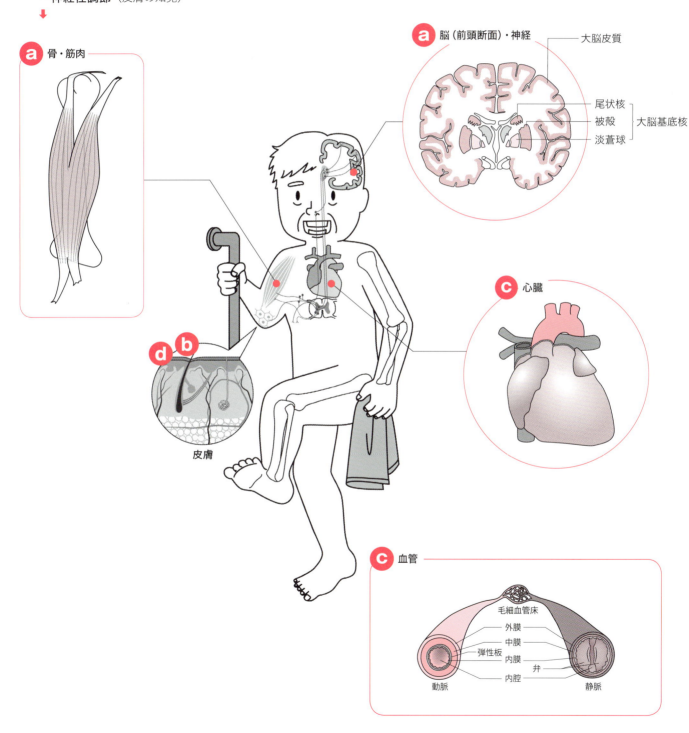

③ 日常生活行動「お風呂に入る」のアセスメントに関連する情報

		アセスメントするからだの部位とアセスメント内容	
心理的側面		・意欲・関心：からだ（皮膚、頭皮、毛髪、爪）をきれいにすること、身だしなみに対する意欲・関心または負担感の有無 ・好み・習慣：からだ（皮膚、頭皮、毛髪、爪）をきれいにすること、身だしなみに関する好みや習慣 ・精神疾患の既往・現病歴	
社会的側面		・価値観：からだをきれいにすること、身だしなみに対する考えや価値観 ・生活環境：自宅に浴室があるか、銭湯が近くにあるかなど、住居環境、バリアフリーの状況 ・家族背景：家族構成、家族関係、家族の支援体制	
身体的側面	問診	温度の確認と知覚	皮膚の知覚	・温度・触覚・痛みの感覚、知覚鈍麻
		湯につかる	心臓	・自覚症状：胸痛、動悸、呼吸困難、悪心・嘔吐、めまい・失神、倦怠感など ・手足の冷感 ・現病歴・既往歴：心臓・血管系の疾患（高血圧、心不全、不整脈など）、脳血管系の疾患、外傷、手術等
			自律神経	・自覚症状：起立性低血圧、異常発汗 ・現病歴・既往歴：自律神経機能に関連する疾患（自律神経失調症など）、脊髄神経疾患
		皮膚・粘膜	皮膚	・自覚症状：発赤、発疹、疼痛、瘙痒感、分泌物など ・現病歴・既往歴：皮膚の疾患（白癬、アトピー性皮膚炎、全身性エリテマトーデス、糖尿病、褥瘡、熱傷など）、外傷、手術等
			頭皮	・自覚症状：発赤、発疹、疼痛、瘙痒感、分泌物など ・現病歴・既往歴：頭皮の疾患（白癬、アトピー性皮膚炎、褥瘡など）、外傷、手術等
			眼	・自覚症状：疼痛・発赤・瘙痒感・分泌物・過剰な流涙 ・現病歴・既往歴：眼の疾患（結膜炎、角膜炎、感染症など）、外傷、手術等
			鼻	・鼻汁、鼻閉感
			陰部・肛門	・泌尿器・生殖器・肛門の自覚症状：分泌物、瘙痒感、疼痛、腫瘤など ・おむつの使用 ・現病歴・既往歴：泌尿器・生殖器・肛門の疾患、外傷、手術等
		皮膚の付属物	毛	・毛髪の状態 ・かつらなどの装着物の使用 ・現病歴・既往歴：毛髪の疾患（脱毛症など）、外傷、手術等
			爪	・爪の状態 ・つけ爪などの装着物の使用 ・現病歴・既往歴：爪の疾患（爪白癬など）、外傷、手術等

		アセスメントするからだの部位とアセスメント内容		
身体的側面	視診・触診	「お風呂に入る」に関連する「動く」の機能		・姿勢：座位・立位の保持、ふらつき ・歩行：歩行の安定性、補助具の使用、洗面台・浴室までの距離
		湯につかる	心臓・血管	・心臓：頸静脈の怒張、スリル、心尖拍動 ・上下肢の皮膚の色、上下肢の皮膚温、浮腫 ・動脈の脈拍（リズム、強度、弾力性、左右対称性）
			自律神経	・起立性低血圧、異常発汗
		皮膚・粘膜	皮膚	・色、湿潤、温度、手触り（きめ）、緊張の程度 ・発疹、紅斑、潰瘍、褥瘡、分泌物 ・汚れ、垢、落屑、鼻や額の脂 ・におい ・発汗の状態 ・褥瘡・創傷処置、ドレーンなどの挿入物
			頭皮	・色、湿潤・乾燥の程度 ・発疹、紅斑、潰瘍、褥瘡、分泌物、シラミ、頭部白癬 ・汚れ、垢、落屑 ・におい ・発汗の状態 ・褥瘡・創傷処置、ドレーンなどの挿入物
			眼	外眼部 眼球 ・眼脂・分泌物 ・眼瞼結膜：色、充血・腫脹 ・眼球結膜：充血・病変 ・創傷処置
			鼻	・鼻くそ ・鼻粘膜の腫脹、出血、分泌物 ・創傷処置、ドレーン、経管栄養などの経鼻カテーテル、人工呼吸器の気管チューブ
			陰部・肛門	泌尿器・生殖器・肛門 ・男性：尿道口・陰茎・陰嚢・肛門の分泌物、付着物、におい、病変（炎症、潰瘍、腫脹、結節） ・女性：尿道口・陰唇・腟口・肛門の分泌物、付着物、におい、病変（炎症、潰瘍、腫脹、結節） ・創傷処置、ドレーンなどの挿入物、膀胱留置カテーテル
		皮膚の付属物	毛	髪 ・におい、脱毛、ふけ
				体毛、睫毛、陰毛、腋毛、髭 ・量、長さ、におい
				耳毛・鼻毛 ・量、長さ
			爪	・爪の長さ、爪と皮膚の間の汚れ、病変（爪周囲の炎症など）
	聴診	湯につかる	心臓・血管	・心臓：心音（大動脈弁領域、肺動脈弁領域、三尖弁領域、僧帽弁領域、呼吸性の変動や体位による心音の変化） ・血管：頸動脈の血管音
	検査	「お風呂に入る」に関連する「動く」の機能		・浴室への移動（歩行） ・衣類の着脱 ・湯船への出入り ・湯につかる ・からだ・髪を洗う ・顔を洗う ・髭・爪をきれいにする
		温度の確認と知覚		・表在知覚：温度覚、触覚、痛覚 ・深部知覚：振動覚、位置覚

④ アセスメントの手順

1 問診

主訴
- 「お風呂に入る」に関する行動で、気になっていること、困っていることはないか
- 皮膚、頭皮、毛髪、爪のことで気になっていること、悩んでいることはないか

心理的側面
- からだ（皮膚、頭皮、毛髪、爪）をきれいにすること、身だしなみに対する意欲・関心、または負担感
- からだをきれいにすること、身だしなみに関する好みや習慣
- 精神疾患の既往・現病歴

社会的側面
- からだをきれいにすること、身だしなみに対する考えや価値観
- 自宅に浴室があるか、銭湯が自宅の近くにあるかなど、住居環境、バリアフリーの状況
- 家族構成、家族関係、家族の支援体制

身体的側面

アセスメントで得たい情報

温度の確認と知覚	皮膚の知覚	・温度・触覚・痛みの感覚、知覚鈍麻
湯につかる	心臓	・自覚症状：胸痛、動悸、呼吸困難、悪心・嘔吐、めまい・失神、倦怠感など ・手足の冷感 ・現病歴・既往歴：心臓・血管系の疾患（高血圧、心不全、不整脈など）、脳血管系の疾患、外傷、手術等
	自律神経	・自覚症状：起立性低血圧、異常発汗 ・現病歴・既往歴：自律神経機能に関連する疾患（自律神経失調症など）、脊髄神経疾患
皮膚・粘膜	皮膚	・自覚症状：発赤、発疹、疼痛、瘙痒感、分泌物など ・現病歴・既往歴：皮膚の疾患（白癬、アトピー性皮膚炎、全身性エリテマトーデス、糖尿病、褥瘡、熱傷など）、外傷、手術等
	頭皮	・自覚症状：発赤、発疹、疼痛、瘙痒感、分泌物など ・現病歴・既往歴：頭皮の疾患（白癬、アトピー性皮膚炎、褥瘡など）、外傷、手術等
	眼	・自覚症状：疼痛・発赤・瘙痒感・分泌物・過剰な流涙 ・現病歴・既往歴：眼の疾患（結膜炎、角膜炎、感染症など）、外傷、手術等
	鼻	・鼻汁、鼻閉感
	陰部・肛門	・泌尿器・生殖器・肛門の自覚症状：分泌物、瘙痒感、疼痛、腫瘤など ・おむつの使用 ・現病歴・既往歴：泌尿器・生殖器・肛門の疾患、外傷、手術等
皮膚の付属物	毛	・毛髪の状態 ・かつらなどの装着物の使用 ・現病歴・既往歴：毛髪の疾患（脱毛症など）、外傷、手術等
	爪	・爪の状態 ・つけ爪などの装着物 ・現病歴・既往歴：爪の疾患（爪白癬など）、外傷、手術等

2　視診・触診

アセスメントで得たい情報

「お風呂に入る」に関連する「動く」の機能			・姿勢：座位・立位の保持、ふらつき ・歩行：歩行の安定性、補助具の使用、洗面台・浴室までの距離
湯につかる	心臓・血管		・心臓：頸静脈の怒張、スリル、心尖拍動 ・上下肢の皮膚の色、上下肢の皮膚温、浮腫 ・動脈の脈拍（リズム、強度、弾力性、左右対称性）
	自律神経		・起立性低血圧、異常発汗
皮膚・粘膜	皮膚		・色、湿潤、温度、手触り（きめ）、緊張の程度 ・発疹、紅斑、潰瘍、褥瘡、分泌物 ・汚れ、垢、落屑、鼻や額の脂 ・におい ・発汗の状態 ・褥瘡・創傷処置、ドレーンなどの挿入物
	頭皮		・色、湿潤・乾燥の程度 ・発疹、紅斑、潰瘍、褥瘡、分泌物、シラミ、頭部白癬 ・汚れ、垢、落屑 ・におい ・発汗の状態 ・褥瘡・創傷処置、ドレーンなどの挿入物
	眼	外眼部 眼球	・眼脂・分泌物 ・眼瞼結膜：色、充血・腫脹 ・眼球結膜：充血・病変 ・創傷処置
	鼻		・鼻くそ ・鼻粘膜の腫脹、出血、分泌物 ・創傷処置、ドレーン、経管栄養などの経鼻カテーテル、人工呼吸器の気管チューブ
	陰部・肛門	泌尿器・生殖器・肛門	・男性：尿道口・陰茎・陰嚢・肛門の分泌物、付着物、におい、病変（炎症、潰瘍、腫脹、結節） ・女性：尿道口・陰唇・腟口・肛門の分泌物、付着物、におい、病変（炎症、潰瘍、腫脹、結節） ・創傷処置、ドレーンなどの挿入物、膀胱留置カテーテル
皮膚の付属物	毛	髪	・におい、脱毛、ふけ
		体毛、睫毛、陰毛、腋毛、髭	・量、長さ、におい
		耳毛・鼻毛	・量、長さ
	爪		・爪の長さ、爪と皮膚の間の汚れ、病変（爪周囲の炎症など）

アセスメントの手順・所見

(1)「お風呂に入る」に関連する「動く」の機能

■所見
- 座位や立位の保持が困難な場合、衣類の着脱やからだを洗う動作に支障がでるため、見守りや介助が必要となる。
- 歩行時にふらつきが認められる場合、浴室までの移動や湯船への出入りなどの際に転倒する恐れがあり、介助が必要となる。

(2) 心臓・血管

■所見
- 正常の所見は、「恒常性維持のための流通機構」心臓、血管（p.46～49）を参照。
- 湯につかることで心臓への血液還流が増え、心負荷は増大する。うっ血性心不全などの心拡大や静脈還流障害、心臓弁膜症などが疑われる所見がある場合は、注意が必要である。

(3) 自律神経

■所見
- 自律神経の障害がある場合、からだを起こし立ち上がるなどの際に、めまいや頻脈といった起立性低血圧の症状や異常発汗が生じる。
- 湯につかると、体表温度の変化に反応し、交感神経が緊張して皮膚血管が収縮し、一時的に血圧がやや上昇するが、湯の温度によって次第に副交感神経が活発化して皮膚血管は拡張し、末梢の血液分布が増加するため血圧は低下する。自律神経の障害がある場合、湯につかることで身体が温まり血管が拡張すると、著しい低血圧を起こしやすくなる。

(4) 皮膚

1) 他のヘルスアセスメントを行いながら、全身の皮膚の視診および触診を行う（図1）。皮膚表面の診察は自然光またはそれに似た人工照明

のもとで行うとよい。

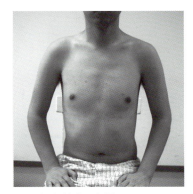

図1　視診（全身の皮膚）

2）体幹前面だけではなく、背面、足蹠（図2）、手掌（図3）、指間、つま先（図4）を十分に視診する。羞恥心・寒さに配慮し、肌の露出を避けながら行う。

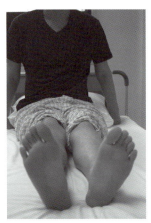

図2　視診（足蹠）

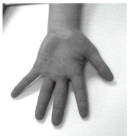

図3　視診（手掌）

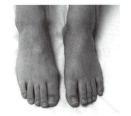

図4　視診（つま先）

■所見
- 皮膚の一次病変として小斑、丘疹、結節、膨疹、水疱、膿疱などがある。二次病変として鱗屑、痂皮、瘢痕、びらん、擦過、亀裂、潰瘍などがある。
- 皮膚の汗・皮脂・汚れが著しい場合、体臭が認められる。
- 皮膚に汚れや汗や分泌物が付着したままだと、瘙痒感・炎症を生じる可能性があるので、清潔にすることが望ましい。
- 皮膚の乾燥や皮膚炎がある場合、落屑の増加が認められる。
- 皮膚に炎症、感染症がある場合、創傷の処置中、ドレーンなどの挿入物などがある場合、お風呂に入ることや洗顔、清拭、整容などが制限されることがある。

(5) 頭皮

1）検者は手袋を装着して対象者の背面に立ち、頭髪をかき分けて頭皮を観察する。
2）頭部の上部・中部・下部と小分け（図5〜7）にして、全体を十分に観察する。

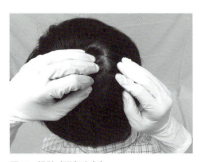

図5　視診（頭部上部）

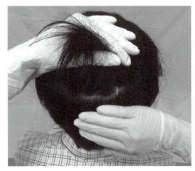

図6　視診（頭部中部）

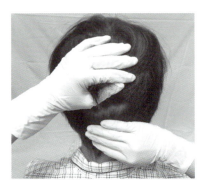

図7　視診（頭部下部）

■所見
- 皮膚の一次病変として小斑、丘疹、結節、膨疹、水疱、膿疱などがある。二次病変として鱗屑、痂皮、瘢痕、びらん、擦過、亀裂、潰瘍などがある。
- 頭皮の汗・皮脂・汚れがある場合、頭部のにおいが認められる。
- 頭皮に汗や分泌物が付着したままだと、瘙痒感・炎症を生じる可能性があるので、清潔にすることが望ましい。
- 頭皮の乾燥や皮膚炎がある場合、落屑の増加が認められる。
- 頭部の創傷の処置中である場合や、挿入物などがある場合、お風呂に入ることや、洗髪、髪をとかすことなどが制限されることがある。

(6) 眼

アセスメントの手順は、「コミュニケーションをとる」(p.184) を参照。

■所見
- 眼の分泌物が多い場合、炎症や感染症が考えられる。
- 眼に目脂や分泌物が付着したままだと、瘙痒感・炎症を生じる可能性があるため、清潔にするのが望ましい。
- 眼に炎症や感染症がある、創傷の処置中である場合などは、お風呂に入ることや洗顔が制限されることがある。

(7) 鼻

アセスメントの手順は、「息をする」(p.98〜99) 参照。

■所見
- 経鼻カテーテル・気管チューブを挿入している場合、鼻腔内の分泌物が増加し、皮膚粘膜の炎症の要因となる場合がある。
- 鼻腔内の創傷の処置中である場合や、ドレーン・カテーテルなどがある場合は、お風呂に入ることや鼻掃除などが制限されることがある。

(8) 陰部・肛門

アセスメントの手順は、「うんちをする」(p.169、171〜172)、「子どもを生む」(p.229、234) を参照。

■所見
- 陰部の分泌物・付着物が著しい場合、陰部のにおいが認められる。
- 陰部に分泌物・付着物があると、瘙痒感・炎症を生じる可能性があるため、清潔にするのが望ましい。
- 膀胱留置カテーテルを装着している場合、尿道口の周囲に分泌物の増加が認められる。
- 尿道口周囲の分泌物・付着物は、逆行性の尿路感染症の要因となるため、注意して観察する必要がある。
- 陰部の創傷の処置中である場合や、挿入物がある場合は、お風呂に入ることや陰部洗浄などが制限されることがある。
- おむつを使用している場合は、陰部の蒸れや瘙痒感が生じやすいので、注意してケアを行う必要がある。

(9) 毛

1) 検者は手袋を装着して対象者の背面に立ち、頭髪を観察する。
2) 頭髪以外の毛については、該当箇所のヘルスアセスメントや清潔ケアなどの肌が露出する援助の際に確認する。

■所見
- 毛髪の異常所見として、円形脱毛症、シラミ症、頭部白癬などが挙げられる。
- 毛髪に付着している小さく白い卵型の粒はシラミの幼虫か卵の可能性がある。

(10) 爪

検者は手袋を装着して対象者の手足の爪を観察

する（図8、9）。

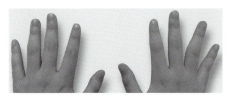

図8　視診（手の爪）

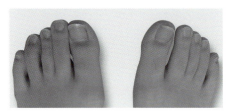

図9　視診（足の爪）

■所見
- 爪は一日に約 0.1mm 伸びる。足の爪の方が伸びは遅い。
- 爪が伸びている場合、皮膚と爪の間に汚れがたまりやすく、炎症が生じるおそれがある。
- 爪の異常所見として、爪白癬や爪周囲炎などがある。

3　聴診

アセスメントで得たい情報

湯につかる	心臓・血管	・心臓：心音（大動脈弁領域、肺動脈弁領域、三尖弁領域、僧帽弁領域、呼吸性の変動や体位による心音の変化） ・血管：頸動脈の血管音

アセスメントの手順・所見

（1）心臓・血管

アセスメントの手順は、「恒常性維持のための流通機構」5 聴診　心臓、血管（p.50〜53）参照。

■所見
- 正常所見は「恒常性維持のための流通機構」5 聴診　心臓、血管（p.51〜53）を参照。
- 湯につかることで心臓への血液還流が増え、心負荷は増大する。心臓疾患が疑われるような所見がある場合は、「お風呂に入る」ことに注意が必要になる。

4　検査

アセスメントで得たい情報

「お風呂に入る」に関連する「動く」の機能	・浴室への移動（歩行） ・衣類の着脱 ・湯船への出入り ・湯につかる ・からだ・髪を洗う ・顔を洗う ・髭・爪をきれいにする
温度の確認と知覚	・表在知覚：温度覚、触覚、痛覚 ・深部知覚：振動覚、位置覚

アセスメントの手順・所見

（1）「お風呂に入る」に関連する「動く」の機能

「お風呂に入る」という生活行動は、浴室への移動、衣類の着脱（図10〜12）、湯船への出入り（図13）、からだ・髪を洗う（図14）、座位・立位の姿勢の保持などの一連の動作から成り立つ。また、顔を洗う、髭をそるといった行動も「お風呂に入る」に関連する清潔行動である。

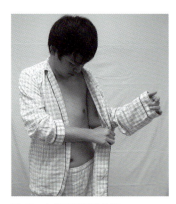 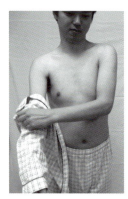

図10　衣服の着脱動作①　　図11　衣服の着脱動作②

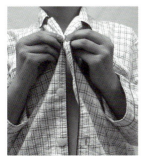

図12　衣服の着脱動作③

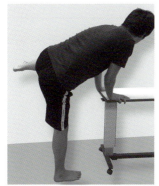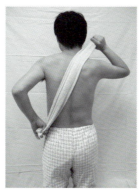

図13　湯船への出入りの動作　　図14　からだを洗う動作

1）「お風呂に入る」に関連する「動く」の機能を評価する際には、日常生活のなかでの動きを観察する。
2）実際に各動作を行ってもらい、ADLを確認する。動きがスムーズにできないときは、筋力の低下や関節可動域の制限を疑う。
3）必要時、ROMやMMTの検査を行う。アセスメントの手順は、「動く」（p.119〜124）を参照。

■所見

「動く」（p.122）を参照。

(2) 温度の確認と知覚

アセスメントの手順は、「恒常性維持のための調節機構−神経性調節」の知覚のアセスメント（p.72〜74）を参照。

■所見

- 正常では、表在知覚、深部知覚は正しく知覚される。
- 表在知覚の異常がある場合は、末梢神経障害を疑う。深部知覚に異常がある場合は自律神経の障害も疑う。
- 表在知覚・深部知覚の消失によって、熱い湯がからだにかかっても気がつかずに熱傷を負う危険性や、体毛をそる際に皮膚を損傷しても痛みを感じず気がつかない危険性が高くなる。

⑤ アセスメントの実際：脊髄損傷でリハビリ中のJさんの「お風呂に入る」を支援する

A 事例の概要

　Jさんは37歳の男性会社員。妻と幼稚園に通う娘との3人家族だが、単身赴任で一人暮らしをしている。

　ある朝オートバイに乗って通勤する途中に、ハンドル操作を誤って車と衝突し、救急搬送された。頸椎C7の脊髄損傷と診断され、頸椎の整復固定術を受けた。受傷後1ヵ月が経過し、呼吸・循環動態は安定し生命の危機は脱したが、両手の第2〜5指と体幹と下肢に麻痺が残っている。ネックカラーをつけて床上リハビリテーションを行っている。また、排便・排尿障害があるため、膀胱留置カテーテルとおむつを使用し、ベッド上で排泄している。入浴と洗髪の許可は出ておらず、清拭を2日ごと、陰部洗浄を毎日行っている。今後は回復期リハビリテーションを行い、車いすによる自立生活を目指している。

　最近、座位訓練を始めた。理学療法士の介助でベッドサイドに座位になった際、洗面台の鏡に映った自分の姿が見え、髪がべたつき、髭もすっかり伸びていることに気がついた。その日の夜、訪室した看護師に「今日、リハビリのときに鏡で自分の顔を見てこりゃひどいと思いました。爪の間にもなんか血の塊みたいなのがこびりついているし。事故にあってからあわただしくてどう見えるかなんて考えなかったけど、ちょっとひどいね。来週は初めて娘が面会に来るから、パパだってわかるようにちょっときれいにしたいなあ。お風呂とかにはまだ入れないですか？」と尋ねた。看護師が医師に確認したところ、エレベーターバス（ストレッチャーを用いた機械浴）の許可が出た。

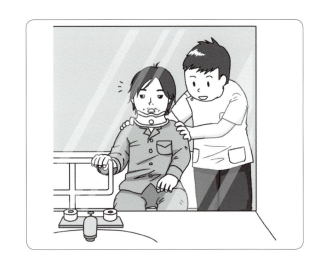

表1　頸髄損傷の機能レベルと残存運動機能

機能レベル	主な残存筋	残存運動機能
C4	僧帽筋、横隔膜	腹式呼吸、肩をすくめる
C5	三角筋、上腕二頭筋回外筋	肩外転、指屈曲、前腕の回外
C6	長・短橈側手根伸筋	手首の伸展
C7	上腕三頭筋、方形回内筋、総指伸筋	肘の伸展、前腕の回内、指の伸展
C8	浅・深指屈筋	指の屈曲
T1	手内在筋	小指外転

清水克時（2011）：脊椎・脊髄損傷, 内田淳正監修, 中村利孝ほか編, 標準整形外科学　第11版, 医学書院, p.804.

B Jさんの「お風呂に入る」のアセスメント結果

		Jさんのアセスメント結果	結果から言えること
心理的側面		・「事故にあってからあわただしくてどう見えるかなんて考えなかったけど、ひどいね。娘が面会に来るからきれいにしたい。風呂はまだですか？」と尋ねており、身だしなみや清潔に関心・意欲がある。 ・清潔に関連する習慣：朝は洗面をしてから髭をそり、身だしなみを整える。歯磨きは一日3回、食後に行う。入浴は毎日、就寝前に入る。 ・入浴の好み：お湯は熱めが好みである。長湯はしないが全身を洗った後に湯船に1回つかる。 ・既往歴や現病歴に精神疾患なし。	・Jさんは日ごろから清潔を保つ習慣があり、受傷後の外見の乱れに気づき、不快感や羞恥心を抱いたと推測する。娘に気遣い、身だしなみを整えることに意欲をみせている。
社会的側面	問診	・37歳、男性、会社員。 ・価値観：「娘が面会に来るからパパだってわかるようにきれいにしたい」との発言があり、娘の父親のイメージを崩さないように清潔にしたいと考えている。 ・生活環境：病院の洗面台はベッドサイドにあるが、風呂場は病室を出てナースステーションの並びにある。自宅の洗面台と風呂場は段差があり、車いすが入るほどの幅がない。 ・家族背景：妻と幼稚園に通う娘との3人家族。家族関係は良好。現在は単身赴任で一人暮らし。面会には妻と両親が交代で来る。病院周囲のホテルから病室に通っていたが、現在は自宅に戻り週1回ほどの面会である。娘は幼く、面会を控えている。 □─○ 37　35 │ ○ 5	・家族関係はよいが、単身赴任のため家族の面会は頻回ではない。小さな子どもを抱えた妻の負担も大きくなりやすい状況である。 ・今後、新たな「お風呂に入る」方法を獲得するための家族の協力と自宅の改造などの社会資源の導入が必要となる。
身体的側面	視診（「お風呂に入る」に関連する「動く」の機能）	・座位の保持については、何もない状態での保持は不可、背もたれがあれば座位保持可能、体が傾きそうな場合は手で支えることができる。背もたれがなくベッドサイドに足をおろした状態では、柵をつかんで姿勢を保持することが可能であるが、20分で疲労し継続困難。立位保持・歩行は不可。 ・ADLについては、指を曲げて道具などを保持する際には力が弱いため一部介助が必要。洗面道具をセットすると、顔やからだの清拭・歯磨きは大体できる。	・C7の脊髄損傷によってC7の支配領域以下、つまり両手の第2〜第5指や体幹・両下肢の感覚麻痺・運動麻痺がある。 ・歩行・立位は不可。座位保持は困難。両手は腕と親指の筋力は保たれている。 ・以上から、Jさんは第2〜第5指や体幹・両下肢の動きはできないが、介助があれば残存機能を用いて「お風呂に入る」ことができる。
	検査	・MRIの結果：頸椎C7の脊髄損傷。 ・両上肢（肩、肘、前腕、手、手指）の関節に腫脹・疼痛はなく、関節可動域は正常。股関節・膝関節・足関節に腫脹・疼痛はないが、関節可動域制限がある（股関節：屈曲100°/伸展0°、外転30°/内転10°、外旋30°/内旋30°、膝関節：屈曲120°/伸展0°、足関節：屈曲45°/伸展10°）。 ・筋肉は、上肢の上腕二頭筋、上腕三頭筋、指伸筋のMMTは5、指屈筋群と手内筋はMMT3。下肢のMMTは0（大腿二頭筋・三頭筋、大腿四頭筋、中殿筋・小殿筋、腓腹筋）。	

				Jさんのアセスメント結果	結果から言えること
身体的側面	温度の確認と知覚	皮膚の知覚	検査	・表在知覚：顔面、両上肢の温度覚、触覚、痛覚あり、左右差なし。体幹・大腿部の知覚なし、C7領域以下の感覚消失。 ・深部知覚：両上肢の振動覚、位置覚あり、左右差なし。体幹・大腿部の知覚はなく、C7領域以下の感覚消失。	・Jさんは表在知覚・深部知覚が消失している。両手の第2～第5指や体幹・両下肢で、湯の温度を知覚できない。
	湯につかる	心臓	問診	・胸痛、呼吸困難などの症状なし。座位訓練で一過性にめまいあり。 ・既往歴なし。	・Jさんは脊髄損傷のため頭部挙上にともなうめまいがあるが、心臓・血管そのものに問題はない。 ・Jさんは自律神経失調症状が疑われる。身体が温まり血管が拡張すると起立性低血圧を起こしやすい。
			視診・触診	・手の冷感なし、皮膚の血色良好。頸静脈の怒張なし。心尖拍動の振れ幅1cm。 ・橈骨動脈での脈拍触知の大きさは正常、強さは2+、脈拍数は68回/分。	
		自律神経	問診・視診	・頭部挙上時や端座位時などに大量の発汗、めまい、頻脈あり。安静にすると消失。 ・頸椎C7の脊髄損傷。	
	皮膚・粘膜	皮膚	問診	・既往歴なし。	・皮膚・頭皮は事故時の外傷以外に病変はないが、汗・皮脂による体臭と頭皮の落屑とにおいがある。 ・眼・鼻に特に異常は認められない。 ・陰部は尿道口に分泌物が付着し、炎症・瘙痒感があり、またおむつで蒸れやすく異臭が認められる。 ・以上から、Jさんは皮膚・粘膜については、皮膚・頭皮、陰部の衛生状態が悪い。
			視診・触診	・右肘・右肩に交通事故時の擦過傷・打撲あり、炎症・腫脹は軽減。頸椎の整復固定術の創部は抜糸済み、創部離解や疼痛なし。その他の皮膚の病変、炎症、落屑なし。 ・リハビリの際に全身に汗をかく。頸部固定のためにネックカラー装着中で、汗・皮脂による体臭あり。 ・皮膚の創傷処置や挿入物はない。	
		頭皮	問診	・頭皮に瘙痒感あり。	
			視診・触診	・頭皮に落屑、においあり。炎症、頭部白癬やシラミなし。 ・頭皮の創傷処置や挿入物はない。	
		眼	問診	・眼に瘙痒感なし。 ・既往歴なし。	
			視診	・眼に炎症、充血、眼脂なし。 ・入院前はコンタクトレンズを使用、入院中は眼鏡を使用。	
		鼻	問診	・鼻の瘙痒感、鼻汁、鼻閉感はない。	
			視診	・鼻くそはない。 ・鼻粘膜の腫脹や出血はない。	
		陰部・肛門	問診	・おむつを着用しており、蒸れ、陰部の瘙痒感あり。 ・既往歴なし。	
			視診	・異臭が軽度あり。 ・膀胱留置カテーテル挿入中で、尿道口周囲に分泌物、炎症あり。 ・陰茎・陰嚢・肛門に炎症・潰瘍なし。	
	皮膚の付属物	毛	問診	・頭髪のべたつきあり。	・頭髪の性状に問題はないが、皮脂による異臭・べたつきがある。爪の間の汚れが認められる。 ・髭や爪が伸びており、外観の乱れが認められる。 ・以上から、Jさんは皮膚の付属物である毛髪や爪の衛生状態が悪く、外観の乱れもあり、不快な状態にある。
			視診・触診	・脱毛なし。皮脂による異臭あり、頭皮の落屑が髪に付着。 ・髭が1cmほど伸びている。鼻毛、耳毛は伸びておらず外から見えない。 ・腋毛や陰毛の汚れは認められない。軽度のにおいあり。	
		爪	視診	・爪に爪白癬や爪周囲炎などの病態は認められない。 ・爪は手足ともに指先より5mm程度伸びている。 ・手の爪の間に、受傷時に付着したとみられる乾燥した血液や汚れが入り込んでいる。においなし。	

Jさんの皮膚は事故時の外傷以外に病変はないが、リハビリやからだを起こすたびに汗をかくため体臭が認められている。陰部は尿道口に分泌物・炎症・瘙痒感があり、おむつの蒸れも加わり異臭が認められる。また、頭髪はべたつき、においがある。爪は伸びており、爪の間に汚れが目立つ。このように皮膚だけではなく、陰部の粘膜、皮膚の付属物である毛髪や爪に汚れた状態が認められ不衛生であり、不快感が高まりやすく、清潔を保つ必要がある。しかし、JさんはC7の脊髄損傷によってC7の支配領域以下、つまり両手の第2～第5指や体幹・両下肢の感覚麻痺・運動麻痺があり、入院前のように一人でお風呂に入ることは困難である。また、両手の第2～第5指や体幹・両下肢の表在知覚・深部知覚が消失しており、お風呂に入る際に熱い湯がからだや足にかかっても気がつかず熱傷を負う可能性がある。さらに、心臓・血管そのものに問題はないが、脊髄損傷のため頭部挙上にともなうめまいや頻脈があり、自律神経失調症状が疑われるため、お風呂に入ることでからだが温まり、血管が拡張すると起立性低血圧を起こしやすい状態である。

C ヘルスアセスメントを生かした看護目標と看護ケア

看護目標：新たな「お風呂に入る」方法を獲得し、全身の清潔を保ち、身だしなみを整えることができる
小目標：1）安全に清潔を保つ
　　　　　2）Jさんの「お風呂に入る」ことへの価値感や習慣が守られる
　　　　　3）家族によるサポートが得られる

1）安全に清潔を保つための援助
（1）安全に「お風呂に入る」方法の検討

Jさんが「お風呂に入る」方法を検討するために「動く」の機能を確認する。Jさんは両手の第2指～第5指や体幹・両下肢の感覚麻痺・運動麻痺があり、歩行や背もたれのない状態での座位保持はできないが、両手は腕と親指の筋力は保たれているので何かにつかまってからだを支えることは可能である。親指が使えるため、歯磨き・髭そり・爪切りなど、道具の持ち方を工夫すると一人でできることもある。入浴は、現時点で長時間の座位保持ができないため、ストレッチャーに寝たまま湯船につかるエレベーターバスである。しかし今後リハビリが進めば、浴室まで車いすで移動し、背もたれのあるシャワーいすに座り、手すりにつかまってからだを支えながら、衣類の着脱やからだや髪を洗うことや、リフトを用いてバスタブにつかることなどの一連の行動が可能である。ベッド上であっても、清拭・陰部洗浄・足浴・手浴・洗髪を行うことでお風呂に入る代わりができる。

次に、安全に「お風呂に入る」援助を行うために、「恒常性維持のための調節機構－神経性調節」の知覚の機能を確認して、湯の温度や髭そりの際に剃刀による損傷を知覚できるかどうかをアセスメントする。Jさんは両手の第2指～第5指や体幹・両下肢の表在知覚・深部知覚の消失によって、熱い湯がからだや足にかかっても気づかずに熱傷を起こす可能性がある。湯を用いる場合は、温度覚

のある親指や腕に湯をかけて、熱すぎないか冷たすぎないかとＪさん自身に温度を確認してもらう必要がある。また、湯につかることによる循環動態の変動を考慮して、「恒常性維持のための流通機構」の心臓・血管の機能と「恒常性維持のための調節機構－神経性調節」の自律神経の機能をアセスメントする。Ｊさんは心臓・血管そのものに問題はないが、脊髄損傷のため頭部挙上にともなうめまいや頻脈があり、自律神経失調症状が疑われる。エレベーターバスにかかわらず、洗面や清拭の際に座位で行う場合には、一気に頭部を起こすと症状が出るため、2～3回に分けて少しずつ起こすことで、座位でのケアが可能である。からだが温まり血管が拡張すると起立性低血圧を起こしやすくなるため、ケアの最中も症状の出現に気をつけ、症状が出た場合は頭部を下げて休み、転倒や転落に注意する必要がある。

(2) 「お風呂に入る」ための新たな方法の獲得

入院中から残存機能を維持・強化しながら、自宅に戻っても自分でできる方法を身につけていく必要がある。まずＪさん自身に、からだの状態や起こり得ること、注意点を具体的に説明する。知覚が消失している部分があるＪさんの場合は、熱傷を防ぐために、湯をかける前に必ず温度覚のある親指や両上肢で温度を確認することや、体毛をそる場合に皮膚を損傷しても気づかない可能性が高いため、慎重に行う必要があることを説明する。また、自律神経障害の疑いがあり、起立性低血圧を起こしやすいため、ゆっくり少しずつ体を起こすよう伝える。ADLについては、指屈筋群のMMTが3であり、指先で物をつかむような動作は難しいが、親指と手掌を使えば、ほとんどの日常生活は車いす上で行えるため、その方法をＪさんと一緒に考え提案していく。たとえば、汚れがたまりやすい鼠径部や陰茎・陰嚢・肛門周囲を洗う場合は、親指の付け根などを使うように伝える。髭そりなどはグリップの太い持ちやすい電動の髭剃機を使用し、安全にできるまでは、そばで見守る必要がある。

2) お風呂に入ることへの価値観や習慣を守るための援助

Ｊさんは娘との面会に向けて意欲をみせているが、受傷後は友人や会社の同僚も面会に来たことを考えると、「みすぼらしい姿を見られてしまった」と自尊心も傷ついている可能性がある。

Ｊさんは入院前の清潔習慣について「毎日、熱めのお湯で全身を洗った後に湯船に1回つかる」と言っており、湯船に毎日つかることが望ましいが、リハビリを始めたばかりのＪさんの状態を考えると、体力を消耗する入浴を毎日行うことは難しい。しかし、エレベーターバスでの入浴と清拭や部分浴を行う日を組み合わせて計画することは可能である。清拭の最後に好みの熱めの湯でタオルをしぼって全身を覆ってからだを蒸すことで、お風呂に入るのと同じような温かさを提供できる。また手浴や足浴をしながら筋肉をマッサージし、関節運動を行うと、お風呂に入ったときのように筋肉をほぐすことができる。

3) 家族によるサポートを行うための援助

Ｊさんは一家の大黒柱であるため、社会復帰に向けてリハビリに熱心に取り組むことが想像できるが、疲れていたり、体調が悪いときには、他者の手を借りる必要がある。家庭で生活していく上で家族の協力は欠かせないため、家族にもＪさんのからだの状態について説明し、介護が必要になる場合があることを伝える。そして、家族も新たな方法を獲得できるように、清拭や入浴の日に面会に来てもらい、実際に看護師と一緒に行い、方法や注意点を確認してもらう。また、自宅でお風呂に入れるように環境を整える必要がある。浴室に車いすが入るスペースを確保するといった自宅の改造も考えて、社会資源に関する情報を家族に提供する。あわせて、Ｊさんの妻は幼い子どもを育てながら遠方から面会に来るため、身体的・精神

的な負担を考慮し、妻へのサポートも行う必要がある。

参考文献
- 菱沼典子（2017）：看護 形態機能学　生活行動からみるからだ　第4版，日本看護協会出版会．
- リン.S.ビックリー，ピーター.G.シラギ，リチャード.M.ホフマン／有岡宏子，井部俊子，山内豊明　日本語版監修（2022）：ベイツ診察法　第3版，メディカル・サイエンス・インターナショナル．
- 神奈川リハビリテーション病院看護部 脊髄損傷看護編集委員会（2003）：脊髄損傷の看護　セルフケアへの援助，医学書院．
- 内田淳正監修, 中村利孝ほか編（2011）：標準整形外科学（第11版），医学書院．

9 子どもを生む

① ひとが生活するための「子どもを生む」とは？

　ひとは、個としての尊厳をもつ生物である。一つの生命として誕生し、個人として死んでいく。個として尊重されるひとは、男性、女性の二つの性の有性生殖によってつくられ、生み、育てられる。生命／ひとが誕生するには、二つの性がなくてはならない。さらに個としてのひとは、死によって消滅していくが、遺伝子は子どもによって受け継がれていく。体格や顔つきが親や祖父母と似ている子どもを見ると、年月を超えたつながりを感じたりする。

　「子どもを生む」の日常生活行動は、男性、女性が子どもをつくり、生み、育むために身体的、社会的、心理的側面が活動することであり、決して性行為に言及しているものではない。個人が、子どもをもつため、遺伝子を継承していくために営む行動である。子宮摘出、性同一性障害、無精子症などのひとは、「子どもを生む」という日常生活行動に対して困難を抱く可能性がある。その場合、女性のヘルスアセスメントだけではなく、男性のヘルスアセスメントも「子どもを生む」のヘルスアセスメントに含まれる。

　女性の「子どもを生む」の身体的側面は、卵巣や子宮といった女性生殖器の観察のみではなく、たとえば遺伝子異常の疾患のアセスメントも必要であり、ターナー症候群などの染色体異常がある場合は、不妊になるケースが多い。

　性行動や分娩のための動作は、「動く」の機能が基盤である。性行動や分娩は、個人の価値観や文化、社会的背景によって多様であることから、価値観や思想をもつための脳機能をアセスメントする必要がある。

　男性の「子どもを生む」に関しても同様で、染色体異常は、不妊の原因となる。性行動や女性の妊娠、出産に対する支援には、個人の価値観や文化等が反映される。また、性行動や子育てに関連する動作は、「動く」の機能が基盤であり、価値観や思想をもつための脳機能のアセスメントも必要である。

　「子どもを生む」については、男女の性の多様な身体的、心理的、社会的側面がかかわっている。

②日常生活行動「子どもを生む」を構成する「からだ」の機能

<女性>
- **a** 子孫に受け継ぐ（遺伝子／染色体）
  ↓
- **b** 性ホルモンを分泌する（視床下部、下垂体、卵巣）
  ↓
- **c** 子どもを生むことを考える（知る、受け止める、考える）（大脳）
  ↓
- **d** 子どもを生むためのからだをつくる、保つ
  - 卵子の成熟（卵巣）
  - 排卵（卵巣、卵管、卵管采）
  - 子宮、子宮内膜の成熟（子宮）
  - 月経と閉経（子宮、卵巣、腟部、視床下部、下垂体）
  - 妊娠の成立（子宮、卵巣、卵管、腟部、視床下部、下垂体）
  - 母乳の生成と授乳乳房（乳房、視床下部、下垂体）
  ↓
- **e** 子どもを生むための動作
  （性交、妊娠、分娩時の体位、子育て：「動く」の機能）

<男性>
- **a** 子孫に受け継ぐ（遺伝子／染色体）
  ↓
- **b** 性ホルモンを分泌する（視床下部、下垂体）
  ↓
- **c** 子どもを生むことを考える（知る、受け止める、考える）（大脳）
  ↓
- **d** 子どもを生むためのからだをつくる、保つ
  - 精子の成熟（陰嚢、精巣）
  - 射精（陰茎、精管、精嚢、射精管、尿道）
  ↓
- **e** 子どもを生むための動作
  （性交、妊娠・分娩・子育ての支援：「動く」の機能）

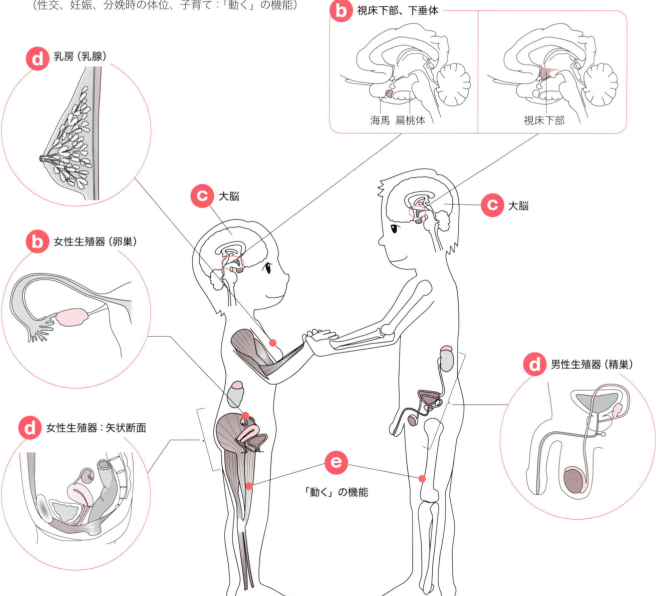

③ 日常生活行動「子どもを生む」のアセスメントに関連する情報

＜女性＞

			アセスメントするからだの部位とアセスメント内容	
心理的側面	問診		・性に対する悩みや心配の有無・程度 ・「子どもを生む」こと、子どもをもつことに対する悩みや不安の有無・程度 ・更年期症状によるいら立ち、不安や落ち込みなどの精神不安定の有無・程度 ・精神疾患の既往歴	
社会的側面			・性への考え方や価値観 ・子どもをもつこと、育てることへの考え方、価値観 ・女性役割や、母親役割への考え方や価値観 ・家族構成 ・職業歴	
身体的側面		遺伝子	・既往歴、家族歴、現病歴：染色体異常の疾患	
	視診・触診	陰部	陰毛、陰唇、陰核、尿道口、腟口、バルトリン腺	・陰毛・陰唇・陰核・尿道口・腟口の状況、圧痛や腫脹、分泌物の性状、子宮脱、外陰部の局所のびらん・しこり、陰核の肥大、バルトリン腺の閉塞・腫脹
		乳房	左右の乳房、乳輪、乳頭	・乳房の外観（色、くぼみ、左右非対称性、乳房の変形、腫脹、腫瘤）、皮膚の状態（炎症や腫脹、皮膚の肥厚）、乳輪の発赤や腫脹、乳頭からの分泌物や乳頭の荒れ、陥没乳頭などの変形、圧痛
			乳房周囲のリンパ節（中心腋窩リンパ節、胸筋リンパ節、外側腋窩リンパ節、肩甲骨リンパ節、鎖骨上下リンパ節）	・腫脹・腫瘤・圧痛
	検査	遺伝子	遺伝医療部による染色体検査の結果	・ターナー症候群（性染色体異常x45本）
		脳	血液検査（ホルモン値）	・視床下部・下垂体に関する女性ホルモン値：卵胞刺激ホルモン、黄体化ホルモン、プロラクチン、プロゲステロン、エストロゲン
			CT、MRIの画像診断結果	・視床下部、下垂体部位の腫瘍などの病変
		卵巣	血液検査	・卵巣から分泌される女性ホルモンの値：プロゲステロン、エストロゲン
			基礎体温表、生理周期	・基礎体温表による生理周期、排卵、高温相、低温相の状態

＜男性＞

			アセスメントするからだの部位とアセスメント内容	
心理的側面	問診		・性に対する悩みや心配の有無・程度 ・「子どもを生む」こと、子どもをもつことに対する悩みや不安の有無・程度 ・更年期症状によるいら立ち、不安や落ち込みなどの精神的不安定の有無・程度 ・精神疾患の既往歴	
社会的側面			・性への考え方や価値観 ・子どもをもつこと、育てることへの考え方、価値観 ・男性役割や、父親役割への考え方や価値観 ・家族構成 ・職業歴	
		遺伝子	・既往歴、家族歴、現病歴：染色体異常の疾患	
身体的側面	視診・触診	陰嚢	陰嚢の外観	・腫脹、腫瘤、静脈炎、静脈瘤、湿疹、皮疹、かぶれ、真菌、陰嚢の後側の発赤、血流障害様の皮膚色
			両側の精巣、精巣上体	・両側の精巣、精巣上体の大きさ、硬さ、圧痛
			精管（精索）	・肥厚、ビーズ状の感触、結節、腫脹、ミミズが入っている袋のような感触
			鼠径部、大腿部の外観	・鼠径や大腿部の腫脹、膨らみ
			ヘルニア	・鼠径ヘルニア、陰嚢ヘルニア、大腿ヘルニア
		陰茎	陰茎周辺の陰毛	・陰毛部のシラミの卵、ケジラミ
			陰茎の皮膚、包皮	・仮性包茎の有無、包茎の場合は浮腫の有無、硬結、潰瘍、湿疹
			亀頭部の状態	・亀頭部の潰瘍、瘢痕、結節、炎症徴候
			陰茎と亀頭部の尿道口	・尿道下裂（先天異常）の有無 ・尿道口からの分泌物の性状
	検査	遺伝子	遺伝医療部による染色体検査の結果	・クラインフェルター症候群（性染色体異常xxx47本）
		脳	血液検査（ホルモン値）	・視床下部・下垂体に関する男性ホルモン値：卵胞刺激ホルモン、黄体化ホルモン、プロラクチン、テストステロン
			CT、MRIの画像診断結果	・視床下部、下垂体部位の腫瘍などの病変

④ アセスメントの手順

1 問診

主訴

女性：月経の状況、性行為、乳房や腟、外陰部などで悩んでいること、苦痛などの訴えはないか

男性：性行為、射精、陰茎などで、悩んでいること、苦痛などの訴えはないか

心理的側面

- 性に対する悩みや心配の有無・程度
- 「子どもを生む」こと、子どもをもつことに対する悩みや不安の有無・程度
- 更年期症状によるいら立ち、不安や落ち込みなどの精神的不安定の有無・程度
- 精神疾患の既往歴

社会的側面

- 性への考え方や価値観
- 子どもをもつこと、育てることへの考え方、価値観
- 女／男性役割や、母親／父親役割への考え方や価値観
- 家族構成
- 職業歴

身体的側面

アセスメントで得たい情報

遺伝子	・既往歴、家族歴、現病歴：染色体異常の疾患

アセスメントの手順・所見

(1) 遺伝子

■所見
- 遺伝子の性染色体のみでなく、女性ホルモン、男性ホルモンの分泌によってひとは女性化、男性化していく。また、ホルモン分泌異常により、遺伝子上は、女性であっても男性的な意識をもつようになったり、その逆もある。ストレートに尋ねることはプライバシーの侵害にもなり、心的なストレスを与えることにもなる。視診のなかで外見の変容や言動の変容などでアセスメントできる場合がある。女性に発症するターナー症候群や男性に発症するクラインフェルター症候群は第2次性徴の欠如や不妊が出現する。

2 視診・触診

アセスメントで得たい情報

女性	陰部	陰毛、陰唇、陰核、尿道口、腟口、バルトリン腺	・陰毛・陰唇・陰核・尿道口・腟口の状況、圧痛や腫脹、分泌物の性状、子宮脱、外陰部の局所のびらん・しこり、陰核の肥大、バルトリン腺の閉塞・腫脹
	乳房	左右の乳房、乳輪、乳頭	・乳房の外観（色、くぼみ、左右非対称性、乳房の変形、腫脹、腫瘤）、皮膚の状態（炎症や腫脹、皮膚の肥厚）、乳輪の発赤や腫脹、乳頭からの分泌物や乳頭の荒れ、陥没乳頭などの変形、圧痛
		乳房周囲のリンパ節（中心腋窩リンパ節、胸筋リンパ節、外側腋窩リンパ節、肩甲骨リンパ節、鎖骨上下リンパ節）	・腫脹・腫瘤・圧痛
男性	陰嚢	陰嚢の外観	・腫脹、腫瘤、静脈炎、静脈瘤、湿疹、皮疹、かぶれ、真菌、陰嚢の後側に発赤、血流障害様の皮膚色
		両側の精巣、精巣上体	・両側の精巣、精巣上体の大きさ、硬さ、圧痛
		精管（精索）	・肥厚、ビーズ状の感触、結節、腫脹、ミミズが入っている袋のような感触
		鼠径部、大腿部の外観	・鼠径や大腿部の腫脹、膨らみ
		ヘルニア	・鼠径ヘルニア、陰嚢ヘルニア、大腿ヘルニア
	陰茎	陰茎周辺の陰毛	・陰毛部のシラミの卵、ケジラミ
		陰茎の皮膚、包皮	・仮性包茎の有無、包茎の場合は浮腫の有無、硬結、潰瘍、湿疹
		亀頭部の状態	・亀頭部の潰瘍、瘢痕、結節、炎症徴候
		陰茎と亀頭部の尿道口	・尿道下裂（先天異常） ・尿道口からの分泌物の性状

アセスメントの手順・所見

(1) 陰部（女性）

1）対象者に陰部の視診・触診の説明を行う（外陰部に触れることをあらかじめていねいに説明しておく）。
2）検者は手を洗い、手袋を装着する。
3）対象者にベッドに仰臥位になってもらい、両膝を屈曲し立膝をしてもらう。緊張せずに楽な姿勢をとってもらえるよう枕などで体位を整え、バスタオルなどでプライバシーの保護を十分に行う。
4）陰毛内に異常なものがないか掻き分けるように触っていく（図2、3）。

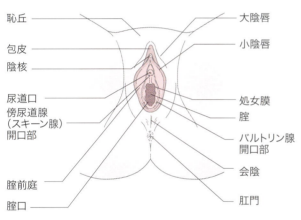

図1　女性の外陰部の解剖

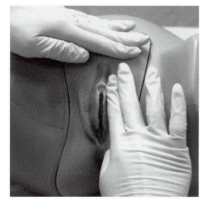

図2　陰部の触診①

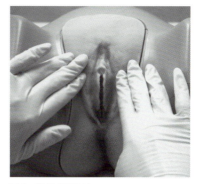

図3　陰部の触診②

5）大陰唇を母指と示指で大きく開き、尿道口、腟口からの分泌物を確認する（図4）。尿道口からの分泌物の性状を確認する。淋菌であれば黄色、白色や無色の場合は確定診断が必要。
6）そのまま陰核に肥大等がないか確認する。
7）両側のバルトリン腺を確認するために、片方ずつその部位を触れていく。母指もしくは示指を大陰唇の外側に置いて触れていく。閉塞している場合は、片方が腫脹していることがある（図5）。

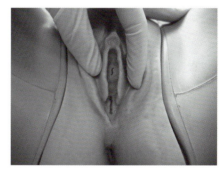

図4　尿道口、腟口の確認

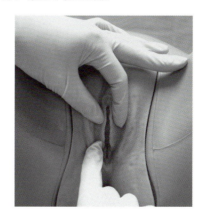

図5　バルトリン腺の確認

■所見
- まれに陰毛部にシラミやシラミの卵が付着している場合がある（ケジラミ寄生症）。衛生状態が悪い国ではよくみられる。
- 腟口から粘膜らしきものが突出している場合は子宮脱を疑う。出産経験の多い高齢者に多い。
- 陰唇に腫脹を認める場合は、バルトリン腺の感染症を疑い、バルトリン腺部を触診する。バルトリン腺部の腫脹は、バルトリン腺にある排泄管に炎症が起きていることが多い（バルトリン腺炎）。
- 外陰部の病変は多様である。単純ヘルペス、外陰パジェット病、梅毒性下疳、類表皮嚢胞などを疑い、医師に報告する。
- 尿道口からの分泌物、腟口からの分泌物の性状、量の異常は、性感染症や尿路感染症を疑う。

（2）乳房（女性）

①乳房の視診

1) 対象者に乳房の視診・触診の説明を行う。
2) 検者は手を洗い、手袋を装着する。
3) 対象者に座位になってもらい、腰まで上半身の服を脱いでもらう。プライバシーの保護と保温のためにタオルをかける。
4) 腕を降ろしリラックスした状態で、検者は真正面から乳房の視診を行う。
5) 次に、対象者に腕を挙げてもらい（バンザイの姿勢）、同様に乳房の視診を行う。
6) 次に対象者に両手を腰に当ててもらい同様に視診を行う。
7) 最後に前かがみになってもらい、乳房が下がる状態で同様の視診を行う（図6）。
8) 乳房を4領域に分け（図7）、どの領域に所見があるかを明示する。

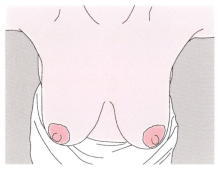

図6　乳房が下がる状態での視診

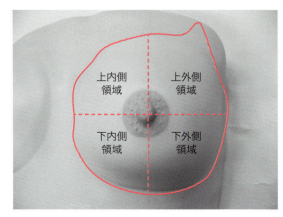

図7　乳房の4領域

■所見
- 乳房に発赤を認める場合は、局所感染または炎症性乳がんの疑いもある。
- 皮膚の肥厚がある場合は、リンパ管の閉塞が疑われる。乳がんの可能性もある。
- 乳房の外観で、乳房凸面での平坦化は、乳がんの可能性がある。
- 乳頭の示す方向が左右対称でない場合は、乳がんの可能性があり、発疹や潰瘍がある場合は、パジェット病の可能性もある。

②乳房周辺のリンパ節（図8）の触診

1) 左側の腋窩を診察するために対象者に左腕を降ろしてもらい、検者の左手で対象者の左手首や手を支えて、体幹と腋窩のスペースを広げる。
2) 検者の右手の指を揃えて、腋窩の奥に届くように指を挿入する（図9）。

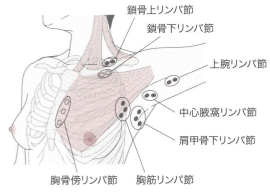

図8 乳房周辺のリンパ節の位置

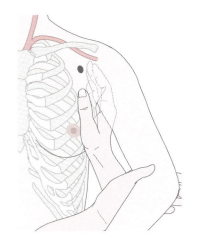

図9 乳房周辺のリンパ節の触診

3）中心腋窩リンパ節を触知するために、胸壁の
なかに指を押し込むようにする。
4）胸筋リンパ節を触知する場合は、母指と他の
指で前腋窩壁をつまんでみる。そして指で胸
筋の境界内を触診する。
5）胸骨の縁に沿った胸骨傍リンパ節を触診する
ときは、胸骨縁に指腹を押し込むようにする。
6）外側腋窩リンパ節を触知する場合は、腋窩の
高さから上腕骨の方に進んで触診する。
7）鎖骨上下リンパ節の触診は、胸部の中心にある
胸骨部近くの鎖骨の上と鎖骨の下を触診する。

■所見
- 中心腋窩リンパ節が大きく、硬く触れ、圧痛が
  ある場合は他のリンパ節も十分触知する。通常
  でも1cm以下の小さい腫瘤がしばしば触れるこ
  とがある。
- 1cm以上の腫瘤、硬いリンパ節、皮膚や皮下組
  織を癒合している場合は、がんを疑う。

③乳房の触診

1）対象者に仰臥位になってもらい、乳房を片方
   ずつ触診する。
2）検者の示指、中指、薬指3本の指腹を使って、
   乳頭を中心に円を描くように触診する。
3）検者の片手で乳房を持ち上げ、もう一方の手
   で持ち上げている乳房を上方から下方へと撫
   でるように触診する。反対側の乳房も同じよう
   に触診する（図10）。

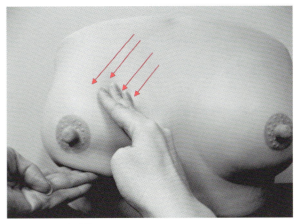

図10 乳房の触診①

4）乳房を4領域に分け（図7）、どの領域に所見
   があるかを明示する。
5）次に乳房を片方ずつ乳頭に向かって外側から放
   射線状にらせんを描くように触診する（図11）。

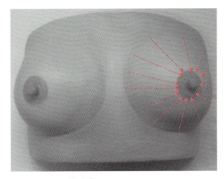

図11 乳房の触診②

■所見
- 乳房の触診で、圧痛をともなう索状物は、拡張乳管を示唆する。
- 皮膚または皮下組織が癒着し硬く、不規則で浸潤性の結節が触れる場合は、がんを疑う。
- 圧痛をともなう部位がある場合は、炎症や囊胞の可能性がある。
- 乳頭の肥厚化と弾力がない場合はがんを疑う。
- 触診時に可動性のあるものを認めた場合は、線維腺腫か囊胞の場合が多く、可動性がない場合はがんの可能性もある。
- 可動性のある腫瘤や硬結は、乳腺が腫脹しているためということもある。黄体期の乳腺腫脹のために痛みを認める場合もある。
- 乳房の4領域のうち、上内側、上外側領域は乳がんの好発部位である。

(3) 陰囊（男性）
①陰囊部の視診・触診
1) 対象者に陰囊部の視診・触診を行うこと、プライバシーの保護を十分に行うことを説明する。
2) 検者は手を洗い、手袋を装着する。
3) まずは陰囊の外観を視診する。
4) 陰囊を持ち上げると後側を視診することができる（図12）。

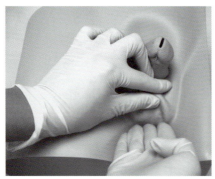

図12　陰囊後側の触診

5) 両側の精巣、精巣上体の触診では母指と示指、中指で優しく行う。精巣上体は、両精巣の上後面に位置し（図13）、結節状や索状に触知するが、異常な腫瘤と間違えないように注意する。

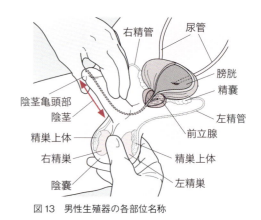

図13　男性生殖器の各部位名称

6) 陰囊の腫瘤を見つけ、ヘルニアの可能性がある場合は、対象者に仰臥位になってもらい、その際に腫瘤が元に戻る場合は、ヘルニアを疑う。戻らない場合は、陰囊内の腫瘤に指を置き、陰囊内を圧迫して指を置くことができれば水腫であり、置くことができなければ、ヘルニアの可能性がある。
7) また腫瘤部に聴診器を当てて、腸内音のような音が聴取できる場合は、ヘルニアを疑う。
8) 精管を含む精索の触診は、検者の母指と他の指を使って、精巣上体から浅鼠径輪までていねいに行う。
9) 精巣以外の陰囊の腫脹は、透光性によって評価が可能である。部屋を暗くし、懐中電灯などの強い光で、陰囊の後ろから投光する。正常の場合は、透光性や輝きは認めないが、認めた場合や赤く透けた場合は、水腫などを疑う（図14）。

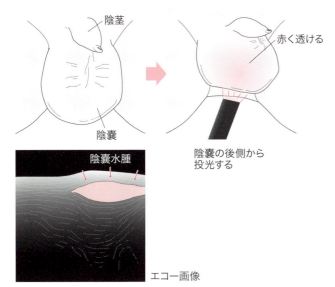

図14 陰嚢水腫の診断

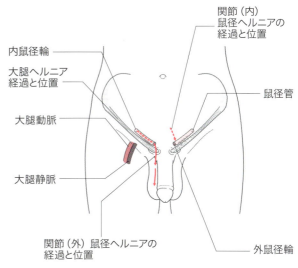

図15 鼠径部と大腿部のヘルニアの査定

②ヘルニアの視診・触診

1）鼠径部と大腿部のヘルニアの査定は、視診および触診を続けて行う。
2）鼠径部、大腿部に膨らみがないか視診する。対象者に息を止めて息んでもらうと、鼠径部や大腿部で腸が動くのがわかる場合がある。息んだ際、膨らみがみられる場合は、ヘルニアの可能性がある。
3）対象者に立位になってもらい、検者は、右手で対象者の右側の鼠径もしくは大腿部を触診する。左側は左手で行う。
4）検者の示指を陰嚢の皮膚から外鼠径輪の開口部まで陥入させる。この部位は、恥骨結節の上部側方に位置している。外鼠径輪に示指を入れて、対象者に息んだり、咳をしたりして下腹部に力を入れてもらう。指に触れる内容物がないか確認する（図15）。

■所見
- 片側または両側の陰嚢発達不全は、停留精巣の可能性がある。
- 陰嚢の腫脹がある場合は、関節鼠径ヘルニア、陰嚢水腫、陰嚢浮腫が推測される。
- 陰嚢部の皮膚が白くなっている場合は、カンジダ症などの真菌症の可能性がある。
- 直径1cmほどの大きさの、硬い、黄色の無痛性の皮膚嚢胞が複数ある場合は、類表皮嚢胞を疑う（よくみられる）。
- 無痛性で精巣鞘膜内の液体に満ちた腫瘤、透光性で、陰嚢内で腫瘤上に指を入れて触知できる場合は陰嚢水腫を疑う。
- 圧痕性浮腫で、陰嚢皮膚が緊満する。うっ血性心不全やネフローゼ症候群による全身性浮腫をともなう。
- 圧痛のある陰嚢腫脹には、急性精巣上体炎、急性精巣炎、精索捻転、絞扼性鼠径ヘルニアを疑う。
- 陰嚢ヘルニアは、陰嚢内に腸管が脱した状態であることから、陰嚢内の精巣の温度が高まり、精子生成に影響を及ぼす場合がある。症状としては、急性期に疼痛や疝痛があり、歩行が困難になることがある。
- 精巣に無痛性の結節があれば精巣がんの可能性がある。
- 精索部位の蛇行静脈は、触診と視診で確認できる。蛇行していた場合は、精索静脈瘤を疑う。
- 精管が肥厚していた場合、慢性的な感染を示唆し、触診でビーズ状のものが触れる場合がある。

(4) 陰茎（男性）

1) 陰嚢同様、対象者への説明、プライバシーの保護を行い、検者は手洗いの後、手袋を装着する。
2) 陰毛部を触り、毛のなかにシラミの卵などの異常がないか確認する（図16）。

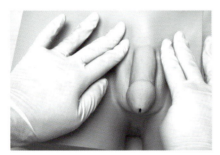

図16　陰嚢の触診

3) 母指と示指で亀頭をつまみ、尿道口を開口させ、分泌物などを確認する。仮性包茎がある場合は、ていねいに亀頭の露出を行う（図17）。

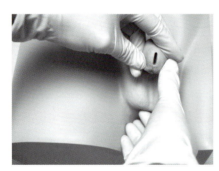

図17　尿道口からの視診・触診

4) 陰茎もていねいに触り、陰茎を持ち上げ、陰茎の後側も視診する。
5) 陰茎全体をまんべんなく触り、圧痛や硬結、浮腫などがないか確認する。

■所見
- 陰茎の視診で、包皮が反転せず、亀頭が露出しない状態を包茎という。
- 仮性包茎は、包皮を反転するが戻ってしまう状態であり、時折、浮腫をともなうことがある。
- 陰茎の外観の異常は、ヘルペス梅毒性下疳、尖圭コンジローマ、陰茎がんなどでみられる潰瘍や湿疹、水泡、硬結がある。性感染症は、検者への感染の危険性が大きいことから、手洗い、手袋の装着を徹底する。
- 亀頭の炎症がある場合は、亀頭炎や亀頭包皮炎を疑う。
- 恥骨部や生殖器の擦過傷は、ケジラミ寄生症や疥癬を疑う。
- 尿道下裂を認める場合は、先天異常である。
- 尿道口からの黄色や膿様の分泌物は淋菌性尿道炎の可能性がある。白色や無色の分泌物の場合は、グラム染色などによる確定診断が必要になってくる。

3　検査

アセスメントで得たい情報

遺伝子	遺伝医療部による染色体検査の結果	・女性）ターナー症候群（性染色体異常x45本）
		・男性）クラインフェルター症候群（性染色体異常xxx47本）
脳	血液検査（ホルモン値）	・女性）視床下部・下垂体に関する女性ホルモン値：卵胞刺激ホルモン、黄体化ホルモン、プロラクチン、プロゲステロン、エストロゲン
		・男性）視床下部・下垂体に関する男性ホルモン値：卵胞刺激ホルモン、黄体化ホルモン、テストステロン
	CT、MRIの画像診断結果	・視床下部、下垂体部位の腫瘍などの病変
卵巣（女性）	血液検査（ホルモン値）	・卵巣から分泌される女性ホルモンの値：プロゲステロン、エストロゲン
	基礎体温表、生理周期	・基礎体温表による生理周期、排卵、高温相、低温相の状態

アセスメントの手順・所見

(1) 遺伝子

■所見
- 結果に異常がある場合は、遺伝看護の看護師やカウンセラーとの連携も視野に入れる。

(2) 脳
血液検査（ホルモン値）
「各ホルモン検査値の基準範囲」（p.242）参照。

■ 所見
女性ホルモン値
- 脳下垂体から分泌される卵胞刺激ホルモン、黄体化ホルモン、プロラクチン、卵胞から分泌されるプロゲステロン、エストロゲンは、女性の卵胞の成熟や子宮内膜の増殖、乳腺の発達や乳汁分泌などに関与し、女性の生殖機能が正常に営まれるように働いている。女性ホルモン値に異常がある場合は、生殖機能の異常が考えられる。しかし成人に満たない女性や更年期の女性は、女性ホルモン値が基準値外にある場合も多い。

男性ホルモン値
- 脳下垂体から分泌される卵胞刺激ホルモンと黄体化ホルモン、精巣から分泌されるテストステロンは、男性の生殖機能に関与している。卵胞刺激ホルモンや黄体化ホルモンの異常は、テストステロンの分泌異常や精子形成の維持に異常をきたす。テストステロンの異常は、男性性器の発達や筋肉の発達、体毛や性欲に影響を及ぼす。

(3) 卵巣（女性）
①血液検査（ホルモン値）
「各ホルモン検査値の基準範囲」（p.242）参照。

②基礎体温の測定方法
1）朝、目が覚めたら、そのまま動かずにふとんのなかで、婦人用体温計（図18）を用いて検温する。検温は、毎朝一定の時刻に行う。同じ時刻に測定することで、体温の日内変動といった外的因子を排除し、正しい基礎体温が測定できる。

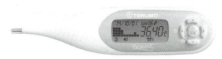

図18　婦人用体温計（テルモ）

2）体温計の先端部を舌下（舌の裏側の中央　図19）の位置に入れ、口を軽く閉じた状態で測定する（図20）。検温中に起き上がったり、動き回ったりしないようにする。

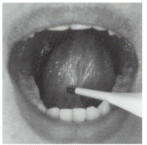
図19　体温計の挿入位置（舌下部）

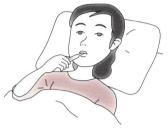
図20　口を軽く閉じた状態で測定する

3）体温が測定できたら、基礎体温表に記入する。
4）1周期の測定では、月経周期ははっきりとわからないため、最低6周期以上は測定をすることが望ましい。

■ 所見
- 基礎体温をグラフで示すと一般的には図21のようになり、正常月経周期では、性周期に一致した変化がある。卵胞が育ち成熟し、エストロゲンが分泌される期間を卵胞期という。この期間は、月経後、子宮内膜が増殖している時期で、体温の上昇作用もないため低温相と呼ばれる。その後、黄体化ホルモン（LH）の分泌が促され、排卵が生じ、卵胞は黄体に変化していくため、この間を黄体期と呼ぶ。排卵後に出るプロゲステロンには体温上昇作用があるので、黄体期は体温が高く（高温相）なり、子宮内膜は成熟する時期となり、それを分泌期と呼ぶ。黄体の寿命は、12～14日のため、その間に受精卵の着床がなければ、プロゲステロンの分泌が低下し、体温上昇作用がおさまり、月経がはじまる（月経期）。エストロゲン、プロゲステロンの分泌が低下すると、下垂体が刺激され、卵胞刺激ホルモン（FSH）が分泌される。基礎体温からわかることは、排卵の有無、次回月経の予測、妊娠

しやすい時期の推定、妊娠の有無などである。

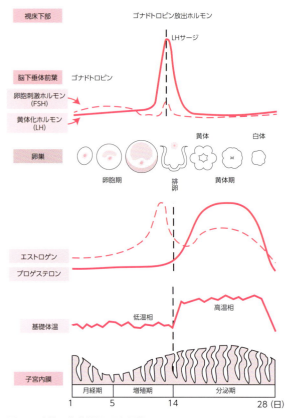

図21　女性の基礎体温と月経周期

⑤ アセスメントの実際：更年期の症状に悩むKさんを支援する

A 事例の概要

Kさん（49歳、女性）は、ここ1年ほど急激に顔が赤くなって汗が噴き出すホットフラッシュに悩まされている。そこで、半年に一度行われる会社の健康管理室での健康診断とカウンセリングの際に、産業保健師に相談した。「急いで会議に行ったら、皆、寒そうにしているのに私だけ吹き出すほどの汗をかいてとても恥ずかしい。家に帰っても気持ちが暗くなったり、眠れないことも多くなってきたの。夫や大学生の娘にもイライラして怒鳴ったりして……気分よく生活がしたいのに……」と暗い表情で話している。

産業保健師が尋ねると、月経は毎月認められており、特に今までと問題はない。基礎体温を20年来、測定しているとのことで、基礎体温表を提示してもらった。

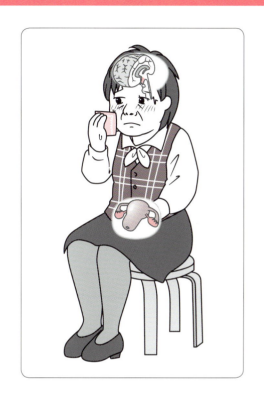

B Kさんの「子どもを生む」のアセスメント結果

p.224で述べたように、「子どもを生む」の日常生活行動は、男女が子どもをつくり、生み、育むために身体的・社会的・心理的側面が活動することであり、性行為に言及してはいない。したがって、Kさんの場合は、妊娠、出産を終えた段階であるが、その後の「子どもを生む」の身体的・社会的・心理的側面として、月経や基礎体温の内容、ホットフラッシュやイライラの症状をみていく必要がある。

		Kさんのアセスメント結果	結果から言えること
心理的側面		・精神疾患の既往なし。 ・小さなことでイライラしたりすることがあり、悩んでいる。	・精神疾患の既往はないが、イライラするという気分の不安定さがあることから、更年期症状の可能性がある。
社会的側面	問診	・49歳、女性、会社員。 ・夫、娘（大学生）と都内で3人暮らし 　○ 78歳　■ 82歳 肝臓がんで死亡 　○ 49歳　□ 52歳 　　　　19歳 ・20年以上会社勤務をしており、比較的、忙しくしている。趣味はなく、ベランダの野菜づくりを楽しみにしている。 ・夫も役職についていることから多忙であり、週末も自宅にいないことが多く、娘も学業とアルバイトで自宅にいる時間が少ない。	・仕事で多忙にしていることで、気分に振り回されず、よいとも言えるが、趣味がなく、夫や娘との会話時間も少ないことから、気分転換の方法を検討する必要がある。
身体的側面		・過去の妊娠・出産に際して特に問題なく、長女も健康である。染色体異常等の家族歴なし。 ・視床下部や下垂体に関する疾患はなし。 ・月経は毎月認められている。特に生理痛、多量出血等なし。 ・乳房の自己診断は行っており、気になることはないとのこと。	・妊娠・出産に関する訴えではないことから、遺伝子情報は重要ではない。一応、過去の妊娠・出産歴で問題はなかったか尋ねておく。 ・ホルモン分泌異常を起こす脳疾患の疑いはないと思われる。 ・月経や乳房自己診断からは子宮や乳房に問題なし。 ・Kさんの訴えは、更年期症状の可能性が高いことから、本人の希望がなければ、陰部や乳房についてp.228～232に示した視診や触診をすべて行う必要はない。また閉経後はエストロゲン減少による乳がんのリスクが高まるが、閉経していないことから、問診で異常がなければ特に乳房の触診をする必要はない。
	視診	・下腹部の極端な膨隆なし。	・子宮の腫大による膨隆はないと思われる。
	触診	・深い触診：下腹部痛や腫瘤などの触知なし。	・子宮部の異常はないと思われる。
	検査	・血液検査：卵胞刺激ホルモン（FSH）9.0mIU/mL、黄体化ホルモン（LH）7.0mIU/mL、プロゲステロン0.59ng/mL、エストロゲン10pg/mL。 ・基礎体温では、低温、高温相が不明瞭である。 ・血液検査：骨密度1.0g/cm^2。	・ホルモン値は、FSHとLH、プロゲステロン、エストロゲンが低値で、閉経の値に近くなってきている。 ・基礎体温表も二相性になっていないことから、通常のホルモン分泌とそれにともなう子宮内部の働きをなしていない可能性がある。 ・閉経後は、エストロゲン減少による骨粗鬆症のリスクが高まるが、現段階では骨密度に異常はなく問題ない。

C ヘルスアセスメントを生かした看護目標と看護ケア

　産業保健師が会社の健康管理室でできるヘルスアセスメントは、主に問診と視診がメインであり、聴診、触診、打診は限定されていることが多い。今回のヘルスアセスメントの結果は、触診が可能であった場合を想定した。それらのアセスメント結果から更年期症状が疑われる。そのためまずは、現在のKさんに更年期外来の受診を勧め、更年期外来で、生活のしづらさなどを医師に伝えるよう説明する。その後、受診結果を産業保健師に伝えてもらい、血液検査値などがわかれば、Kさんから情報を収集する。その上で、アセスメント結果を生かした看護目標と看護ケアを検討していく。

看護目標：軽度の更年期症状を抱えながらも、できるだけ気持ちよく生活を送ることができる
小目標：1）ホットフラッシュが改善し、恥ずかしさが軽減する
　　　　　2）イライラが少なくなり、気持ちよく生活を送ることができる
　　　　　3）不眠が軽減する
　　　　　4）更年期のからだのメカニズムを理解し、自分で対処する方法を修得する

1）ホットフラッシュが改善し、恥ずかしさが軽減する

　ホットフラッシュは、典型的な更年期症状の一つと言われており、女性ホルモン分泌能力低下による血管運動神経性の自律神経失調症状である。これに効果的なのが、ホルモン補充療法（HRT）と言われているが、更年期外来の受診でどのような治療の説明があり、Kさんが何を選択をしたのかを受診後、問診してみる。その上で、HRTを受ける計画になっていれば、Kさんが最も気にしているホットフラッシュによる恥ずかしさが軽減しているどうかを定期的に問診し、治療経過のなかで、精神的支援をしていく必要がある。

2）イライラが少なくなり、気持ちよく生活を送ることができる

　精神的にイライラすることも更年期症状と言えるが、原因がそれと断定することはできない。趣味がなく、家庭でも話し相手がいないということから、気分転換をする方法をともに検討していくことも必要である。ウォーキングやヨガは負担なくからだを動かすことで気分転換ができ、閉経後になりやすい骨粗鬆症防止にもよいと言われている。

3）不眠が軽減する

　HRT治療での効果を問診していく必要はあるが、会社での悩みがないかなど他の要因も同時に問診していく必要がある。アロマセラピーは、自然療法の一つで、女性ホルモンの分泌を促したり、気分を落ち着かせたりする作用がある。Kさんの好みの香りも参考にしながら、気分の鎮静には、ラベンダーやカモミール、女性ホルモン分泌促進には、アンジェリカやクラリセージなどがよいことも伝えてみる。就寝時にアロマセラピーを行う女

性も多いので、一案として勧めてもよい。入浴時にアロマオイルを使用して入眠するのも有効と言われている。

4）更年期のからだのメカニズムを理解し、自分で対処する方法を修得する

更年期から起こる症状を受け入れるのが難しい女性もいる。Kさんにも、更年期症状は女性誰しもが40代から50代にかけて生じる自然現象であり、上手くつき合っていくことが重要であることをじっくりと説明する。そして更年期の女性のからだのメカニズムをKさんに説明し、それにともなう症状への対処方法を学ぶ支援をしていく。同じ更年期女性と話し、よい対処方法などを共有していくことや、「からだと頭を動かし、気を遣わず楽観的に過ごす」ための方法を身につけることが大切と伝える。

参考文献
- 聖路加看護大学健康管理室（2013）：基礎体温，聖路加看護大学健康手帳．
- 柴田寿彦（2009）：マクギーの身体診断学第2版，診断と治療社．
- リン.S.ビックリー，ピーター.G.シラギ，リチャード.M.ホフマン／有岡宏子，井部俊子，山内豊明　日本語版監修（2022）：ベイツ診察法　第3版，メディカル・サイエンス・インターナショナル．
- 香春知永，斉藤やよい（2009）：基礎看護技術　看護過程の中で技術を理解する，南江堂．
- 菱沼典子（2017）：看護 形態機能学　生活行動からみるからだ　第4版，日本看護協会出版会．
- 平田幸男（2009）：分冊解剖学アトラスⅡ，文光堂，アトラス．
- 佐藤達夫，坂井建雄（2008）：臨床のための解剖学第5版，メディカル・サイエンス・インターナショナル．
- 高久史麿監修（2013）：臨床検査データブックLAB DATA2-13-2014，医学書院．

■ 検査値基準範囲一覧

	検査項目		基準値	単位	参照ページ
血液学的検査	赤血球数（RBC）		男性：4.0〜5.5 女性：3.5〜5.0	$10^6/\mu L$	「体液のバランス」(p.41)
	血色素量（Hb）		男性：14〜18 女性：12〜16	g/dL	「体液のバランス」(p.41)、「息をする」(p.106)、「動く」(p.122)
	ヘマトクリット値（Ht）		男性：40〜50 女性：35〜45	%	「体液のバランス」(p.41)
	白血球数（WBC）		3.5〜9.0	$10^3/\mu L$	「体液のバランス」(p.41)
	白血球像 （末梢血液像）	桿状核好中球	0〜5	%	「体液のバランス」(p.41)
		分葉核好中球	40〜70		「体液のバランス」(p.41)
		好酸球	1〜5		「体液のバランス」(p.41)
		好塩基球	0〜1		「体液のバランス」(p.41)
		単球	0〜10		「体液のバランス」(p.41)
		リンパ球	20〜50		「体液のバランス」(p.41)、「食べる」(p.145)
	血小板数		15〜35	$10^6/\mu L$	「体液のバランス」(p.41)
生化学的検査	総蛋白（TP）		6.5〜8.0	g/dL	「体液のバランス」(p.41)、「動く」(p.122)、「食べる」(p.145)
	アルブミン（Alb）		4.0〜5.0		「体液のバランス」(p.41)、「動く」(p.122)、「食べる」(p.145)
	トランスサイレチン（TTR）		22〜40	mg/dL	「食べる」(p.144)
	トランスフェリン（Tf）		190〜320		「食べる」(p.144)
	尿素窒素（BUN）		8〜20		「おしっこをする」(p.159)
	クレアチニン（Cr）		男性：0.5〜1.0 女性：0.4〜0.8		「おしっこをする」(p.159)
	総コレステロール（TC）		130〜220未満		「食べる」(p.145)
	ナトリウム（Na）		135〜145	mmoL/L	「体液のバランス」(p.41)、「食べる」(p.146)、「おしっこをする」(p.159)
	カリウム（K）		3.5〜4.5		「体液のバランス」(p.41)、「食べる」(p.146)、「おしっこをする」(p.159)
	クロール（Cl）		100〜110		「体液のバランス」(p.41)、「食べる」(p.146)、「おしっこをする」(p.159)
	カルシウム（Ca）		8.5〜10.0	mg/dL	「体液のバランス」(p.41)、「動く」(p.122)、「食べる」(p.146)、「おしっこをする」(p.159)
	無機リン（Pi）		2.0〜4.0		「食べる」(p.146)「おしっこをする」(p.159)
	鉄（Fe）		男性：60〜200 女性：40〜180	$\mu g/dL$	「食べる」(p.146)
	コリンエステラーゼ（ChE）		200〜450	U/L	「食べる」(p.145)
血液ガス分析	pH		7.35〜7.45		「体液のバランス」(p.41)、「息をする」(p.106)
	SpO_2		96〜99	%	「息をする」(p.106)
	$PaCO_2$		35〜45	Torr	「体液のバランス」(p.41)、「息をする」(p.106)
	PaO_2		80〜100		「息をする」(p.106)
	HCO_3^-		22〜26	mmoL/L	「体液のバランス」(p.41)
尿検査	尿比重		1.010〜1.025	—	「体液のバランス」(p.41)、「おしっこをする」(p.159)
	尿蛋白		（−）10以下	mg/dL	
	尿潜血		（−）5以下	個/μL	
	尿糖		（−）40以下	mg/dL	

<参考>
・日本臨床検査医学会：学生用共通基準範囲
・櫻林郁之介，熊坂一成監修／伊藤機一ほか編（2008）：最新臨床検査項目辞典，医歯薬出版.
・日本動脈硬化学会：動脈硬化性疾患予防ガイドライン2012.
・日本呼吸器学会（2014）：よくわかるパルスオキシメーター，p.5.
・和田攻，大久保昭行ほか編（2009）：臨床検査ガイド2009-2010，文光堂，p.943-955.
・高久史磨監修，黒川清，春日雅人ほか編（2013）：臨床検査データブック2013-2014，医学書院，p.685-690.

各ホルモン検査値の基準範囲

検査項目	性別	基準値		単位	参照ページ
抗利尿ホルモン	−	0.3～3.5		pg/mL	「おしっこをする」(p.159)
卵胞刺激ホルモン（FSH）	女性	卵胞期	5.2～14.4	mIU/mL	「子どもを生む」(p.235)
		排卵期	5.6～14.8		
		黄体期	2.0～8.4		
		閉経期	26.2～113.3		
	男性	1.2～15　程度			
黄体化ホルモン（LH）	女性	卵胞期	1.8～7.0	mIU/mL	「子どもを生む」(p.235)
		排卵期	5.6～34.9		
		黄体期	1.0～7.8		
		閉経期	6.7～38.0		
	男性	1.6～9.5　程度			
エストロゲン	女性	卵胞期	13～70	pg/mL	「子どもを生む」(p.235)
		排卵期	70～240		
		黄体期	70～160		
		閉経期	10 以下		
プロゲステロン	女性	卵胞期	1 以下	ng/mL	「子どもを生む」(p.235)
		排卵期	1 以下		
		黄体期	5～30		
		閉経期	1 以下		
プロラクチン	女性	1.5～15 以下		ng/mL	「子どもを生む」(p.235)
	男性	1.5～710			
テストステロン	男性	2.01～7.50		ng/mL	「子どもを生む」(p.235)

個人差があるため、あくまでも基準値である。

＜参考＞
・日本産科婦人科学会 2010
・岩本晃明ほか（2004）：日本人成人男子の総テストステロン，遊離テストステロンの基準値の設定，日泌尿会誌 95：751-760.
・厚生労働省科学研究費補助金　難治性疾患克服研究事業：間脳下垂体機能障害に関する調査研究，診断と治療の手引き
　http://rhhd.info/sarch（2016/6/30）
・櫻林郁之介，熊坂一成監修／伊藤機一ほか編（2008）：最新臨床検査項目辞典，医歯薬出版．

索引 Index

欧文

- BMI（Body Mass Index） ... 146
- Bulgeサイン ... 125
- MMSE（Mini Mental State Examination） ... 65,66
- N式老年者用精神状態尺度（NMスケール） ... 188,189

あ行

あ
- アキレス腱反射 ... 68
- 握力測定 ... 119
- 浅い触診 ... 15,141,171
- アシドーシス ... 39,41,107
- アテネ不眠尺度 ... 201,202
- アネロイド式血圧計 ... 29
- アルカローシス ... 39,41,107

い
- 意識 ... 19,21,33
- 異常濁音 ... 140
- Ⅰ音 ... 51
- 位置覚 ... 73
- 遺伝子 ... 228
- 移動軸 ... 122
- イヤーピース ... 12
- 陰茎の視診 ... 234
- 咽頭反射 ... 69,85,137
- 陰嚢水腫 ... 233
- 陰嚢部の視診・触診 ... 232
- 陰部の触診 ... 229

う
- ウェーバーテスト ... 83
- ウェルニッケ失語症 ... 189
- うっ血性心不全 ... 213,233
- 「うんちをする」に関連する「動く」の機能 ... 173

え
- 栄養スクリーニングテスト ... 147
- 腋窩温の測定 ... 22
- 液性調節 ... 92
- 円形脱毛症 ... 215

お
- 横隔膜可動域の測定 ... 103
- 横隔膜の濁音界 ... 103
- 「おしっこをする」に関連する「動く」の機能 ... 159
- 「お風呂に入る」に関連する「動く」の機能 ... 213,216,217
- おむつ ... 215
- 音声伝導とスリル ... 16
- 温度覚 ... 72
- 温度の確認と知覚 ... 217

か行

か
- カーテン徴候 ... 84
- 外眼筋運動 ... 79
- 疥癬 ... 234
- 改訂長谷川式簡易知能評価スケール（HDS-R） ... 65
- 回転性めまい ... 183
- 過活動膀胱 ... 156
- かかとすね試験 ... 72
- 拡張期血圧 ... 29,30
- 角膜反射 ... 69,81
- 下肢のバレー徴候 ... 119
- 過剰心音 ... 52
- 仮性包茎 ... 234
- 家族歴 ... 8
- 下腹部の打診 ... 158
- 感音性難聴 ... 83,84,187
- 間欠性跛行 ... 47
- 看護におけるヘルスアセスメント ... 2
- 眼振 ... 80
- 関節可動域（ROM） ... 122
- 関節可動域測定 ... 122
- 間接対光反射 ... 78,79
- 肝臓の大きさ ... 140,141
- 眼底鏡 ... 77
- 眼底検査 ... 77
- 顔面筋の運動検査 ... 81
- 顔面の知覚検査 ... 80

き
- 既往歴 ... 8
- 基礎体温の測定方法 ... 235
- 基本軸 ... 122
- 嗅神経試験 ... 75
- 急速回内回外運動 ... 71
- 胸郭拡張 ... 101,102
- 胸鎖乳突筋試験 ... 85
- 胸痛 ... 45,98
- 起立性低血圧 ... 213
- 筋緊張（筋トーヌス） ... 118

く
- クラインフェルター症候群 ... 228
- グラスゴー・コーマ・スケール ... 33

け
- 頸静脈圧の測定 ... 46
- 頸動脈怒張 ... 46
- 頸動脈の血管音の聴診 ... 52
- 経皮的動脈血酸素飽和度（SpO_2） ... 25,26
- ケジラミ寄生症 ... 230,234
- 血圧 ... 19,20
- 血圧計 ... 29
- 血圧上昇の要因 ... 32
- 血圧測定法 ... 29
- 月経期 ... 235
- 現病歴 ... 8

こ
- 構音障害 ... 187
- 高温相 ... 235
- 効果器 ... 60,61,178
- 咬筋、側頭筋の運動検査 ... 80
- 口腔温の測定 ... 23
- 後彎症 ... 117
- ゴードン反射 ... 70
- 鼓音 ... 140,158
- 呼吸 ... 19,20
- 呼吸音の聴取 ... 104
- 呼吸状態の観察 ... 26
- 骨粗鬆症 ... 122
- 骨密度 ... 122
- 鼓膜温の測定 ... 24
- 固有感覚 ... 73
- コロトコフ音 ... 29,30,32
- コンタクトレンズ ... 183

243

さ行

さ
- サーカディアンリズム 196
- さかむけ 138,139
- 嗄声 97,104,183
- 酸素飽和度 25

し
- 耳介の視診・触診 184
- 耳鏡を用いた視診 185
- 自己紹介 7
- 耳式体温計（赤外線式） 22
- 四肢長の測定 116
- 視診 10
- 視診の手順 11
- 舌の視診 136
- 膝蓋腱反射 67,68
- 失語のアセスメント 188
- 失神 45
- 自動電子血圧計 29,30
- 社会的側面 45,56,64,88,97,109,115,127,134,149,155,157,161,168,175,182,191,199,204,212,219,228,238
- 視野検査 76
- ジャパン・コーマ・スケール 33
- 収縮期血圧 29,30
- 修正版Borgスケール 97,98
- 主訴 7,97,115,134,155,168,182,199,212,228
- 受容器 60,61,178
- 上顎洞の触診 101
- 硝子体出血 182,183
- 上肢のバレー徴候 118,119
- 上部僧帽筋試験 85
- 上腕筋囲（AMC） 147
- 上腕三頭筋腱反射 67
- 上腕三頭筋部皮下脂肪厚（TSF） 146
- 上腕周囲長（AC） 146
- 上腕二頭筋腱反射 67
- 書画感覚 73
- 触診 15
- 触診の際の留意点 15
- 女性の基礎体温と月経周期 236
- 女性ホルモン値 235
- 触覚 72
- 除脳硬直 34
- 徐波睡眠 200
- 除皮質硬直 34
- 徐脈 28
- 自律神経障害 213,217
- 視力検査 76
- 心音の聴診 50
- 心胸郭比 54
- 心雑音 52
- 心尖拍動 46,47,48
- 心電図 53
- 振動覚 73
- 振動の触診 15
- 深部腱反射 66
- 深部知覚 217
- 心理・社会的状況 10
- 心理的側面 45,56,64,88,97,109,115,127,134,149,155,157,161,168,175,182,191,199,204,212,219,228,238

す
- 水素イオン指数（pH） 39
- 水分出納 157
- スプーン爪 138,139
- スリル（振戦） 48

せ
- 声音振盪音 102
- 生活状況 10
- 清潔ケア 215
- 性周期 235
- 青色光（ブルーライト） 199
- 成長ホルモン 200
- 生物時計 200
- 生理的彎曲 117
- 脊柱の視診 116
- 全身性浮腫 233
- 蠕動運動 169
- 前頭洞の触診 101
- 前彎症 117

そ
- 送気球 30,31
- 爪周囲炎 216
- 爪白癬 216
- 瘙痒感・炎症 214,215
- 側彎症 117

た行

た
- ターナー症候群 228
- 体液 36,37,38,39
- 体温 19,20
- 体温計 22
- 体温の異常 24
- 体温の変動因子 25
- 対光反射 34,35,78
- 大腸内視鏡検査 173
- 濁音 140,158
- 打腱器 66,67
- 打診 13
- 打診音の種類 14
- 打診の手順 13
- 脱水 38,40
- 「食べる」に関連する「動く」の機能 144
- 男性ホルモン値 235
- 胆嚢の触診 142

ち
- 痔 168
- チェストピース 11,12,31,32
- チャドック反射 70
- 虫垂炎のアセスメント 143,171
- 聴診 11
- 聴診器のしくみ 11
- 聴診器の使い方 12
- 腸蠕動音 139
- 腸内音 139
- 腸閉塞 169
- 腸腰筋検査 143,171
- 直接対光反射 78,79
- 直腸温の測定 23
- 直聴診の手順 171

つ
- 痛覚 72
- 痛覚刺激 34
- 継ぎ足歩行 72

	つまみ試験	40	
	ツルゴール	40	
て	低温相	235	
	伝音性難聴	83,84	
	電子体温計	22	
と	動悸	45	
	瞳孔径	34,35,78	
	瞳孔計	35,78	
	瞳孔の観察	78	
	瞳孔不同	34,78	
	橈骨動脈の触診	27	
	動脈血酸素分圧（PaO_2）	107	
	動脈血酸素飽和度（SaO_2）	25,107	
	動脈血二酸化炭素分圧（$PaCO_2$）	107	
	徒手筋力テスト（MMT）	119	
	努力呼吸	100	
	トレムナー反射	71	

な行

に	Ⅱ音	51
	二点識別覚	74
	日本語版便秘評価尺度	169,170
	乳がん	230
	乳房周辺のリンパ節の触診	230
	乳房の4領域	230,231
	乳房の視診	230
	乳房の触診	231
	尿管疝痛	156
ね	熱型	24
	「眠る」に関連する「動く」の機能	200,201,202
の	ノンレム睡眠	196,200

は行

は	排ガス	170
	バイタルサインズ	18
	排便時痛	168
	白内障	182,201
	ばち状指	100
	発声確認	84,86
	バビンスキー反射	70
	反復唾液嚥下テスト	84,147
ひ	皮下気腫の触診	102,103
	鼻鏡による視診	98,99
	鼻腔の開通性	100,101
	皮膚および皮膚直下の触診	15
	皮膚温の触診	15,16
	皮膚の視診	138
	表在性反射	69
	表在知覚	217
	病的反射	69
	頻尿	156
	頻脈	28,213
ふ	深い触診	15,16,141,171
	副雑音	105,106
	腹水	142,143
	腹部全体の視診	137
	腹部動脈の血管音の聴診	52
	腹部の4区分	137,139,140

	腹壁反射	69
	腹膜炎	143
	浮腫	39,40,50,157
	浮腫の観察	40
	婦人用体温計	235
	不整脈	28
	プライバシーの保護	229,230,234
	ブリストル便形スケール	169
	ブリンクマン指数	98
	フレッチャー・ヒュージョーンズの分類	97
	ブローカー失語症	189
へ	閉鎖孔筋検査	144,171
	閉塞性動脈硬化症	47
	ヘルスアセスメントの枠組み	2
	ベル面	12
	便形	170
	便潜血反応	172,173
	便のにおい	169
	ペンライト	35,46,99
ほ	包茎	234
	膀胱内圧上昇	156
	ホーマンズ徴候	49
	ホフマン反射	70

ま行

ま	マックバーニーの圧痛点	144,171
	膜面	12
	睫毛反射	81
	マンシェット	30,31,32
み	味覚試験	82
	水飲みテスト	147
	身だしなみを整える	208
	脈拍	19,20,27
め	めまい	213
	メラトニン抑制作用	199
も	網膜剝離	182,183
	ものもらい	184
	問診	6
	問診時のコミュニケーション	7
	問診の構成要素	7

や行

ゆ	指鼻指試験	71

ら行

ら	落屑	214
	ランツの圧痛点	144,171
り	立体認知	73
	緑内障	182
	淋菌性尿道炎	234
	リンネテスト	82,83
	リンパ節の触診	49
れ	レム睡眠	196,200
ろ	ロンベルグ試験	72

わ行

わ	ワルテンベルグ反射	71
	腕橈骨筋腱反射	67

日常生活行動からみるヘルスアセスメント
看護 形態機能学の枠組みを用いて

2016年8月1日　第1版第1刷発行　　　　　　　　　　　　　　　　　＜検印省略＞
2024年2月1日　第1版第7刷発行

編　集　大久保暢子（おおくぼのぶこ）

発　行　株式会社 日本看護協会出版会

〒150-0001　東京都渋谷区神宮前5-8-2　日本看護協会ビル4階
〈注文・問合せ／書店窓口〉TEL/0436-23-3271　FAX/0436-23-3272
〈編集〉TEL/03-5319-7171
https://www.jnapc.co.jp

表紙イラスト　いまいけいこ

本文イラスト　いまいけいこ／有限会社 彩考／志賀均

DTP・印刷　株式会社 トライ

©2016　Printed in Japan　　　　　　　　　　　　　　　　ISBN 978-4-8180-1985-0

本著作物（デジタルデータ等含む）の複写・複製・転載・翻訳・データベースへの取り込み、および送信（送信可能化権を含む）・上映・譲渡に関する許諾権は、株式会社日本看護協会出版会が保有しています。

本著作物に掲載のURLやQRコードなどのリンク先は、予告なしに変更・削除される場合があります。

JCOPY〈出版者著作権管理機構 委託出版物〉
本著作物の無断複製は著作権法上での例外を除き禁じられています。複製される場合は、その都度事前に一般社団法人出版者著作権管理機構（電話 03-5244-5088、FAX 03-5244-5089、e-mail: info@jcopy.or.jp）の許諾を得てください。

●日本看護協会出版会
メールインフォメーション会員募集
新刊、オンライン研修などの最新情報や、好評書籍のプレゼント情報をいち早くメールでお届けします。